U0246170

见识城邦

更新知识地图　拓展认知边界

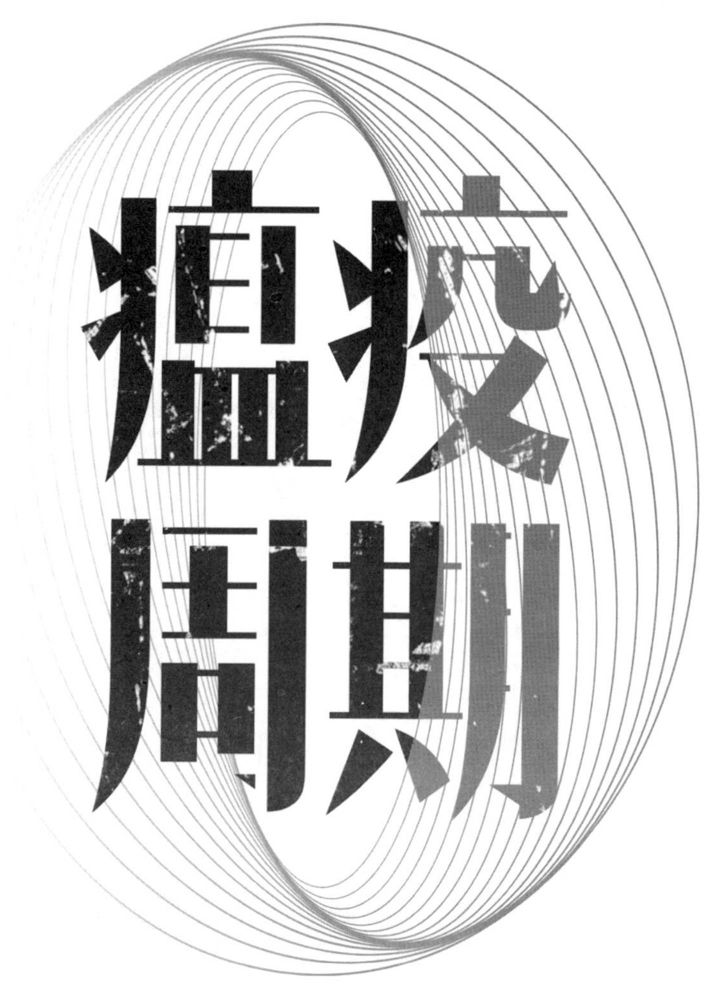

瘟疫周期

人口、经济与传染病的博弈循环

[美] 查尔斯 · 肯尼（Charles Kenny）_著　舍其 _译

中信出版集团 | 北京

图书在版编目（CIP）数据

瘟疫周期：人口、经济与传染病的博弈循环 /（美）查尔斯·肯尼著；舍其译 . -- 北京：中信出版社，2021.7

书名原文：The Plague Cycle

ISBN 978-7-5217-3095-1

Ⅰ . ①瘟… Ⅱ . ①查… ②舍… Ⅲ . ①瘟疫－影响－研究 Ⅳ . ① R51

中国版本图书馆 CIP 数据核字（2021）第 088127 号

瘟疫周期——人口、经济与传染病的博弈循环

著　　者：［美］查尔斯·肯尼
译　　者：舍其
出版发行：中信出版集团股份有限公司
（北京市朝阳区惠新东街甲 4 号富盛大厦 2 座　邮编　100029）
承 印 者：北京诚信伟业印刷有限公司

开　　本：787mm × 1092mm 1/16　　印　　张：20　　字　　数：245 千字
版　　次：2021 年 7 月第 1 版　　印　　次：2021 年 7 月第 1 次印刷
京权图字：01-2021-2503
书　　号：ISBN 978-7-5217-3095-1
定　　价：78.00 元

目录

引言

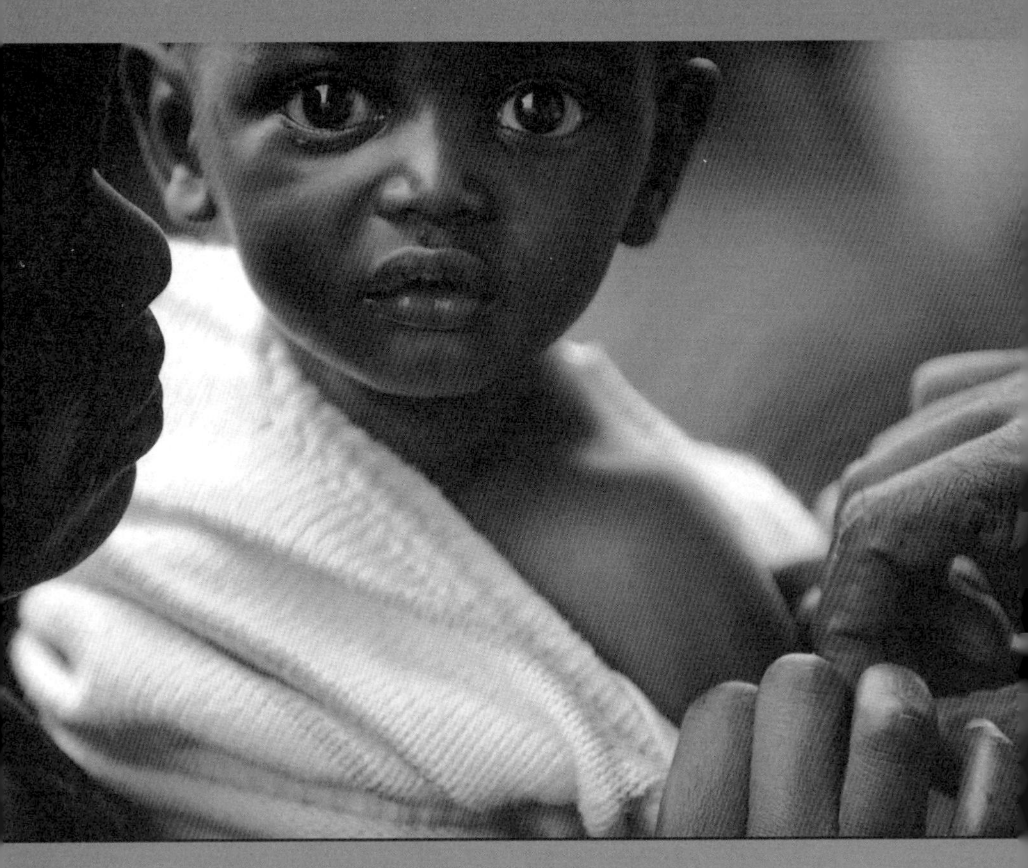

一个不太敢注射麻疹疫苗的孩子
（资料来源：《不太敢注射疫苗》，朱利安·哈内斯摄，知识共享许可协议 2.0 授权使用。）

引　言

21 世纪初，全球两大致死元凶是心脏病和卒中。这也可以用来证明人类最伟大的胜利：直到最近几十年，大部分人都还活不到死于心脏衰竭的年纪，而是会被各种传染病击倒。传染病会夺走年轻人的生命，甚至在全球疫病的大灾难中横扫所有人。

新冠肺炎是可怕的灾难，它提醒我们，我们与传染病的战斗还远远没有完全成功，而且很可能永远不会有毕其功于一役的可能。人口增长、疫病横行然后复苏的周期，虽然远远没有过去那么剧烈，但也仍然伴随着我们。20 世纪新出现的传染病，比我们已经根除的要多得多。冠状病毒已经证明，如果人们只能被迫仰赖对传染病的第一反应——逃之夭夭——来与之对抗，那么我们需要承受多么大的代价。

但是，尽管 2020 年是全球悲剧性大败退的标志，近年来我们在对抗传染病上面取得的进步仍然令人瞩目。2015 年，在考虑写作本书时，我与数百名医生、公共卫生工作者和研究人员一起挤在西雅图威斯汀酒店的地下大厅，参加一场名为“根除疾病之路上的经验教训”的活动。那些上台的人，撇开他们的谦逊不谈，每一位都因自己做出的贡献而享誉全球：塔夫茨大学的杰弗里·马里纳，发明了一种稳定的牛瘟疫苗；佩德罗·阿隆索，负责世界卫生组织的全球疟疾项目；来自卡特中心的弗兰克·理查兹，与寄生虫引起的疾病奋战多年；克里斯·伊莱亚斯，在盖茨基金会工作，该组织根除脊髓灰质炎的努力就是在他的领导下进行的；还有比尔·福奇，提出了在全球根除天花的策略，并由世界卫生组织于 20 世纪 70 年代开展。

在这五位演讲人致力于根除的传染性杀手中，有两种已经被根除，有两种已经处于被根除的边缘。至于剩下的那种祸害，在我们有生之年也非常有希望看到人类大获全胜。1980 年，天花根除运动大获成功。20 世纪前 80 年里，全球有数亿人死于天花。但从那以后，只有一个人死于这种疾病，是一名实验室技术人员，因科学样本意外泄露而感染。2011 年，牛瘟在全球被根除，结束了一种曾杀死数百万头牛的疾病，而这些牛的主人，很多来自这个星球上最贫困的家庭。牛瘟很可能也是人类大杀手麻疹的源头。如果不加以控制，它很可能会再次变异，成为另一种可以跨物种传播的疾病。麦地那龙线虫（一种寄生虫，会导致严重的水疱、呕吐和眩晕）的发病数量，过去 20 年在全球范围内下降了 99.9% 以上。截至 2020 年 4 月，自然环境中的脊髓灰质炎病毒（可致残甚至致死）已经被限制在两个国家。2000 年以来，全世界有 34 个国家，包括中国、阿根廷和南非，在根除疟疾的工作中取得了巨大进展，死亡率平均下降了 87%。[1]

这些以及更早的胜利，来自数十亿人的共同努力。其中有玛丽·沃特利·蒙塔古夫人，她推广了天花疫苗接种——最早能够有效预防天花的措施；爱德华·詹纳，他拿牛痘做实验，研制出了最早的疫苗；阿里·马奥·马阿林，他是最后一个在实验室以外感染天花的人，余生都在跟脊髓灰质炎做斗争；还有萨勒马·法鲁基，她因给儿童接种疫苗预防上述疾病的“罪行”而遭塔利班严刑拷打并残忍杀害。

我想说的是，最近数十年来，全球在改善健康状况的运动中取得了巨大成功，而这些人就是其中涌现出来的英雄。但是，在讨论历史的书中，“英雄”和“进步”都是会引发争议的字眼。这个问题的最佳展现，也许是在戴维·伍顿2006年出版的著作《庸医：希波克拉底以来医生作的恶》的一篇评论中。伍顿是加拿大约克大学的历史学家，其《庸医：希波克拉底以来医生作的恶》一书指出，20世纪以前的医生为改善病人健康状况所做的努力，就算有，也是微乎其微的。伍顿解释了为什么会出现这种情况。这部著作的评论者、哈佛大学历史学家史蒂文·夏平声称，《庸医：希波克拉底以来医生作的恶》一书并不是历史，因为该书记录了进步，并为之鼓与呼，还让诸多英雄青史留名。夏平认为，科学史学家的工作不是评判，而是用历史本身来阐释和理解过去。

伍顿反驳说，既然夏平和他一样，都承认医学确实取得了实质性的进步，那么写一个故事来说说这些进步并没有错。[2] 我同意伍顿的看法，即使这可能会让我跟一些历史学家渐行渐远。[3]

而且，还有这样一个事实：全世界人口的平均预期寿命，已经从19世纪70年代的不足30岁，攀升到了今天的70岁以上，这确实值得人们击节赞叹。带来这个成果的重要原因包括下水道系统、消毒、疫苗接种和抗生素的使用等创新。

在完成这本书的几个月里，我的所思所想乃至形诸笔墨，大都与新冠肺炎有关，以及有哪些方法可以有效限制新冠肺炎给我们的健康和经济造成的毁灭性影响。这场全球疫病让一组全新的英雄形象从与传染病的战斗中涌现出来，从护士到医生，从搬运工到快递员，形形色色。因为有他们这样的人存在，我知道我们仍将与死于非命战斗到底。

第一章

马尔萨斯的终极武器

人类必定会在某种情况下死于非命。

——

马尔萨斯

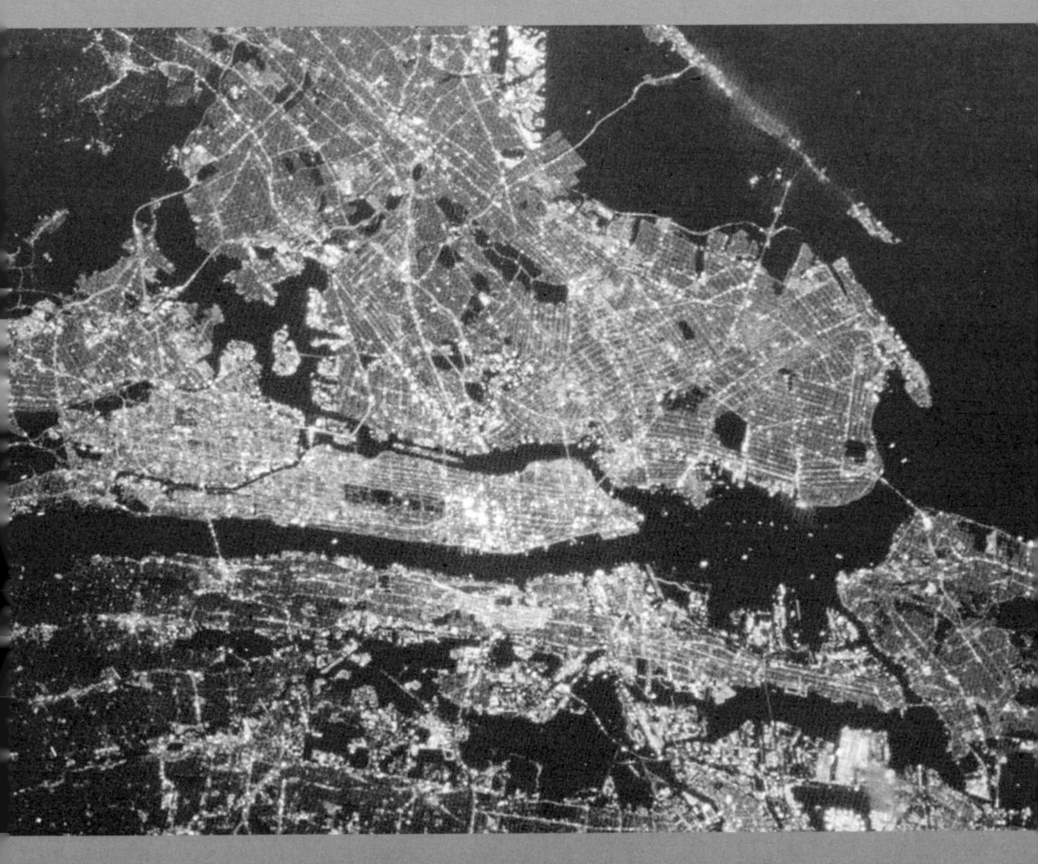

今天纽约市的人口是公元前 10000 年时全球人口的两倍。只有战胜了传染病，才有可能出现这个局面
（资料来源：美国国家航空航天局。）

要想知道过去150年的卫生革命规模有多大，我们先得知道人类从中逃出生天的陷阱究竟有多大才行。这就是托马斯·罗伯特·马尔萨斯在他的著作《人口原理》中描述的陷阱，他的描述也许说不上有多准确，但言简意赅。

马尔萨斯是家里的第七个孩子。他读的是剑桥大学，成绩优异，后来成了耶稣学院的研究员。他还加入了英国国教，在萨里郡当助理牧师时写下了上面的著作，并于1798年首次出版，当时正值英国工业革命的早期阶段。

这部著作提出了一个严酷的人口法则：考虑到人类的繁殖能力，如果不加以控制，人口就会迅速扩增。在人口成倍增加时，更多的人只能在同一块土地上打猎或耕种，或是开始去更加贫瘠的土地上讨生活。这样一来，人均产出总体上就会下降——每个人能够消费的资源也会同步下降。在消费的资源下降到最低限度之前，人口数量会持续增加。

如果人口数量继续增加，甚至超过了上面的限度，人们就会吃不饱肚子。这反过来会让死亡率上升——死于疾病、饥荒或暴力。到最后，由于死亡率上升，人口数量会缩减，剩下这些人的人均产出又会升高一些。这样一来，消费又会回到维持生计的水平。科学进步无助于人类跳出这个恶性循环：更好的狩猎工具、更重的犁、新的作物品种，类似这样的技术进步是会让效率和产出都得到一些改善，但不断扩增、嗷嗷待哺的人口，很容易就能把这部分进步全都吃掉。总之，人口绝对数量可能会时升时降，但大部分人都只能永远在生存边缘挣扎，过着但求温饱的生活。

马尔萨斯的理论极为悲观。他坚持认为，历史上只有三种手段可以控制人口增加：罪恶、灾难或禁欲。在这位18世纪的牧师看来，罪恶包括卖淫、性病、同性恋和节育。

灾难通常是罪恶的替代品，包括战争、瘟疫和饥荒。关于这个话题，马尔萨斯用充满诗意的语言娓娓道来：

> 人口增加的能力远远大于土地生产人类生活资料的能力，因而人类必定会在某种情况下死于非命。人类的各种罪恶积极而有力地起着减少人口的作用。这些罪恶是破坏大军的先锋，往往自行完成这种可怕的行为。如果在消灭人口的战争中，这些罪恶未能奏效，就会有各种疫病大行其道，杀死无数的人。如果仍不能完全成功，严重而不可避免的饥荒就会从背后潜步走近，以强有力的一击，使世界的人口与食物得到平衡。[1]

罪恶和灾难这两种控制人口的手段都过于残酷，要避免这两种手段出现，就只剩下禁欲这一个选项了：马尔萨斯有个很渺茫的希望，就是道德上的纯洁自守能够帮助大部分人提高生活水平，摆脱仅能糊口的生活。要让人口保持较低的数量，就意味着不要有婚前性行为，要晚婚，还要性冷淡。最低限度的性生活意味着生的孩子也少，有助于确保出生的孩子生活水平更高，寿命也更长。马尔萨斯本人38岁才结婚，而且只生了两个孩子。但对于广大民众会不会追随他的脚步，他并没有什么信心。

马尔萨斯或许是有些悲天悯人，但在他进行这些分析之前的那些年，他的理论跟事实倒是大体相符：随着环境变化，人口数量时增时减，但全球人均消费量极低，甚至比今天世界上最贫穷国家的贫困线还要低得多。而且，马尔萨斯列出的这三种方法，在限制人口方面都发挥了自己的作用。对于有些情形，是人类降低了出生率——有时是通过这位心地善良的牧师会觉得很高尚的方法，但很多时候是通过他认为很邪恶的方式做到的。而对于大部分情形，战争、瘟疫和饥荒这样的灾难所起的作用更大。

在史前时期，传染病广为传播，在人类进化史上扮演了重要角色。但对于人类的死亡，传染病的作用仍然相对较小，尤其是人类开始走出非洲，逃出人类摇篮的多种传染病的魔爪之后。[2] 但是，在农业成为主要的食物来源之后，传染病又开始占据上风。事实证明，大规模传染病是农业和人类文明的感染了瘟疫的女仆，比如人类和动物聚在一起，挨挨挤挤地生活在城市和乡村中时，流感就会从猪（也有可能是鸭子）身上传到人类身上。而其他微生物也会借助近便之利来让自己传播开。

在人类文明存续的大部分时间里，瘟疫夺走的生命远远超过饥荒和暴力的总和，以至于马尔萨斯提出的土地和资源能够支撑的人口数量上限几乎从来没有达到过。疾病通常都能让人口保持在同时代的农业技术能够支撑的上限以下。用马尔萨斯的话说，饥荒确实是“接踵而来”的——尤其是因为随着越来越多的人在同一空间中生活，传染病也成了更厉害的杀手。文明，尤其是城市的扩张，受到了扩张本身带来的疾病的限制。

文明的兴盛和传播，以及不同文明之间日益增长的贸易往来，都让寄生虫有了前所未有的影响范围。随着帝国在欧洲和中国崛起，并通过横跨欧亚大草原的贸易联系起来，新的人群也暴露在疾病之中。瘟疫曾经两次使欧亚大陆的大部分地区一蹶不振：第一次来袭时，它导致罗马帝国灭亡，也让伊斯兰教在罗马帝国南方的领土上得以崛起；而14世纪下半叶它的再次来袭，让黑死病夺走了相当一部分人的生命。

欧洲人发现新大陆时，他们身上的病原体来到的也是一片处女地。美洲的伟大帝国化为齑粉，这在很大程度上要归功于跟着哥伦布和后来的追随者一起到来的旧世界疾病的袭击。非洲人被带到这里代替原住民充当奴隶时，也带来了人类最古老的一些传染病，其中就有更致命的疟疾。到最后，跟1491年哥伦布登陆的时候相比，新大陆的原住民人口十不存一。当时，哥伦布登陆已经过去了300多年，但在马尔萨斯笔下，美洲仍然是一个人烟稀少、土地广袤的地方。与此同时，欧洲人通过暴力的奴隶制带走了大量非洲人，也在扩张奴隶贸易网络的过程中带来了新的传染病，非洲人口也因此大为减少。

但是，如果说流行病的暴发是借着全球化的车轮才成为可能，那么全球化也同样因这些流行病而束手束脚，步履蹒跚：由于瘟疫和热带热病，帝国建立之路一直走得踉踉跄跄。征服、殖民和贸易，都因帝国探险家在全新的疾病环境中面临的高死亡率而受到严重限制。

到此前从未接触过欧亚大陆疾病的人口最后一次大规模死亡时，全世界也即将迎来对抗传染病的巨大进步。19世纪初，仍然可以说英国最贫穷的人的生活水平并不比历史上任何时候高出多少，而他们的身体状况甚至可能还要差些。对传染病最有效、最广泛的应对措施仍然是避之唯恐不及——逃走、隔离和限制进入。但也是在这个世纪，英国（继之以欧洲大陆和北美）的人口增加，生活水平不断提高，与此同时，人口死亡率也大幅下降了。在卫生革命的影响下，传染病偃旗息鼓，渐渐退却。此外，因为一些技术的共同作用（其中有些马尔萨斯可能会认为有违天地良心），出生率也开始下降了。说来有些讽刺，就在马尔萨斯写下《人口原理》时，他在书中写到的模型也开始分崩离析。

20 世纪则发生了一场医学革命，包括疫苗接种和抗生素，全世界都在这场革命中取得了对抗过早死亡的巨大进展。在凶残的马尔萨斯循环中，更加健康的身体会带来更加贫穷的生活，而医疗革命帮助形成了良性循环，让健康与生产力得以相辅相成。马尔萨斯所说的灾难似乎也在全面退却。20 世纪下半叶，饥荒、瘟疫和战争造成的死亡人数大量减少，而因传染病减少得以活命的人数达到了历史上的最高峰。

过去两个世纪，全世界在对抗传染病方面做出的共同努力——包括洗手、建立下水道系统，也包括使用青霉素、免疫接种和蚊帐——让数十亿人免于过早死亡，也让另外数十亿人不用遭受发育迟缓、疼痛、瘫痪、失明或一辈子都要反复发烧的痛苦。200 年前，新生儿几乎有一半会在 5 岁前死去，死因主要是传染病。而今天，这个数字不到二十五分之一。[3] 过去这些年，我们也跨越了一个巨大的里程碑——全世界死于非传染性疾病的人数首次超过了死于传染性疾病的人数。尽管新的流行病（包括新冠肺炎在内）造成了那么多痛苦和死亡，但这些疾病并没有扭转这一趋势。

由死于传染病的人数下降造成的变化，和这种人数上升带来的震撼一样巨大——从全球影响力到家庭生活，方方面面都深受影响。特别是，感染风险的降低，让城市化和全球化迈开了步伐。卫生和医疗革命让这些过程如同坐上了火箭，全世界越来越多的人生活在全球互联的各个城市中。

但是，抗击传染病的胜利带来的影响，已经远远超出了让人们生活在一起的范畴。这些胜利也是出生率下降的重要原因，因为事实表明，只要孩子都能活下来，就能很好地阻止人们想要太多孩子。就全球来看，历史上每个妇女平均会生六个甚至更多孩子，现在已经下降到两到三个。[4] 而这个结果也导致了只有夫妇二人和未婚子女的“核心家庭”模式在全球出现，以及人口老龄化。感染风险降低及其影响也是造成以下现象的重要因素：全球教育爆炸式增长（因为孩子更少的父母能够为自己已有的孩子投资更多）、女性解放（因为她们不用一辈子被拴在带孩子上了）和经济发展（因为更健康、受过更好教育的人也更有生产力）。最终的结果就是，世界上的人不但比马尔萨斯牧师那个年代的人健康得多，数量也大概是那个时候的 7 倍，而人们的平均收入跟 1775 年处于世界领先地位的英国相比，也已经是那时的 4 倍。[5]

现在全球每年仍然有数百万人死于原本很容易就能预防或治愈的疾病，但马尔萨斯陷阱也确实已经出现了。现在的问题是，我们还有没有可能逃出生天。在与传染病的斗争中取得的进步将如何影响全球文明的未来：会有多少人生活在这颗星球上，他们的生活能持续多久，乃至能否一直和平地生活下去？如果说抗击传染病的胜利让我们走得更近，让我们能跟数百万人生活在一起，也让我们能满世界旅行，那么冠状病毒带来的封锁和社交隔离就是一个痛苦的例证，在我们再次被新的疾病威胁摧残得四分五裂时提醒我们，我们需要付出的心理、社会和经济代价有多大。

这是我们在过去两个世纪与传染病做斗争所取得的进步让人哭笑不得的地方。这些进步所创造的，对新疾病的暴发来说是个完美的环境，而对让这样的暴发造成灾难性的社会和经济影响来说，也提供了绝佳的条件。世界上的人和牲畜数量从未有如此之巨，商业从未如此全球化，全球也从未如此歌舞升平。在我们这个越来越小、联系越来越紧密的世界上，各种新的传染病相继出现并传播开来，新冠肺炎不过是最新的一种。在现在这种全新的冠状病毒之前，当然还有旧的冠状病毒，以及艾滋病、埃博拉和禽流感。

与此同时，我们也正在滥用对抗疾病最有效的手段：给农场里的动物滥用抗生素；不给孩子接种疫苗；出资研究新的生化武器，但在新疫苗、治疗方法和药物项目上的资金却严重不足；放任世界上最贫穷国家不堪一击的医疗系统每况愈下。而我们面对疾病时的反应，也跟我们遥远的先祖不谋而合了：在这个全球人与人之间的互动对我们的财富和福祉不可或缺的时代，我们却需要断航，需要搞贸易限制。就全球来看，在新传染病的威胁面前，我们的反应太慢了。我们没做好准备，也没能步调一致、共同进退。

下一次我们必须做得更好，因为肯定会有下一次。从进化到气候再到人口统计，一系列现象都表明，很多传染性疾病往往会遵循周期模式：流感季每年会在南北两个半球之间来回移动，很有规律。麻疹和天花等流行病，随着社会上新的潜在病患数量攀升，每隔几年或者几十年就会重来一遍。6 世纪、14 世纪和 19 世纪晚期，黑死病带来的瘟疫造成了大量死亡，而这几个时代不但本就动荡不安，全球各地之间的联系也比其他时期更加紧密。一些流行病学家指出，我们正在经历一个更长的周期的新阶段。这个周期中的第一次转变由农业兴起导致，让我们面对的疾病威胁比以前更大了；随后，包括卫生设施、疫苗和抗生素在内的干预措施带来了第二次转变，降低了疾病的风险；而现在我们正处于第三次流行病学的转变阶段，再度面临更大的传染风险，而归根结底，这是新出现的疾病在全球化作用下满世界传播的结果。

最后这个观点很可能低估了人类应对疾病威胁的能力。我们正在夷平瘟疫周期。但传染性疾病还是有可能因我们过于粗疏，或是有太多误判而反戈一击，重新成为死神最趁手的武器。历史告诉我们，这种逆转对未来世纪的影响，会比其他几乎所有能想到的事件都大——远远超过气候变化，有限热核战争庶几近之。而就算这样的全面威胁没有成为现实，我们也可能会因为应对不力，而让新冠肺炎这样的新疾病扼住全球进步的咽喉。

但至少近代史表明，如果我们愿意，人类对这种新威胁的响应也可以迅速而有效。这也足以让我们相信，跟前几代人相比，21 世纪的人类在抗击传染病的斗争中处于明显更加有利的地位，因为在人类生存的大部分时间里，我们从来没做出过有效回应。

第二章

文明与传染病的兴起

处于自然状态下的人，疾病的来源很少，因此不需要任何治疗。

——

卢梭

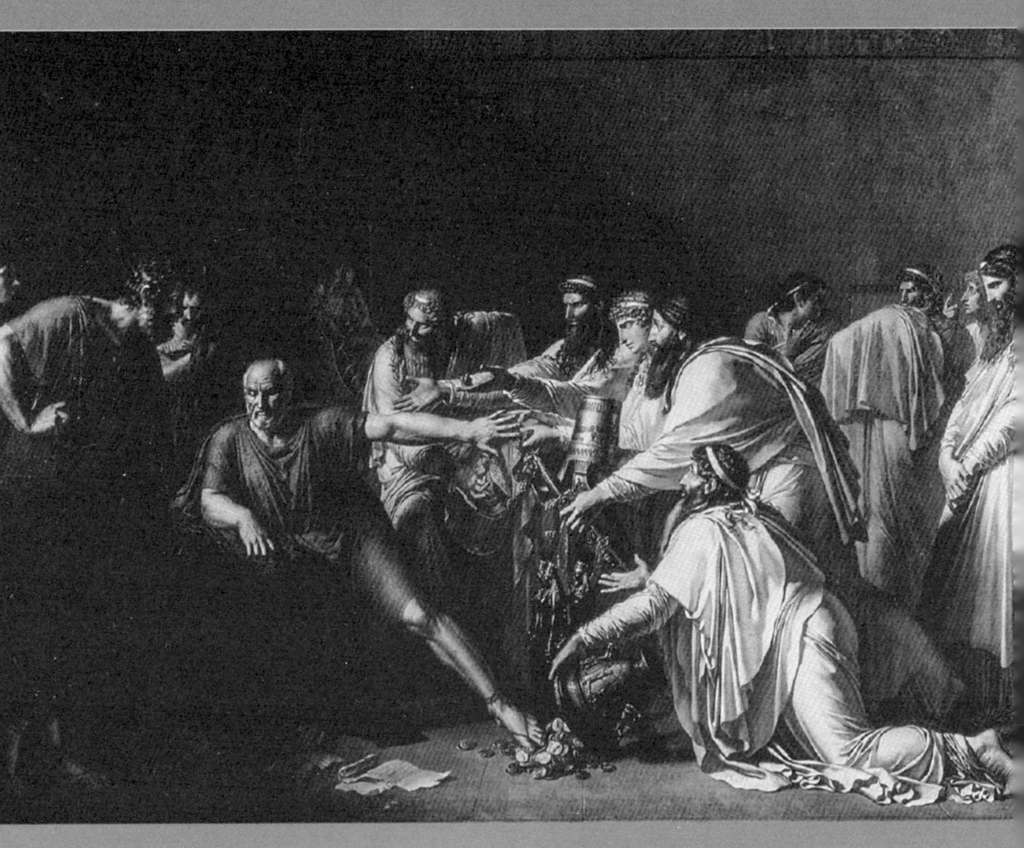

“医学之父”希波克拉底曾为雅典瘟疫的受害者进行治疗，但他拒绝了波斯国王阿尔塔薛西斯的礼物。波斯同样瘟疫肆虐，国王正在寻求良方

（资料来源：《希波克拉底拒绝了阿尔塔薛西斯的礼物》，吉罗代·特里奥松，1792 年。维基共享资源。）

人们管她叫“线粒体夏娃”，但她不是由上帝造出的，而是以对她的后代——我们——进行的基因分析为基础的科学理论的产物。1987 年，一组人口遗传学家分析了来自全球各地 147 个人的线粒体 DNA。我们所有人的每个细胞中都有这样的遗传密码，由母亲传给儿女，而且只来自母亲。研究人员估算了 DNA 突变需要多长时间，并据此计算了今天人类线粒体中全部的 DNA 信息如果是从单一祖先进化而来的，那么需要多长时间才能进化成今天这样。在这个理论中，今天这颗星球上的所有人都是她的直系后代，而她是人类的最近的线粒体共同祖先。

根据 DNA 证据，我们这位共同祖先生活在 10 多万年前。[1] 那时候，线粒体夏娃可能和一个小部落生活在一起。每个人都需要占领大量土地才能通过狩猎和采集找到足够食物，因此大型聚落根本不切实际。[2] 她生活的时代过去很久之后，文明的曙光才慢慢出现，农业和城市才慢慢兴起。而且在她生活的时代，这个世界上最凶险的传染病杀手——天花、麻疹和流感等疾病——都还没有进化出来，更未曾声名远播。

即便如此，还是有很多史前寄生虫困扰着人类。有个例子是麦地那龙线虫，它们现在已经快被根除了。这种虫子的幼虫漂在池塘中，直到其中少数交上好运，被剑水蚤（一种很小的水蚤）吞食。进入剑水蚤体内后，这种线虫就会开始生长，以剑水蚤的卵巢或睾丸为食，并等着它们的宿主接下来又被吞食——就是人类喝下这些水的时候。对这些剑水蚤来说，被吞掉并不怎么好受，我们人类也同样不会甘之如饴。随着剑水蚤在人体的消化液中消融，更扛得住的麦地那龙线虫幼虫会钻进人类的肠道，随后在腹壁短暂安顿下来。如果雌性幼虫找到了一条雄性幼虫，让自己受孕，这只雌性幼虫最后就会设法钻到人类的腿部，在那里安营扎寨，大吃大喝，用长达一年的时间慢慢长大——最长能长到大概 90 厘米长。这么长的身体里大部分是一个巨大膨胀的子宫，里面满满当当地塞着50万个胚胎。

人类宿主遭受的痛苦是，在虫子的末端有一个刺激性的水疱，破了就会露出这条虫子的子宫。伤口灼痛、瘙痒，为了缓解不适，病患经常会跌跌撞撞地走向最近的水坑，拿水来浇这个水疱。病患这么做的时候，虫子就会排出胚胎，把下一代麦地那龙线虫释放到水池里。[3] 临床寄生虫学家罗斯玛丽·德里斯德尔认为，这种虫子可能是古希腊神话中的医神阿斯克勒庇俄斯蛇杖上那条暴躁的巨蛇的来历，而那根蛇杖是医疗的象征——因为移除麦地那龙线虫的传统方法是用一根棍子将虫的一端卷起来，用长达一个月的时间慢慢地将虫子的身体缠在棍子上，直到整条虫子被拉出来。

遭遇、追猎和食用野生动物也会让早期的女性及其配偶暴露在兔热病（与腺鼠疫有关）、弓形虫病、出血热、炭疽、坏疽、肉毒中毒和破伤风面前。不用说，还有生长在这些野生动物身上的蜱虫和跳蚤（可能携带鼠疫或睡眠病），以及在患有黄热病的灵长类动物身上吃饱了之后又会跑到人身上吸一口人血当零食的蚊子。[4]

但是，尽管传染性疾病对人类的生物特征和本能有巨大影响，无疑也在控制非洲最早的人口数量上发挥过重要作用，但它们可能并非主要因素。很多疾病在地理上很集中，而且人类特有的传染性疾病对人类的杀伤力也不是很大——因为人口太少，也太分散，如果不能转而依靠大量动物受害者，很多致命疾病会难以为继。[5] 另外，狩猎和采集需要的人均占有土地的面积远远高于农业，而且早期人类居无定所，一直在迁徙。这会让他们远离满是寄生虫的粪便或蚊子吞噬人类同胞血液的地方，继而降低被寄生虫和蚊子感染的风险。任何疾病，如果过于致命，都会在遇到新的受害者之前杀死自己的宿主。[6] 这也表明，那时候人们的自然预期寿命也许相对较长。[7]

有些因素会让全球人口数量保持在较低水平，其一可能是狩猎—采集者的出生率并不高。历史上属于桑族部落（南部非洲的布须曼人）的女人一生会生育 4~5 次，跟澳大利亚原住民妇女的生育率很接近。[8] 来自非洲其他狩猎—采集部落（昆族和埃费族）的证据表明，活过了整个生育期的妇女一生会生育 2.6~4.7 次。[9] 相比之下，整个撒哈拉以南的非洲的生育率在 1980 年接近 7。石器时代的人较低的生育率也许反映了好几个因素的共同作用，其中包括性成熟的年龄较晚、哺乳的时间更长，以及搬迁的次数要多得多。[10]

暴力在控制人口数量上也发挥了很大作用——甚至可能比后来这些年代起到的作用更大。斯蒂芬·平克在他关于暴力的历史著作《人性中的善良天使：暴力为什么会减少》* 中指出，前文明时代暴力事件的平均比例要比从那时以来我们见过的任何时候都要高，只有一个例外是现代的狩猎—采集社会。科学家研究了南加州史前

* 《人性中的善良天使：暴力为什么会减少》一书中文版已由中信出版社出版。——译者注

狩猎—采集人群的遗骸，发现五分之一的男性骨架上有被长矛这样的投掷武器或箭伤害过的痕迹。以色列特拉维夫大学的阿扎尔·盖特在对狩猎—采集时代战争所做的总结中，认为暴力造成的死亡在所有死亡中最多能占到 15%。[11] 另一些人则认为暴力造成的死亡数量总体上没那么多，估算出来的结果因时因地有很大差异。[12] 但是，低出生率、暴力和确实存在的史前传染病，这些因素共同作用的结果是，全球人口数量可能只有几百万——跟今天的全球人口比起来，这不过是九牛一毛。

对智人情有独钟的最早的寄生虫别无选择，只能生活在热带——它们可以选择的受害者在地球上存活的大部分时间里只生活在非洲，别的地方看不到。直到人类文明兴起引发了一系列全新的传染病时，细菌、病毒、寄生虫和其他以人类为家的有机体，都已经在非洲进化到完成它们完整的生命周期。

即使在今天，热带地区的病原体多样性（在一个地区能感染人类的不同种类微生物的数量）仍然远远高于其他地区。[13] 但是，由于这些微生物往往主要在发展中国家大显神威，能致残甚至致死，而在这些地方生活的大部分是穷人，治疗这些疾病的新药不赚钱，所以它们并没有引起医学研究的太多注意。说来颇有些讽刺，人类身上一些最古老的寄生虫，现在都被算在了“被忽视的热带病”这个总称下面，但原因也就在这里。

学会用火，发明衣物，让人类得以度过寒冬，也让我们有了进入温带地区生活的可能。在迁往欧洲、亚洲和美洲的过程中，我们战胜了一些寄生虫。尽管全球化进程最终还是把非洲很多最早的热带病带到了这些新居的热带地区，但人类传染病在热带气候下的长期进化和集中，仍然是今天生活在热带南北两侧温带地区的人比热带地区的人健康的原因之一。[14]

如果某种生物发现自己远离了以往通常的捕食者和猎物，有时候就会导致种群数量激增，比如日本的藤本植物葛种植在美国，以及兔子被引入澳大利亚的例子。走出热带的人类也同样受益于“生态释放”，人类新到欧洲南部和亚洲这些季风带以北的温带地区生活时，早年就属于传染病很少、猎获物很多的时期。[15]这种情形也许可以解释，为什么在那么短的时间内，人类就遍布全球。从公元前40000年开始，在大概3万年的时间里，人类抵达了除南极洲以外的所有大陆。[16]

由此导致的人口数量激增也许是很多大型猎物消失的重要原因之一。在最早的人类前去定居之前，南美洲原本是马和骆驼的家园，但这些动物很快就消失了。[17]就算它们消失的原因并非如此，人口增加也意味着有更多创造力。这个因素推动了技术创新，并最终创造了农业。

尽管《圣经》的前几章中没有提到瘟疫，但在开始提及埃及文明之后，就满篇都是关于瘟疫的故事了——不仅有青蛙带来的灾害，还有虱灾、蝇灾、畜疫之灾、疮灾，以及各种叫不上名字的灾害。[18]这个景象也许反映了传说背后真实的历史面貌：农业和文明引发了全球性的疫病风暴。

就算是最低效的早期农业社会，每平方千米能养活的人口数量也是游牧社会的10~20倍。有大规模耕作就会有粮仓，而粮仓周围的景象和灌溉系统就意味着很多人必须定居下来——早期文明让附近的牧民变成奴隶，以耕种那些田地。[19] 尽管不再搬来搬去意味着也不会接触到那么多新疾病，但人口密度增加和定居这两个因素的结合，对传染病的增长至关重要。

刚开始，在一个地方居住很长时间会对史前人类一直以来遭受的病痛起到促进作用——比如说蚊子会发现有了更多人让自己填饱肚子，也有了更多灌溉过、清理过的土地可供生存。以蚊子为媒介的疟疾会传播得更快，因为同一只昆虫先叮一口感染了的病患，接着再去叮一口没感染的人，使被感染的概率增加了好几个数量级。[20] 公元前3000年，埃及一张谈到医药的纸莎草纸药书中提到了也许是疟疾的"年度害虫"，那个时期的木乃伊也有生前感染过疟疾的迹象。[21]

能够支持这个论断的是，人类越是四处游荡，患病的可能性就越大：跟排泄在森林里比起来，被排泄在乡间小路上、田地里或池塘附近的寄生虫，找到办法进入另一个人体内的机会要大得多。那些只能在宿主体外短时间存活的微生物，包括导致麻风病的细菌，在熙来攘往的城镇里通常更容易传播开来。[22] 最后，人类永久定居总是会带来成堆的垃圾，而垃圾堆吸引了苍蝇、野狗和老鼠，它们都有传播疾病的极大潜力。

因为文明总是涉及大量人口跟家养动物生活在一起，彼此靠得很近，所以文明也为跨物种的传染性杀手提供了完美的传播环境。看看猪的例子：长久以来，对于收垃圾这件事，猪都有非常重要的作用。这个作用在2009年的埃及体现得淋漓尽致：政府做出了一个关系重大的决定，宣称为了阻止猪流感在全国蔓延，在全国选择性地宰杀了30万头猪。不到一年后，埃及议会就召开了一次群情激愤的会议，强烈谴责这项政策，因为正是这项政策让全国各地的垃圾堆积如山。国会议员、医师协会主席哈姆迪·赛义德称之为“国家丑闻”。[23]但也正是因为猪几乎什么都吃，所以会成为主要的感染源。很可能也是出于这个原因，犹太教和伊斯兰教才都告诉人们不要吃猪肉。《申命记》就这样告诫大家：“猪，因为是分蹄却不倒嚼，就与你们不洁净。这些兽的肉你们不可吃，死的也不可摸。”

旋毛虫病就是由猪肉里的寄生虫引发的一种疾病，这种寄生虫最长可以达到三毫米。谁要是特别草率地吃了被感染的未煮熟的香肠或猪排，就会有成千上万的寄生虫侵入他的身体。除了引发呕吐、腹泻和发烧，跑到肌肉细胞里安营扎寨的幼虫还会伤害受害者的心脏和横膈。事实证明，寄生虫引起的呼吸、心脏和肾功能衰竭都可能会让人丧命。猪感染寄生虫，一般都是因为吃了含有生肉或动物残骸的垃圾，或是同类相残，吃了以前的农场伙伴的肉，再或是吃了刚好被同样的垃圾吸引了的老鼠。[24]

爱吃香肠的人可能耳朵都听出茧子了，但猪和人确实都会感染猪肉绦虫。被感染的人可能会得囊虫病，就是寄生虫幼虫的包囊扩散到了大脑里面。囊虫病会引起癫痫、卒中乃至死亡，每年仍有多达5万人死于这种疾病。[25]虽然早在猪被驯化前，人类就已经有被猪肉绦虫感染的历史了，但猪被驯化之后，肯定会增加感染的概率。[26]

随着时间的推移，尤其是在过去的几千年内，文明和驯养的另一个更隐蔽的影响也出现了：进化出了新的传染病。人类文明化后的有些疾病可能是从家畜疾病进化而来的，杂交繁殖的驯养动物跟密集的人口近距离生活在一起，为传染病发展变化并跨物种传播提供了相当大的机会。例如，我们已经知道，流感跟猪和鸭子身上的疾病很相似，而白喉和轮状病毒也很可能是由驯化的牛羊传给人的（结核病的传播路径可能刚好相反，是由人传给牛）。[27]

对于因为文明才出现的很多最致命的单一物种疾病来说，人口密度确实极为重要，因为传染病维持下去所需要的最低人口密度取决于这种疾病传播得有多快、多致命，以及九死一生的感染者是否能终身免疫。

靠很小的宿主人群就能存活下去的微生物，往往是那些很容易传播，可以在宿主体外存活很长时间，也会在宿主体内生存很长时间的。也就是说，这些微生物很少置人于死地，人类也不会形成免疫力。这样的疾病也是人类独有的，在文明肇始以前的时代面对那么低的人口密度也能生存下来的那些。以会引起唇疱疹的那种疱疹病毒为例，在我们的祖先直立人进化成人类之前，这种病毒就已经在感染我们了。很有可能你身上就带有这种病毒，这样的人占三分之二。但大部分情况下，这种病毒只会引发唇疱疹。在你的神经细胞中，这种病毒也会过着相对来说风平浪静的生活，直到你命归黄泉。[28]

我们拿没精打采的疱疹病毒和像伏地魔一样冷酷无情的麻疹做个比较，后者是历史上杀人如麻的凶手。这种病毒会跨物种传播，在历史上的某个时候由牛传给了人。麻疹最初的症状是咳嗽和打喷嚏，这也是病毒借以传播的方式；随后才会出现特征性的皮疹。宿主可能会死于并发症，比如脑炎引发的脑水肿、腹泻、脱水或肺炎。

麻疹或天花这样的疾病最早接触到人类时会横扫所有人口，引起大面积感染，让那些因年龄、营养不良或基因变异等原因而体质特别差的人死于非命。但幸存下来的人会获得免疫力，也往往是终身免疫。如果大部分人都曾被感染了，就会形成群体免疫：潜在受害者数量减少，于是咳出来的麻疹病毒接触到未免疫宿主的概率也降低了。如果这个概率大大降低，平均每个麻疹患者感染的新患者不足一人，这场流行病最终就会销声匿迹。

但是很不幸，对麻疹的免疫力并不能遗传给新生儿。新一代潜在宿主成长起来之后，群体免疫就会失败，麻疹卷土重来，在以前没接触过麻疹病毒的孩子中大开杀戒。如果整个人群都没经历过麻疹，那么一个麻疹患者可能会将这种传染病传给12个甚至更多的人。也就是说，要形成群体免疫，让麻疹不再暴发的话，人群中至少要有92%的人已经免疫。这反过来表明，新出生的人口只需要几年时间，就可以让已免疫人口的比例降到维持群体免疫所需要的比例之下，让麻疹疫情死灰复燃。

据估计，麻疹病毒要想生存下来并不断复发，感染以后的世代，至少要有50万人住在很近的范围内才行，否则就会逐渐消失。也只有更大的紧密相连的人群，才能让麻疹这样的疾病从流行病（在新一代潜在受害者的人数增加到足够多的时候一波波复发）变成地方病（一直存在，感染年轻人和之前没接触过这种病毒的人）。麻疹要想生存下来乃至蓬勃发展，需要文明昌盛。

从驯化作物和牲畜最早的证据到开始出现永久城镇，有3 000年的时间跨度；再到像两河流域的乌尔和基什这种最早的有纳税土地的城邦出现时，又过了大概3 000年。[29] 就算是这样的城市，一开始也只有一两万人居住，根本不足以承受麻疹这样的疾病。[30] 但是，随着文明进一步繁荣昌盛，麻疹和天花都开始跨物种传播，让人类成了它们永久的家园。[31]

在更大的人群中，这些新疾病进入寻常百姓家，成了生活背景的一部分。日本天花的历史就是一个例证。到 17 世纪，这种疾病已经成为日本城市地区的地方病。遭受天花之苦然后免疫复原，成为庆祝儿童成年的仪式中很重要的一部分。但在人口较少，也没那么多紧密关联的边远岛屿，天花仍然只是周期性发作的流行病。不同地方对天花的态度也明显不同，从日本中部地区来到小岛上的访客会惊讶地发现，岛民会逃离受感染的人，把病人隔离起来，甚至还经常遗弃家庭成员。

按照历史学家铃木晃仁的说法，“这些行为”在从城里来的访客中间“引发了各种情绪，他们又是困惑又是好奇，或者对……想象不到的野蛮行为……大加道德谴责”。[32] 但这种跟城市里大相径庭的行为有其完全出于理性的成分。在地方病的环境中，暴露在天花面前总是会发生——这只是时间的问题。在这种情况下，一定程度的宿命论也合情合理；而在疾病每隔几年才会出现一次的地方，避免感染或许也是有可能的。

就算不同地区的不同反应各有道理，这些反应可能也会让我们对历史的感觉产生扭曲。我们往往会把并非有规律地出现但集中的死亡跟每天都有但规模很小的死亡区别对待（想想飞机失事和车祸，前者造成的死亡会有更多人关注，但死于后者的人更多）。由于司空见惯，我们变得视而不见，充耳不闻，不再做出任何反应，要不然就没法解释，为什么尽管全球每年死于流感的人少说也有 50 多万，但大部分有条件接种季节性流感疫苗的人都不去接种。[33] 但是，人们会关注规模巨大的流行病，并称之为瘟疫。潜在受害者避之唯恐不及，编年史家奋笔疾书，诗人赋到沧桑。有时候，瘟疫甚至能终结一个帝国。然而，每天都在发生的地方性传染病几乎连诗人的一句话都得不到，更不用说会有人为此逃之夭夭了。

尽管如此，数千年来仍然是经常出现的地方性传染病（例如疟疾，以及会在更大人群中成为地方病的天花和麻疹）导致的死亡人数超过了引人注目的瘟疫。每天都有人中招的地方性传染病会让三分之一甚至更多的人活不到成年。说到底，这类疾病对社会和经济的影响要大得多。

我们可以看到，以前从未接触过各种各样的农业和城市疾病的人群暴露在这些疾病面前时会带来多大的卫生负担。一项对亚马孙盆地最近才与外界建立联系的 238 个巴西原住民社群进行的分析表明，在跟来自现代巴西城市和乡村的外来者持续接触后，9 年间，这些社群的人口数量平均下降了 43%。[34]

考古学家发掘出了从狩猎过渡到农业这一时期的人的骸骨，也再次发现其中农业人口的骸骨与狩猎祖先的比起来样子要糟糕一些，上面有损伤，是被感染过的迹象。贫血（血液的携氧能力低，往往跟受到感染有关）经常会在骨头两端连接处的骨松质上留下痕迹，而且牙齿的釉质含量低，这跟童年不够健康有关系。

但农业生活的压力并非仅限于此。考古学家在骸骨腹部找到保存下来的人类粪便（粪化石）并进行研究，结果发现，随着人类的农业革命越来越深入，他们体内保存下来的肠道寄生虫也越来越多。

除了感染风险更高，在早期文明时代，人类的营养状况也更糟糕。土里刨食的人民群众更加依赖少数几种主要作物，不像采集时代那么营养丰富，吃的蛋白质也更少。我们大体上知道他们的饮食结构是什么样子的，因为它们很可能跟今天最贫穷的人吃的食物非常相似。几年前，摄影记者彼得·门泽尔和作家费斯·达卢伊西奥伉俪合撰了一部调查报告《饥饿的星球》，其中采访了乍得东部布雷德津难民营的阿布巴卡尔一家，我们拿他们家举个例子。有援助机构给这家人提供主食，但他们的饮食结构仍然非常单一。阿布巴卡尔家每周吃约 20 千克谷物，其中大部分是高粱。每周他们还能吃到 2.3 千克豆子、1.1 千克蔬菜，另外还有几升食用油和一些糖。但这个六口之家一星期一共只吃了半斤羊肉和三两半鱼。仅有的水果是五个酸橙，一人连一个都不到。奶制品一点都没有。

至少这些各式各样的卡路里足够让人不至于成为冻死骨——难民营外面的很多穷人情形更糟。看看这个生活在越南的穷人对自己日常生活的描述："早上，吃红薯，干活。中午，不吃饭。晚上，吃红薯，睡觉。"[35]

在最早的文明中（今天最贫穷的人生活也是如此），人们就算能吃到肉，吃到的也更有可能是长满了寄生虫的。这些虫子会把在人体中的生活当作自己生命周期的一部分，并甘之如饴。营养不良和传染病也会相辅相成。如果无法摄入足够的维生素和矿物质，你就更容易生病。比如缺乏维生素 A 会增加患腹泻、疟疾和麻疹等疾病的风险，而缺乏锌会让整个免疫系统的整体效力大打折扣。[36] 尤其是寄生虫，它们会从人类宿主体内吸取养分——很多寄生虫都会在肠道里直接把养分先吸收了。[37] 数千年来，在传染病和营养不良的共同影响下，人类真的是"越活越抽抽"了——跟史前祖先比起来，女性的平均身高下降了 4 厘米。

直到最近，这个趋势才开始逆转：人类身高的低谷很可能是到工业革命时代，出现在那些地狱般的城市中。[38] 1841 年，英国利物浦的人均预期寿命不到 26 岁——这跟当时热带非洲预期寿命的估计值相当，甚至更低。[39] 1842 年，曼彻斯特劳工的平均死亡年龄只有 17 岁。而在拉特兰郡的乡村地区，绅士阶层的平均寿命为 52 岁，农村劳动力为 38 岁，与此形成了鲜明对比。平均死亡年龄 17 岁，这可比史前狩猎—采集人群的估计值低太多了。[40]

文明的影响对女性来说更加恐怖。[41] 城市化和农业带来的各种传染病轮番上阵，使儿童死亡率居高不下。要能与此持平，必须保持很高的出生率才行。[42] 因此，在有据可查的历史上大部分时间里，平均来讲女性从青春期到更年期的这段人生，有相当大一部分是在怀孕和哺乳。[43]

而且这也往往削弱了女性的自主权。在石器时代的很多群体中，两性在角色和决策方面有一定程度的平等。但是，在巴比伦第六任国王汉谟拉比的法典中，我们可以看到文明肇始之后的时代变迁。汉谟拉比在大约 3 770 年前统治着美索不达米亚，他的法典是已知最早的成文法之一。这些法条对待女性只比财物稍好一点："如果一个男人打了一个自由出生的女人，使她失去了尚未出生的孩子，那么这个男人应该因她的损失而赔给她 10 谢克尔……如果这个女人死了，这个男人的女儿也应被处死。"[44]

文明带来的一系列疾病，足以将人口数量控制在土地的承载能力以下。

丹麦经济学家埃斯特·博塞拉普在她 1965 年出版的著作《农业增长的条件》中，对马尔萨斯关于土地限制和食物供应的观点提出了质疑。[45] 她指出，人口增加可能也会使用于农业的土地面积增加，但更重要的是，它还会带来集约化——在同一块土地上生产出更多食物。有个很直接的变化就是将用于牧场的土地转为种植农作物。[46] 此外，博塞拉普也指出，增加单位面积粮食产量的技术，比如轮作，在被大面积推广前很久就已为人所知。[47] 她认为，在历史上的大部分时间、大多数地方，无论是技术障碍还是土地缺乏，都从未成为提高产量的限制因素。

地球科学家杰德·卡普兰及其同事认为，公元1600年，人们用到的土地还不到我们现在用于食物生产的土地面积的一半，而公元100年时，更是不到现在的三分之一。[48] 确实，要把更多土地利用起来，需要干更多的活，有时候还艰辛异常，还会有营养不良的风险。而且，有些土地如果没有重犁、灌溉等创新，也是无法耕种的。尽管如此，似乎在整个历史上的大部分时间里，地球上的人口数量明显都在远远低于可能承载的最大值的水平上下浮动。

实际上，我们可能还得感谢（或是归罪于）传染病限制人口数量的调控机制。人口数量增加时，人口密度会让发病率提高，这种让人口变得更稀疏的机制在大多数地方可能都是最有效的控制人口数量的方法，尤其是在人类以种田为生的那些岁月里。

马尔萨斯提出的不同控制机制的相对作用，其证据来自我们对历史上大规模饥荒的了解。爱尔兰经济史学家科马克·格拉达在《饥荒简史》一书中描述了世界上最严重的几次饥荒，并提供了相关数据。其中有两点值得一提。首先，大部分饥荒跟战争或一连串的恶劣天气有关（通常都是干旱，大雨和洪水要少见一些）。并不是土地正常的生产能力只能让人们勉强维持生计，而是一场极为严重的冲击把生产率推向了十分接近甚至低于仅供糊口的水平。其次，他列举的饥荒中就算是最饿殍遍野的那些（1740—1741 年和 1846—1852 年的爱尔兰，1876—1879 年的中国，1975—1979 年的柬埔寨），也最多“仅仅”带走了 1 500 万 ~2 500 万人的生命，也就是全部人口的 13% 左右。像黑死病那样的大流行病成功地在大得多的区域内造成了严重得多的影响，而像天花那样的地方性疾病，长期来看造成的常规死亡人数也比饥荒大得多。[49]

人口数量受传染病的影响有多深——与营养不良和挨饿的影响不同——同样可以通过历史上富人阶层记录下来的健康状况得到展现。有钱人吃得起更好的饭菜，然而，奥地利历史学家瓦尔特·沙伊德尔对自然死亡的罗马皇帝、参议员及其家人的研究表明，就算是精英阶层出生时的预期寿命也不到 30 岁。[50] 他们这群人可是以饮食习惯和菜谱而闻名的。公元 1 世纪成书的罗马的《论烹饪》一书，单是列出的鸟类食谱就有如下名目：野鸡、鹅、孔雀、鸡、火烈鸟、鹦鹉、鹤、鸭、林鸽、乳鸽、莺、山鹑、斑鸠、丘鹬和鸵鸟。填饱肚子似乎并不能让人长命百岁。

历史上大多数时候，为了让像罗马这样的人口稠密的城市保持规模，需要源源不断的农村移民——因为城市人口无法生出足够多的孩子来追平死亡率。尤其是在早期文明中，这种迁移很少是自愿的。美国学者詹姆斯·斯科特在《反谷》一书中指出，古代国家“用在战争中抓到的俘虏和从专门从事奴隶贸易的野蛮人手中大批购买的奴隶来补充人口”。[51]

那些规模最大的城市从方圆数百千米的偏远地区吸引新的受害者前来，并号称自己有相对来说更加先进的卫生系统。但长期来看，它们仍然无法自我维持下去。如果战争或帝国陷落让城市失去了吸引移民的能力，城市人口就会迅速缩水。按照美国历史学家特尔蒂乌斯·钱德勒的说法，从公元前 430 年到前 100 年，因为被罗马比了下去，雅典人口足足减少了一半；而接下来从公元 100 年到 600 年，随着罗马帝国开始土崩瓦解，罗马城的人口减少了将近 90%。[52]

这一点我们还是需要好好说清楚。历史上大多数时候，马尔萨斯的结论在很多局部地方来看还是屡见不鲜：随着人口增加，人均收入和消费量都会下降。但似乎只有在出现重大危机的时候（有时会有气候变化的因素），食物匮乏才会成为人口数量的限制因素。埃斯特·博塞拉普是对的：并不是因为土地不够。让人口数量保持低位而且很分散的，是传染病导致的高死亡率。传染性疾病带来的死亡率在 19 世纪和 20 世纪逐步下降后，人口、城市化、集约化、土地使用和欣欣向荣的局面全都水涨船高，在全世界范围内攀升到了历史上从未有过的最高水平。

第三章

贸易搅浑全球疫病池

……一场瘟疫，使整个人类几乎被铲除。

——

普罗柯比

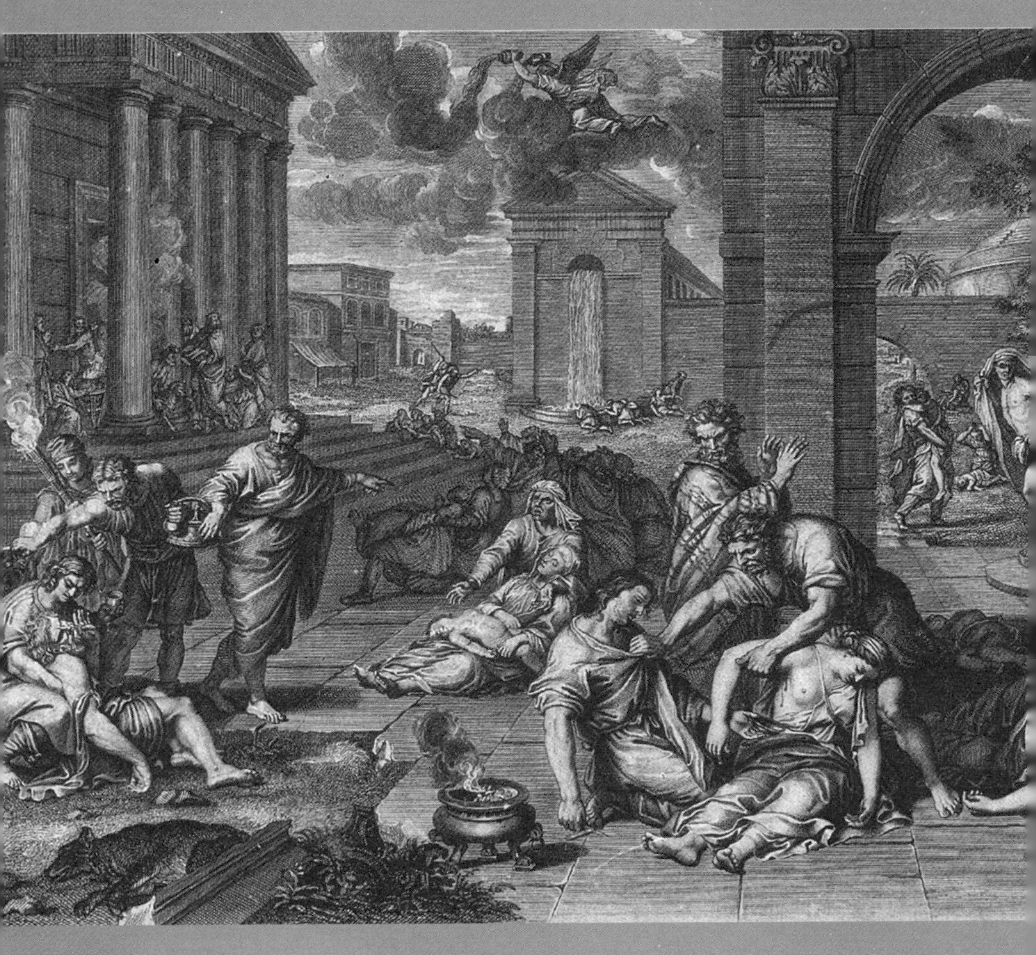

以色列人的瘟疫——据说是上天对大卫王妄自清点百姓的事降下的惩罚
（资料来源：《以色列人的瘟疫》，佩蒂特雕刻，172—？，皮埃尔·米尼亚尔绘，伦敦韦尔科姆收藏馆，No.6346i。）

第三章　贸易搅浑全球疫病池

农业和城市都有安土重迁的特点——人们基本上一直守在原地，管理着土地、市场和庙宇。而从历史的角度来看，贸易的需求也是因此产生的：如果你不能往货物所在的地方移动，货物就不得不向你移动。詹姆斯·斯科特指出，美索不达米亚那些早期的国家中心会交易木材、皮革、黑曜石、铜、锡、金、银和蜂蜜。[1] 但是，跟通过船只、马匹和搬运工运来的货物（更重要的是还有奴隶）一起到来的，还有异国土地上的疾病。再加上战事不停、兵马来去，人类已经踏上了通往全球疫病池的不归路。[2]

古希腊城邦为这种日益紧密的联系付出了高昂的代价。他们特别容易遭受外来疾病的无妄之灾，因为他们对贸易非常依赖。这个国家瘠薄的石灰岩土壤上几乎没有降雨，所以希腊人都聚居在海边，靠大海给他们提供给养。雅典人会从克里米亚、西西里岛和亚历山大进口谷物，让自己不至于只有鱼吃。在有些年份，仅仅通过黑海进口的谷物就多达 300 万蒲式耳 *，比 40 个奥林匹克标准泳池的容量还大。[3]

雅典瘟疫是最早留下了可靠记录的流行病中的一起。历史学家修昔底德自己就染上过这场疫病，按照他的说法，这场瘟疫先是在北非蔓延，然后于公元前 430 年侵袭了雅典。尽管修昔底德的描述

* 蒲式耳：英美制容量单位，1 英制蒲式耳 ≈36.37 升，1 美制蒲式耳 ≈35.24 升。——编者注

很详尽，但对于这种疾病到底是什么仍有激烈争论——非常有可能是伤寒，但也有可能是埃博拉。[4] 但是，我们无法将修昔底德描述的一系列症状跟今天的某种传染病对应起来，也许因为从那时到现在，这种疾病也经历了演化。

> 身体健康的人突然开始头部发热，眼睛变红、发炎，喉咙或舌头等内部部位出血，呼出不自然的臭气。之后的症状是打喷嚏，嗓子变哑；随后胸部疼痛，并伴有剧烈的咳嗽。后来肚子痛，呕吐出医生都有定名的各种胆汁……身体内部发高热，所以就算穿着最薄的亚麻布衣服，病者也忍耐不了，而要完全裸体……在第七天或第八天的时候……他们多半因体内炎症而死亡。但是，如果病者熬过这个危险时期，疾病会进入肠胃，产生强烈的溃疡，并伴有严重的腹泻。这会引起器官衰竭，后来多半会死亡。[5]

部分由于这场瘟疫，雅典输掉了与邻国斯巴达之间的战争。疾病成为颠覆社会和经济的强大力量，但这并不是最后一次。阿诺德·汤因比是一位伟大的历史学家，著有12卷本的《历史研究》。他对这个问题非常关注，但他看到的是民主雅典的辉煌正在让位于专制的乌托邦主义，最早就连大哲学家柏拉图和亚里士多德这样的贤哲都对后者大加赞赏：

> 在柏拉图的“乌托邦”和亚里士多德的类似概念中……社会目标不是个人的幸福，而是社会的稳定。柏拉图……主张对

“危险思想”进行全面审查，这跟近代共产主义苏联、民族社会主义德国、法西斯主义的意大利和信奉神道教的日本，都有异曲同工之妙。[6]

一直到2014年埃博拉病毒的暴发，以及2020年迅速蔓延的新冠肺炎大流行，我们都会看到，汤因比所指责的希腊哲学家的专制控制思想和仇外心理，再加上关闭边境的反应，与疾病暴发简直如影随形，阴魂不散。

罗马历史学家李维也在《罗马史》中写道，在雅典被瘟疫摧残得奄奄一息的同一个世纪，他所在的城市正在跟埃魁人和沃尔斯奇人作战时，疫情暴发了：

由于害怕受到袭击，乡下人带着自家的牲畜如潮水般涌进城市，令流行病的威力如虎添翼……他们日常生活中的相互接触也让疾病更容易传播。罗马因流行病造成的死亡率，不下于两大同盟在战场上的死亡率……元老院得不到来自人类的任何援助，只能命令人们去祷告上苍。[7]

传染病并没有阻止这个城邦的兴起，也许部分原因是传染病不止攻击了这个年轻的共和国，也同样攻击了共和国的敌人，而且只有局部规模的传染病，没有新的流行病输入。但是，随着罗马日渐强大并继续征服远方的疆土，情况发生了变化。

尤里乌斯·恺撒将罗马共和国的残躯摧枯拉朽般夷为平地，紧随其后的罗马帝国则成了世界上古往今来最大的帝国之一。5 000多万人生活在恺撒统治下，他的疆域从大西洋沿岸的高卢一直延伸到尼罗河的源头。医学历史学家弗雷德里克·卡特赖特描述了“造成灾难的原因”：

> 幅员辽阔的腹地隐藏着不为人知的秘密，外来疾病和微生物也厕身其间；军队攻入腹地，也被那里的居民攻击；专门为快速往来各地而修建的船只和道路让人们畅通无阻；在中心城市，高度集中的人口过着高度文明化的生活，但说起对付传染病，他们连最基本的手段都没有。[8]

罗马商人从帝国中心的高速公路——地中海受益匪浅，因为海上往来的速度甚至比罗马建在陆地上的道路还要快得多。常见的商品还有奴隶（光是恺撒的高卢战争就有100多万人），这些人也是到处传播传染病的完美载体。[9]

商人的足迹所到之处甚至比罗马军队还远。公元14年，商人在今天印度的本地治里这个地区附近建了一个贸易站。不到一个世纪，每年前往印度的罗马人可能就达到了成千上万之多。老普林尼是公元1世纪罗马皇帝韦斯帕芗的智囊，他注意到罗马人从印度洋对岸进口了大量货物。他对与亚洲贸易逆差的攻讦今天我们或许听着很耳熟，他抱怨说：“印度每年从我们帝国吸走了5 000多万塞斯特斯（古罗马银币）。”[10] 这个数目比恺撒征服高卢后要求他们缴纳的贡赋还多。

恺撒亲自送给埃及艳后克娄巴特拉一整套来自中国的丝绸服装。据说它薄如蝉翼，而且是透明的，一开风气之先，而这股风潮也很快席卷了罗马。[11] 公元 160 年，罗马使节经过埃及和埃塞俄比亚，穿过印度洋，经海路向北抵达越南，然后又经陆路北上抵达了中国汉代的洛阳。中国编年史家说他们带来了象牙、犀角和玳瑁作为礼物。这次拜访巩固了世界上最伟大的两个帝国之间的关系，而这两个帝国的居民总数，占当时全球人口的一半。[12]

中国人称罗马为大秦，并留下了详细描述。成书于公元 3 世纪的《西戎传》中有这样的文字：

> 大秦国……有小城邑合四百余，东西南北数千里。其王治滨侧河海，以石为城郭。……民俗，田种五谷，畜乘有马、骡、驴、骆驼。桑蚕。俗多奇幻，口中出火，自缚自解，跳十二丸巧妙。……
>
> 国出细絺。作金银钱，金钱一当银钱十。有织成细布，言用水羊毳，名曰海西布。……又常利得中国丝，解以为胡绫。[13]

尽管丝绸贸易给恺撒带来了各种让人血液沸腾的机会，但也同样带来了传染病的风险。公元 166 年，就在罗马商人抵达中国的时候，一种可能是天花的疾病也来到了欧洲，最后的临门一脚很可能是由征战美索不达米亚的军队完成的。这场瘟疫和气候变冷（令粮食产量降低，从而降低了营养水平）一起让这个地区遭受了重创，在帝国有些地方导致的死亡率超过四分之一。[14]

据同时代的史料记载，安敦尼瘟疫（以罗马帝国皇帝安敦尼·庇护的名字命名）从波斯一直蔓延到莱茵河，所到之处十室九空，一座座城市成为废墟，就连战争也因缺少健康的兵员而不得不终止。

这也是日耳曼人——马科曼尼人和夸狄人——首次突破罗马帝国边界上的防御阵地的一年，预示着罗马在后来的岁月里还会一次又一次受到流行病的侵袭。[15] 这一系列瘟疫中有一场于公元 250 年左右暴发，有些城市病死的人高达一半，就连皇帝也没能逃过此劫。[16] 历史学家凯尔·哈珀称，在后来人们叫作塞浦路斯大瘟疫的那场传染病大流行中，人们出现了剧烈呕吐和腹泻、手足溃烂等症状，病患还会变得又聋又盲。这些症状表明，这可能是一种出血热，与埃博拉属于同一家族。他还指出：发生这场瘟疫的时候，日耳曼人突破了莱茵河，摧毁高卢，进入西班牙和意大利北部；哥特人重创了希腊、美索不达米亚以及罗马帝国在亚洲的部分地区；安息帝国也征服了美索不达米亚和叙利亚的罗马领土。[17]

除了瘟疫周期带来的重重压力，在从共和国到帝国 1 000 年的时间跨度中，疟疾家族中最严重的一种——恶性疟疾，也在意大利半岛上慢慢扩散。公元前 400 年左右，这种疟疾传到了罗马，又在公元 750 年左右到达威尼斯。这种疾病如果来到以前没被传染过的地区，会让相当多最弱不禁风的人死于非命。已经发现的古罗马最大的婴儿墓地可以追溯到公元 450 年前后，位于卢尼亚诺–因泰韦里纳，距离罗马 110 多千米，里面有 47 个婴儿，都是在同一年夏天被埋葬的，其中还有将近一半是早产儿：恶性疟疾经常会让之前没接触过这种疾病的孕妇流产。这个墓地发现的年龄最大的孩子是个两三岁的小女孩，她的手脚都被压在砖石下面，也许是为了防止恶魔般的疾病从墓穴里逃出来造成进一步破坏。DNA 检测证实，她得了疟疾。[18]

但是，这是一场终结了罗马帝国的传染病大流行。查士丁尼大帝从公元 527 年到 565 年统治着罗马帝国，他也是最后一位还算有些成功地将罗马全盛时期曾统治过的很多疆土重新聚拢在一起的皇帝，包括意大利、西班牙大部分地区和从北非一直到大西洋沿岸的地方。跟他生活在同一个时代的传记作家普罗柯比既对这些胜利进行了浓墨重彩的官方描述，也记录了一个非常不讨喜的秘密，将他的传主描述为“愚蠢、恶毒……阴险、狡诈、虚伪、假模假式、两面三刀、残暴成性的反常的混合体，非常擅长掩饰自己的想法”。[19]在说到暴力问题时，这位传记作家表示：“我想，要不了多久，数清海边的沙子也比数清这位皇帝杀了多少人更容易。”普罗柯比说，查士丁尼挑起的野蛮战争经年累月从不停息，让大片地区人口减少，“几乎所有罗马人和野蛮人的鲜血染红了整个大地”。[20]

但是，与人类暴力相伴而来的还有传染病带来的死亡。普罗柯比在《战记》中描述了始于公元 542 年、让整个帝国都心惊胆战的“一场瘟疫，整个人类几乎被消灭”。这是鼠疫杆菌的大暴发，我们叫作黑死病的那种瘟疫，有史以来第一次大张旗鼓地降临在地中海沿岸。（这种瘟疫以前可能也曾到访欧洲，劫掠过由 5 000 年前发展起来的由车轮这种新技术连接起来的大量新石器时代聚落。[21]）

我们在说到的时候总是会加上定冠词表示特指的那种瘟疫，也就是鼠疫，往往通过受到感染的老鼠和跳蚤传播。跳蚤通过叮咬传播鼠疫，宿主不幸身亡之后，这些跳蚤也会“树倒猢狲散”，带着细菌又去寻找别的存身之处。普罗柯比指出，其症状一开始是发烧，这预示着你已经染病了，虽然这发烧好像一点都不严重，但用不了几天，就会“出现肿胀，而且不只是……腹部以下会肿，腋窝里面也会肿，有时候耳朵旁边还有大腿的不同位置也都会肿起来”。病程发展中会出现高烧不退、肌肉痉挛和癫痫，有时候还会伴有呕吐。宿主从体内开始腐烂时，身体的有些部位还会出现坏疽。不走运的患者——大部分人都是，无法得到现代医疗手段的治疗——继续下去就会陷入昏迷，最后死亡。

鼠疫致死率高的特点有助于让这种疾病留在一个地方不扩散出去，只要人类不到处乱走。美国学者威廉·伯恩斯坦在他讲述全球商业史的著作中给出的结论是，“鼠疫是贸易带来的疾病”。要把细菌运送到大篷车路线的下一站或下一个港口，“人类、啮齿动物和昆虫这些宿主，就必须迅速穿越海洋和草原”。[22] 在将鼠疫杆菌远距离运送到其他地方的过程中，骆驼很可能起到了至关重要的作用——骆驼可以染病，如果被人类宰杀和食用，还能直接感染人类。[23] 但是，鼠疫仍然需要大量老鼠和跳蚤集中生活在一起，才能保证自己在新的地方迅速传播开来——古代贸易路线沿线的城邑为此提供的条件堪称完美。

席卷了整个帝国的那场鼠疫大暴发，起源地是亚洲。记录中疫病最早出现在罗马疆土上是在培琉喜阿姆，一个坐落在尼罗河三角洲东端的城市。[24] 这里到海边的亚历山大不到 260 千米，所以鼠疫也很快传到了亚历山大。亚历山大是地中海第二大城市，尼罗河泛滥平原的肥沃土地上收到的粮食，也是从这里的港口出发运往罗马帝国。这也意味着这座城市会跟见多识广的老鼠沆瀣一气，它们登上粮食供应充足的船只，驶向君士坦丁堡、罗马乃至更遥远的地方。如果没有海上贸易，鼠疫杆菌恐怕不会越过培琉喜阿姆太多距离。但在亚历山大的啮齿动物帮助下，鼠疫无远弗届，一直走到了帝国疆土的尽头。[25]

鼠疫蔓延到帝国首都君士坦丁堡时，普罗柯比也正在那里。他记录说，因为没有地方埋葬，城墙上的碉楼里堆满了尸体。这位历史学家指出，幸存者再次变得肆无忌惮，“邪恶横行，无法无天，日甚一日，罄竹难书”。[26] 城里有 50 万人口，可能有将近一半死于这场鼠疫。[27]（不过也应该注意到，普罗柯比私下里仍然认为，皇帝比鼠疫更让人无法忍受：“有些人从未被疫病击倒，还有些人尽管遭到重击，后来还是痊愈了。但这个人，任何罗马人都别想逃离他的魔爪……他就好像是上天降下的第二场瘟疫。”[28]）

1543 年，在袭击君士坦丁堡之后不到一年，鼠疫又蔓延到了高卢南部的阿尔勒。接下来 30 年，这种疾病一直阴魂不散，一次次反复出现。在查士丁尼的 2 600 万臣民中，有多达 400 万人在头两年死亡，而接下来的 60 年，还有 500 万人因这场瘟疫而奔赴黄泉。城市萎缩成小镇，城镇萎缩成村庄，而很多村庄干脆消失了。整个帝国的耕地减少了一半。[29]

这场鼠疫让查士丁尼重建帝国的努力毁于一旦。衰退中的经济所能支撑的军队和兵员规模只有鼠疫暴发前的三分之一。查士丁尼的侄子查士丁尼二世，眼睁睁看着伦巴第人占领了意大利，斯拉夫人占领了整个巴尔干半岛，阿瓦尔人也跑到了多瑙河定居。因为查士丁尼鼠疫，也是历史上记载的第一次鼠疫大流行，罗马帝国在几十年内就从鼠疫前那段时间地中海文明的复苏，以及尝试重建罗马帝国全盛时期那种辉煌的努力，向着只剩下君士坦丁堡周边地区的凄凉晚景坠落下去。

地中海区域很快成为西北方的基督徒和来自东南方的新宗教——

伊斯兰教之间的交战区。公元 545 年和 546 年，鼠疫在美索不达米亚肆虐，一次又一次卷土重来，大大削弱了波斯帝国的国力。然后是 569 年，阿比西尼亚人本来已经兵临麦加城下，却因瘟疫而不得不打道回府。[30] 阿比西尼亚人之所以会去那里，按照他们的说法，是因为有个来自麦加的阿拉伯酋长曾在阿比西尼亚新建的一座大教堂里拉屎。但在一头大象带领下的大军，遇到的却是麦加居民的祈祷。大象在城市前面跪了下来，真主安拉派了很多鸟儿飞来，都带着扁豆大小的石头，丢在入侵者身上，被砸到的六万人全都死了。就在那一年——甚至有可能就在那一天——先知穆罕默德诞生了。

在波斯和罗马两大帝国都因鼠疫而奄奄一息之后，伊斯兰教在阿拉伯半岛幸存下来，随后越来越繁荣兴盛，这里几乎没有受到过瘟疫的侵扰。到 630 年，穆罕默德的军队控制了整个阿拉伯半岛，切断了通往印度洋的海上路线。几代人之后，陆上丝绸之路也中断了。丝绸、香料，很可能还有致病微生物，也都不再大规模交换。[31]

“穆斯林隔离”虽然远远没有让贸易和交换完全停止下来，但有助于让欧洲不再受到来自东方和南方的新传染病的侵袭。欧洲人口稠密的地区之间出现了很多茂密的森林，让往来各地的人们举步维艰，这也进一步减少了贸易。以前的罗马帝国疆域内人口流动大大减少，人们也因此免遭新旧疾病的轮番肆虐。经历过之前一场场鼠疫和其他传染病（而且活了下来）的老人已经免疫，环境也对需要人口密度大才能大显神威的疾病不再友好：欧洲的人口数量在罗马帝国鼎盛时期有 7 000 万，但是到公元 700 年，已经只剩下 2 500 万；就城市人口（最容易受感染的宿主）来说，罗马曾经有 50 万人，但是到公元 800 年，就连欧洲最大的城市也不过 2 万人。[32]

剩下的人口退守到最高产的土地上种植庄稼，并将另外一些土地用来饲养牲畜，因此他们很可能得到了更好的营养，对疾病的抵抗力也更强。查士丁尼企图冻结物价和薪水，抱怨人们过于贪得无厌，但劳动力短缺让农场劳动力有了新的筹码。在西班牙和意大利的农场，驱使奴隶干活的做法消失了，取而代之的是封建农奴制度：农奴向领主效忠，用劳动换取领主的土地。[33] 黑死病也消失了。

接下来的几个世纪，因为人口密度低，贸易往来也很有限，人们被传染病侵袭的概率大大降低，而这也让欧洲人口有了重新增加的可能。气候也在好转，甚至足以让英国开始生产葡萄酒（尽管编年史家对英国葡萄酒的质量未赞一词）。从黑暗时期的低点到 1300 年，欧洲人口增加了两倍。森林和牧场被改回农田。[34] 在很多城市，包括米兰和巴黎，居民数量都一路攀升到了 20 万人。

正如轮番侵袭罗马帝国的一波波瘟疫预示着帝国行将就木时的那场鼠疫一样，在黑死病的大锤重重落下之前，疾病和争斗也已经到来。在北欧历史上，这可能是第一次，也是唯一一次，马尔萨斯的土地上限决定人口上限的理论，还真让土地有了成为决定死亡率的重要因素的机会。年成不好的结果可能就是饿殍遍野。而一连串荒年接踵而至时，就像 1315—1322 年那样，这片大陆上的死亡人数攀升至数十万人。[35]

美国学者约翰·凯利在讲述这段历史的著作《大死亡》中写道，早在 1316 年，“随着食物变得越来越贵，人们开始吃鸟粪、家养宠物、发霉的小麦和谷粒，到最后陷入绝望，致人相食”。在罗马帝国走向终点时，气候变化对人口数量的减少可能也起到了一定作用，而 14 世纪发生的事情更是这种作用的体现。

随着长途贸易迅速发展，跨洲大流行病又一次出现了。1206 年，一个名不见经传的游牧王国下辖的各个部落齐聚斡难河源头，选出了新的可汗。这位新可汗名叫成吉思汗，他带领自己的臣民走上了一条征服之路。不到 20 年，欧亚大陆的绝大部分地区就都已经在他们手中。大汗和他的部将统治的疆域从东欧一直延伸到太平洋，只有印度、阿拉伯半岛和东南亚部分地区除外。

尽管“近在眼前而且明显在不断迫近的危险”（这是教皇亚历山大四世在呼吁基督徒团结起来对抗入侵者时说的话）足以造成人心惶惶的局面，有些欧洲人还是看到了世界上最新、最强大的超级强权所带来的机遇。[36] 1260 年，尼科洛·波罗和马费奥·波罗两兄弟从克里米亚半岛上的威尼斯殖民地苏达克出发，去里海北部金帐汗国的首都做生意，那里的大汗名叫别儿哥。结果，波罗兄弟俩到的是别儿哥的亲戚忽必烈汗在中国的宫廷。

过了几年，尼科洛的儿子马可·波罗陪同父亲重走了一遍这趟旅程。他记录了沿途出产的各种高质量商品：格鲁吉亚有世界上最好的苍鹰，波斯骏马和世界上最好的驴一起被出口到印度，巴格达人将从印度趸来的珍珠穿孔后又卖往欧洲。他笔下的伊朗城市大不里士是“一个大市场，商品来自印度、巴格达、摩苏尔、霍尔木兹等地”，拉丁商人也会来这里备货。霍尔木兹本身也经常有印度商人造访，带来香料、宝石、象牙、丝绸和金币。他还说，喀什是“很多商人的起点，他们从这里出发，前往世界各地推销自己的商品”。[37]

75 年后，生活在威尼斯的诗人彼特拉克为我们描述了船只东航的情景：

> 如果你曾见过这艘船，你也许会说这不是一艘船，而是一座在海面上移动的大山……这艘船正驶向顿河……我们的船只只能在黑海上航行，但船上的很多人都会在上岸后继续自己的旅程，一直到渡过恒河之后才会停下来……然后还会继续前进，最远可以走到中国。[38]

有那么多东西可供贸易，而跟以前必须通过中东的中间人才能进行交易比起来，在蒙古帝国统一控制下的贸易要简单直接得多。跟罗马时代一样，贸易并不对等：布料和铁器流向东方，但远远不够为流向西方的丝绸、香料、兽皮、木材、盐、谷物和奴隶支付费用。缺额是用金币和银币补足的。[39]

马可·波罗提到了他一路上走马观花看到的牧民们的饮食："他们以肉、奶、猎获物和法老的老鼠为生。在大草原上，这些东西所在多有。"[40] 他说的"法老的老鼠"，很可能是指旱獭，而蒙古旱獭完全可以成为移动的黑死病储备库。

历史学家威廉·麦克尼尔在他的经典巨著《瘟疫与人》中指出，在干旱时期，牧民们会集体迁移到北方的大草原上，那里是蒙古旱獭的家园。这可能就是"大死亡"——黑死病卷土重来的起点。1331 年，一场神秘的流行病在中国河北让十分之九的人死于非命。* 次年，蒙古帝国大汗图帖睦尔（元文宗）死于一种奇怪的新疾病，他

---

* 这可能属于"以讹传讹"。麦克尼尔在《瘟疫与人》中确实写到 1331 年"河北的一场瘟疫据说杀死了 9/10 的人口"，但证之以中国史料，只能在《元史·本纪第三十五》中找到至顺二年（1331 年）"衡州路属县比岁旱蝗，仍大水，民食草木殆尽，又疫疠，死者十九"的记载。元时衡州路属湖南道，治所在今湖南衡阳，与河北断无关系。（麦克尼尔可能是把衡州跟河北的衡水搞混了。）——译者注

的儿子们也随他而去。[*]到1338年，在中国西北邻国吉尔吉斯斯坦暴发了一场瘟疫，留下的记录是成千上万名受难者墓碑上的文字。

我们可以看到，麦克尼尔对发生在东亚的这些事情的描述还存在一些争议。但是，吉尔吉斯斯坦的瘟疫发生8年后，俄国编年史家记录了一场来到里海西岸的瘟疫。一年后，这场瘟疫也传到了黑海。

1347年，这场瘟疫袭击了围困热那亚贸易前哨卡法的蒙古军队。这个地方位于黑海北岸，就是今天克里米亚半岛上的费奥多西亚。20年后，意大利小镇皮亚琴察的公证人加布里埃尔·德·穆西根据道听途说描述了当时的情形。蒙古人（或者按照他的叙述，鞑靼人）

> 将被包围的基督徒围困在那里将近三年……但是，看哪，全军都染上了一种疾病，鞑靼人不堪其苦，每天都有成千上万人病死。这就好像是从天而降的箭雨，要把鞑靼人的傲慢击得粉碎。任何医嘱和治疗都毫无用处；鞑靼人身上一旦出现疾病的征兆——腋窝和腹股沟因体液凝固而肿胀起来，然后是溃烂、发烧——这个人很快就会一命呜呼。[41]

尽管围城大军因死亡人数居高不下而只能撤军，解了这座城市的燃眉之急，但城里的居民也没好到哪儿去。无论是因为老鼠身上带着跳蚤从围城大军那里跑进了城，还是因为直接接触到了蒙古人

---

* 考诸元史，此处应该是指文宗于29岁病逝后，继位者宁宗也在两个月内病逝（7岁）。但宁宗为文宗兄长明宗的次子，即文宗的侄子。史料也未明言病因，不过很可能是传染病。参见《元史》卷三十六、三十七。——译者注

扔过城墙的尸体上的跳蚤，守城的人很快也被感染了。那些还有点门路的人想通过海路逃离这种神秘的疾病，但在他们一路向西航行，在君士坦丁堡、墨西拿、撒丁岛、热那亚和马赛逐一停靠时，跟他们一起来到这些地方的，可能还有瘟疫——至少是跟随后来从克里米亚其他港口来的船只而来。[42]

诗人彼特拉克的朋友薄伽丘也是一位作家，他在佛罗伦萨熬过了这场瘟疫，而他描述的早期症状与800年前普罗柯比的描述如出一辙。"疫病初起时，无论男女，腹股沟或腋下先有肿痛，肿块大小像苹果或者鸡蛋，也有再小或再大一些的。"而且，尽管"人们采取了许多预防措施，诸如指派一批人清除城市的垃圾，禁止病人进入市内，发布保持健康的忠告，善男信女不止一次组织宗教游行或其他活动，虔诚地祈求上帝，但一切努力都徒劳无功"，瘟疫还是蔓延开来。[43]

彼特拉克已经从威尼斯搬回儿时的家乡阿维尼翁，他写道："1348年，这一年让我深恶痛绝，我们不但失去了朋友，也失去了跟全世界人民的接触……这样的事情，哪里有人在什么时候见过、说起过？这些年发生的事情也从来没有人在书上读到过——十室九空，城市废弃，农庄破败，尸横遍野。天地苍茫，可怕的孤独笼罩着整个世界。"[44]

彼特拉克形容自己的家乡阿维尼翁是"世界上最阴沉、最拥挤、最动荡的地方，如居下流，天下之恶尽归于此"。这表明，阿维尼翁很可能也是相当多老鼠的家园。[45]这里是欧洲最四通八达的城市之一，当时也是天主教教皇的临时居所。

生态学家何塞·戈麦斯和米格尔·韦尔杜研究了哪些地区受

黑死病的影响最为严重，发现很多城市损失的人口平均达到了一半。而且（大流行的时候经常都是这样），也是那些与外界联系更紧密、商队与朝圣队伍往来最频繁的城市，受到的影响最大。这些城市一直在遭受一波又一波的新疫情暴发，阿维尼翁的死亡率甚至高达 70%。[46]

教皇克雷芒六世给这座城市买了一块新的墓地，好安葬日渐增多、堆积如山的尸体，但很快被 1.1 万具尸体填满，于是只好为罗纳河祝圣，用这条河来当墓地。每天早上，都有数百具尸体被扔进河里。

跟以前疫病流行的时代一样，文明不堪重负的迹象之一，就是无法再对逝者保持合乎情理的敬重。彼特拉克写道："我恐惧的目光无论投向哪里，看到的都是一个接一个葬礼：教堂里堆满了棺材，不再有最后的吊唁，无论是贵族还是平民，他们的尸身全都混乱地并排躺在一起。"[47]

也就是说，尽管诗人在哀叹"尸横遍野"，[48] 但是同时代人对社会崩溃的描述往往跟修昔底德对雅典瘟疫的描述非常相似。这表明，编年史家写下的可能只是他们自己认为是如实描述的话。[49] 更广泛的证据表明，社会上其实没怎么出现混乱。

确实也有例外：我们会看到，最糟糕的混乱情形是反犹主义的致命大爆发。但可悲的是，发生在 1146 年、1189 年、1204 年、1217 年、1288 年、1298 年或 1321 年的针对犹太人的暴力事件，[50] 并不是由将近一半欧洲人的死亡而引发的。在欧洲历史上大部分时期，针对犹太人的袭击是一种地方病，而不是末日意识的唯一征象。

1349 年，自我鞭笞运动再次兴起。鞭笞者走街串巷，唱着歌，鞭打着自己，以表示悔悟，威胁宗教权威。7 月 8 日，他们来到了斯特拉斯堡。所有人俯卧在地上，只有一个人站着。这位鞭笞者拿出自己的鞭子，上面有很多皮制的尾梢，每根尾梢上缠着一根刺。这位领袖站在其中一个俯卧的兄弟身旁，一边用鞭子抽打他的背，一边念念有词："从清除你罪过的痛楚中站起来吧，从现在起，远离罪恶，清白做人。"第一个承受鞭打的人就起来和领头者站在一起，拿起鞭子。这两位鞭笞者再一起走向下一个兄弟，鞭打他，嘴里重复着："从清除你罪过的痛楚中站起来吧，从现在起，远离罪恶，清白做人。"他们就这样绕着圈走，每一个站起来的兄弟都会加入队伍，一起去鞭打还没站起来的人，直到 200 个鞭笞者全都站了起来，走成圆圈，一边走一边鞭打着自己。

但是，虽然搞得这么引人注目，这场运动还是很快就偃旗息鼓了。1349 年 10 月，教皇颁发了一道针对鞭笞者的法令。而教皇对这项罪行的惩罚，对犯罪者来说也许有点过于"求仁得仁"：很多人被判在罗马圣彼得大教堂的祭坛前被祭司鞭打。[51]

如果需要证据来证明社会秩序即使在面对最令人难以置信的压力时也仍然有其韧性，那么这就是：人们熬过了黑死病，就像他们也熬过了麻疹和天花等流行病一样——或是第二次世界大战中的伦敦大轰炸，或是"9·11"恐怖主义袭击，又或是新奥尔良经历的大洪水——但基本上都没有因此出现托马斯·霍布斯所说的那种暴政。尽管所有的电视新闻和僵尸电影都想说，我们总是离集体歇斯底里只有一步之遥，但实际上，几乎不可能出现这种情况。黑死病的袭击发生在英法百年战争期间，但因黑死病导致的敌对行动中止仅仅持续了半年。[52]爱德华三世声称自己有权当法国国王，这个主张尽管很有争议，但可不会因为才死了一半国民就善罢甘休。

而且，在一个绝大部分人基本上能自给自足、维持温饱的世界里，大规模的人口灾难对经济造成的短期影响相对来说并不大。例如，尽管在 1348 年 6 月到 8 月疫情高峰期间，锡耶纳的宫廷和布业都关闭了，但当年秋天，政府和市场就恢复了正常运转。[53]

马尔萨斯所描述的世界中的大规模死亡确实最终对整个西欧的社会和经济收入产生了影响，但影响的结果是，让幸免于难的劳工过上了稍微好一点的生活。1349 年，英国政府颁布了《劳工条例》。前言中有国王爱德华三世对条例必要性的证明："由于民众，尤其是劳工和仆役最近在瘟疫中大量死亡，很多人都看到了雇主的需求和劳动力的严重短缺，因此除非能拿到相当高的薪水，否则他们可不会提供服务。"[54] 工人们利用劳动力供应有限的局面来要求涨工资，查士丁尼瘟疫过后，他们也干过同样的事。

爱德华三世跟查士丁尼的反应也是如出一辙。在人们纷纷跳槽去找新工作，或是找雇主要高价的时候，爱德华三世也试图阻止这种情况。但是，跟 800 年前查士丁尼的法令一样，爱德华三世的法律往好了说也就是起到了部分作用。突然间，工匠有钱了，开始能吃好穿好了，于是政府也试图禁止他们这么做。英国于 1363 年通过的《禁奢法》就控诉称，"各色各样的人穿着过分浮夸奢侈，跟他们的阶层和地位严重不符，对整片国土造成了极大破坏，使之贫瘠不堪"。法令严格规定了什么人可以穿什么，可以吃什么：仆役每天只能吃一次"肉或鱼，以及主人吃剩下的其他食物，比如牛奶、黄油和奶酪"。

跟查士丁尼瘟疫之后的情况一样，劳动力价格高企让人们不得不又去寻找能够节省劳力的设备。谷登堡的印刷术用木头和金属制成的印刷机取代了一笔一画的抄写员，新的用盐腌鱼的方法让渔民的小队伍也能在海上停留更长时间，更好的水泵抽干了更深的矿井中的水，省下了开挖新矿井的劳力。[55] 在西欧，查士丁尼瘟疫之后，封建农奴制发展起来，取代了以奴隶为基础的农业体系，而现在，封建农奴制也最终因黑死病而土崩瓦解。[56]

加州大学洛杉矶分校的尼科·福格特伦德和巴塞罗那庞培法布拉大学的经济学家汉斯-约阿希姆·沃斯指出，黑死病对所有劳动力总体上来说很有好处，对女性来讲尤其是一种恩惠。农场劳动力数量骤减，促进了在贫瘠的土地上所需劳动力较少的技术的出现，比如用畜力来耕种，这样就不需要很强壮的劳动力才能使用的重犁，让耕种成了男人和女人都能胜任的活路。牧羊女和挤奶女工的数量迅速增加，主要是为了挣钱和换取食宿。她们要想受雇，一个很常见的条件是必须保持未婚，也不能带孩子——要是出现了丈夫或是孩子，她们可能马上就会被解雇。这个条件有助于推高结婚年龄，同时也降低了出生率。而在马尔萨斯的经济理论中，这样也能让工资保持高位。[57]

但是，尽管欧洲西北角的农民开始享有越来越多的自由，地中海对岸和东欧的农民却不得不为他们的主人付出更多艰辛的劳动，失去了迁往他处的权利，也无权上皇家法院。结果之所以有所不同，部分是因为在相对更城市化的西欧，农民更容易逃往城镇，另一个是因为东欧的谷物价格没有像西欧那样暴跌（在一定程度上，这要归功于政府垄断了谷物交易）。[58] 因此，在东欧，农业劳动力没什么讨价还价的空间，农奴制也一直维持到了 19 世纪。威尼斯甚至从高加索地区引入奴隶，帮助在克里特岛上种地，这不啻向查士丁尼时代的倒退。

黑死病祸害欧洲的时间比查士丁尼瘟疫要长得多。“大死亡”过去 11 年后，又有一场“儿童瘟疫”接踵而至。英国有多达五分之一的人口死于这场瘟疫，尤其深受其害的是那些在黑死病之后才出生的孩子（年纪更大的有很多熬过了前一波灾难，获得了免疫力）。流行病也一次又一次卷土重来——荷兰在 1500 年之前一共经历了 14 波。

不过，还是有一些好消息：瘟疫不但越来越局限于部分地区，而且也没那么致命了，死亡率大幅下降到十分之一，而不是会有高达一半的人死去。[59] 也许更高的居住标准起到了一定作用。在欧洲，住在砖石结构带横梁的房子里的人越来越多，住在由篱笆搭成、由烂泥涂成的小屋里的人越来越少。另外，褐鼠（对人类非常警惕）取代了黑鼠（相对更容易相处，带有鼠疫杆菌）可能也有助于降低感染的概率。

威廉·麦克尼尔认为，鼠疫在来到西方之前曾在中国肆虐，他这个理论有何影响？历史学家乔治·萨斯曼认为：“我们仍然没办法肯定，黑死病……在 14 世纪究竟有没有在中国和印度次大陆出现过。”他指出，整个 14 世纪，在蒙古人的资料中，或是曾到过高加索山以东任何地方的丝绸之路旅行者的记录中，都没有出现过对鼠疫或其症状的直接描述。[60] 鼠疫在印度文献中出现最早是在 17 世纪，当时莫卧儿帝国的皇帝贾汉吉尔亲自记录道：“从上了年纪的人和久远的历史中，我们得知，这种疾病［以前］从未在这个国家出现过。”中国的人口在 13 世纪和 14 世纪减少了一半，除了战争和自然灾害的原因，流行病无疑在其中发挥了重要作用。但是，中国最早对类似黑死病的瘟疫的描述出自 1644 年山西潞安（今长治）的一部地方志。*

麦克尼尔的“鼠疫起源于中国或中国附近”的观点，在 2010 年似乎得到了对发掘出土的受害者的鼠疫样本进行的基因分析结果的支持。[61] 但最近的另一些分析采用了更多样本，结果指出中亚也许是鼠疫的源头，跟现在的吉尔吉斯斯坦很接近。这跟萨斯曼关于鼠疫可能从何而来的观点更加吻合。[62]

为什么东亚和南亚可能逃过了黑死病这一劫呢？对于印度，萨斯曼提到的原因有距离、高山和沙漠形成的地理屏障，以及有可能适合传播鼠疫的那种老鼠和跳蚤更少。而对于中国的情形，原因之一可能是沿丝绸之路进行的贸易的性质：我们已经看到，古时候，欧洲和东方之间存在贸易逆差，来自中亚的奴隶，还有来自中国的丝绸、瓷器和香料一路向西，而沿丝绸之路回到东方的主要是黄金和白银。这就表明，老鼠、跳蚤和疾病向西传播可能比向东更容易一些。另一个因素可能是，中国的城市相对来说更干净，人口也没那么集中，因此害虫也没有那么多。

福格特伦德和沃斯这两位经济学家指出，鼠疫对中国和欧洲接下来几百年间的命运沉浮起到了重要作用。[63] 在黑死病暴发的那个世纪，中国是全球技术进步的发源地，国家统一，由通过科举考试选拔出来的职业官僚管理。然而，随着鼠疫在 18 世纪渐渐销声匿迹，

---

* 此处原作者未列出处，但说的应当是顺治十八年撰成的《潞安府志》所载崇祯十七年“秋大疫”。崇祯年间在华北发生的这场严重的流行病史称“明末大鼠疫”，1633 年起于山西。1643 年，北京城也暴发了重大疫情，死亡 20 余万人。有学者认为，这也是明朝灭亡的重要原因。——译者注

虽然煤炭和蒸汽时代还没有到来，英国的人均收入，以及整个西欧生活在城市中的人口比例，都已经是中国的两倍。这怎么解释?

福格特伦德和沃斯认为，中国和西欧的经济命运之所以发生逆转，是因为马尔萨斯陷阱体系在起作用：鼠疫在西方增加的收入比在东方要高，因为鼠疫摧残西方摧残得更厉害。鼠疫的影响，也许是两个世纪后欧洲出现了那么多殖民者和征服者的一个主要原因。

在另一个方向，黑死病最后来到了冰岛，甚至可能也来到了维京人在格陵兰岛上的定居点。这些定居点与维京人在北美洲海岸上的殖民地文兰之间的接触有限，因此新大陆有幸逃过一劫，没有暴露在 14 世纪的这场瘟疫中。但一个半世纪以后，在面对重新发现这片大陆的欧洲探险家带来的严重得多的破坏时，这些美洲人再也没有获得命运之神的垂青。[64]

第四章

所向披靡的瘟疫

尸体的臭味非常浓烈。我们的父辈祖辈纷纷死于疾病，半数人都逃到了旷野中。豺狗和秃鹫贪婪地吞食着尸体。

——

《喀克其奎语年鉴》

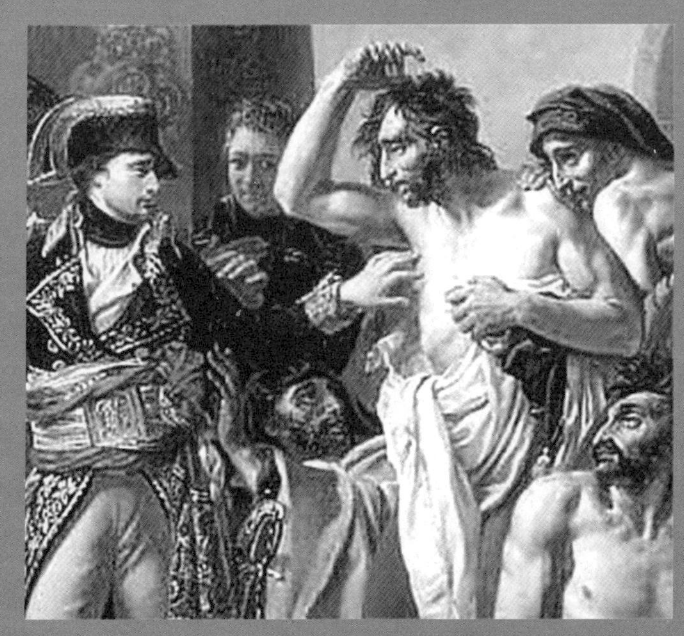

因传染性疾病而数次失利的拿破仑，用手指去触碰一名腺鼠疫患者。安托万-让·格罗画作《拿破仑视察雅法鼠疫病院》细部
（资料来源：《拿破仑视察雅法鼠疫病院》，1799 年 3 月 11 日，安托万-让·格罗，1804 年。维基共享资源。）

大概两万年前，人类生活的大陆在西伯利亚和阿拉斯加之间有一座大陆桥，但在冰期末期，这座大陆桥被淹没了。冰川消退之后，幸存下来的人们跟欧亚大陆隔绝开来，但是他们可以向美洲的纵深扩展。不过 2 000 年，他们就在这片富饶的猎场上星罗棋布，从现在的加拿大一直到南美洲的最南端，到处都有了他们的身影。[1]

没过多久，很多本地的大型哺乳动物灭绝了。这个过程可能受到了狩猎、气候变化和人类自身带来的疾病的推动。这也可能是人们开始进入农业社会的原因之一，但是到这个时候，可供驯化的物种已经没剩下多少了，也就是豚鼠、火鸡、鸭子、美洲驼和羊驼而已。[2] 而且刚好，以这几种动物为储存宿主并很容易传播到人身上的微生物种类也非常少。这些最早来到美洲的人既跟欧亚文明的绝大部分疾病相互隔绝，自身又没有发展出什么新的疾病，因此折磨他们的主要是来自史前的微生物，包括疱疹病毒、炭疽、寄生虫，可能还有跟梅毒有关的雅司病。[3] 因此，接下来的几千年里，美洲人口都在稳步增长。农业中没有了猪、牛、马这几种可能会抑制人口数量的家畜，而伴随这几种家畜而来的细菌和病毒也不会在美洲出现，这对人类的健康是有益的。

查尔斯·曼恩在《1491：前哥伦布时代美洲启示录》* 中描述道，

* 《1491：前哥伦布时代美洲启示录》一书中文版已由中信出版社出版。——译者注

到 15 世纪 80 年代，南北美洲都已经出现了相当大的城市和帝国的文明。不同来源给出的估计是，当时整个美洲大陆上生活着 4 000 万到 8 000 万人（可资比较的是，当时欧洲的人口数量为 7 400 万到 8 800 万）。[4] 新大陆的那些文明建造了金字塔，在山上开凿了台阶，制定了复杂的历法，还用金属制作了精美的艺术品。[5] 1491 年，印加人控制着全世界最大的帝国，比中国的明朝还要大。[6] 特诺奇蒂特兰、特斯科科以及墨西哥的特拉特洛尔科组成的大都市圈，比巴黎及其周边的近郊地区要大得多，那可是当时欧洲最大的大都市。[7] 但也不过几十年间，这些文明就都在欧亚大陆和非洲的微生物入侵者面前化为齑粉。

黑死病过去之后没多久，蒙古帝国就分崩离析了。继之而起的奥斯曼帝国控制了从小亚细亚到巴尔干半岛的土地，并一直往南延伸到印度洋。这个帝国向从远东到西方的贸易征收过路费，于是欧洲的冒险家变得越来越喜欢考虑沿着另一条路线——从海上抵达东方，得到丝绸和香料。试想拿马或是骆驼的运力跟哪怕是相当普通的一艘船做个比较，显然从海上长途运输货物比追随马可·波罗穿越欧亚大草原所需要的时间更短，也不用那么辛苦，不用到处跟人谈判。

克里斯托弗·哥伦布对《马可·波罗游记》爱不释手，这本书也帮助他开启了自己的冒险之旅。[8] 葡萄牙探险家在计划着绕过非洲抵达印度洋的路线，而哥伦布设想中的路线更加直接——直接穿过大西洋抵达“契丹”（这是中世纪欧洲对中国的诸多叫法之一）。但他的第一次航行既没有发现中国和香料，也没有发现大量黄金，而是带回了黄铁矿——愚人金——以及树皮，而非桂皮，辣椒，而非胡椒。[9]

哥伦布也发现了一些人，觉得他们“体格健壮、面容俊美……整体来讲高高大大的，四肢纤细、身材匀称”。他还记录：“他们手无寸铁……所有居民都很容易就可以被带到西班牙去，或是留在岛上当奴隶，因为只需要50个人，我们就可以征服他们所有人，让他们唯命是从。”[10] 这可不是个好兆头。他告诉自己的王室赞助人，如果再组织一次横渡大西洋的远征，他可以做得更多：“只说这次非常仓促的远征带来的结果，各位殿下可以看到，他们想要多少黄金，我就能给他们多少……当然，他们想要的香料和棉布，无论要多少，我也都能给他们。”

虽然哥伦布第二次远航之后未能兑现其承诺，但随着时间推移，美洲将把他的承诺全都补足，甚至比那还要慷慨得多。[11] 但是，新大陆的人们将为哥伦布的野心付出的代价，在这位探险家第一次返航的路上就有所体现：哥伦布带了七名被当作奴隶的美洲人回西班牙，既用来证明自己所言不虚，也为了给下次远征当翻译，但只有两人熬过了这段航程。

包括哥伦布在内的欧洲人，刚开始描述美洲原住民的时候都称赞他们身体很好、很强壮，而美洲印第安人则彼此传说，欧洲人个子很小，闻着很臭，还体弱多病。最后这一点非常确切，但也极为致命，因为他们这些闯入者把这些疾病都传染给了毫不知情，也不会心甘情愿的宿主。与此同时，西班牙征服者虽说也要长途跋涉穿过新大陆，但他们病死的人数并没有大幅增加——美洲人身上没有多少他们此前从未接触过的一系列新的致命传染病。一位西班牙定居者1502年来到伊斯帕尼奥拉岛。18年后，他回顾了一下岛上这些年发生的变化。据埃尔南多·戈尔洪记载，很多西班牙人都已经离开，然而大部分原住民都因“他们传染给印第安人的天花、麻疹、流感和其他疾病”而丧命。[12]

欧洲人“地理大发现”带来的死亡人数随着西班牙人迁往新大陆而不断攀升。西班牙征服者、总督书记员埃尔南·科尔特斯于16世纪初第一次登上尤卡坦半岛时，墨西哥中部仍然有1 600万到2 500万人。1519年，他率领1 200名西班牙士兵进入阿兹特克帝国首都特诺奇蒂特兰，受到了帝国皇帝蒙提祖马的欢迎。结果，科尔特斯将国王抓住，囚禁在水面王宫里，但也没囚禁多久，因为国王很快就死了。蒙提祖马的弟弟库伊特拉瓦克很快起来为国王报仇，然而科尔特斯侥天之幸，在深夜带着剩下的一半兵力通过一座临时搭建的桥逃脱了。但库伊特拉瓦克并没有乘胜追击，也许是因为科尔特斯登上新大陆前后这几个月里激增的极其凶险的传染病疫情已经让他焦头烂额，疲于应付。有些疾病可能搭乘了首批从非洲驶向新大陆的西班牙奴隶运输船。[13]

因此，两年后，科尔特斯在当地盟友的帮助下第二次尝试征服阿兹特克帝国时，他最重要的武器已经部署完毕：传染病正在肆意摧残他的对手，杀死了多达一半的人口——就连新任国王库伊特拉瓦克也已经在1520年病故。[14]《喀克其奎语年鉴》中记录了生活在今天危地马拉的玛雅人的生活，其中描写道：“尸体的臭味非常浓烈。我们的父辈祖辈纷纷死于疾病，半数人都逃到了旷野中。豺狗和秃鹫贪婪地吞食着尸体。”[15]科尔特斯率领军队抵达特诺奇蒂特兰后，打败了剩下的反对力量——尽管幸存下来的人也很多，但科尔特斯在抵达当天就一举屠杀了四万余人。死亡枕藉，尸横遍野，这位探险家自吹自擂道：“我们不得不踩着尸体走路。”[16]

科尔特斯的胜利告诉我们，新殖民者的残暴对这些传染病来说堪称为虎作伥。巴托洛梅·德拉斯·卡萨斯在哥伦布发现新大陆后仅仅 10 年就来到了这里。1502 年，18 岁的他成了伊斯帕尼奥拉岛上的地主，还拥有了一些奴隶。8 年后，他被任命为牧师，但也是在这一年，多明我会修士拒绝接受他的忏悔，因为他是奴隶主。尽管要等到 4 年以后，但多明我会的信息到底还是产生了影响：1514 年，卡萨斯开始认为，对当地人大肆杀伐，或是奴役他们，这么可怕的方式恐怕不是基督教应该采取的。他的余生，大部分时间都在为让他们得到更好的对待而奔走。1542 年，他写下了《西印度毁灭述略》，介绍了侵略者发起的“邪恶、残忍、血腥、暴虐”的战争。他控诉道：“只留妇孺的活口，是西班牙人在战争中的习惯。”接着，他又补充描述了他们对劫后余生的人们的压迫：“这是人类或畜生所能受到的最严厉、最恶劣、最令人发指的奴役。”[17] 到 1620—1625 年，在天花、鼠疫和麻疹等疾病轮番侵袭之后，再加上暴力和虐待，墨西哥中部的人口数量呈断崖式下跌。

欧洲传来的疾病比欧洲探险家走得更快更远。这意味着到征服者和殖民者到来的时候，南北美洲的本土文明已经疲弱不堪，乃至分崩离析。[18] 例如，欧洲疾病在感染了阿兹特克帝国后又大举南下，在印加帝国的道路上横冲直撞。1524 年，天花来到印加帝国首都库斯科，不仅消灭了皇族，而且夺走了数千名壮士的性命。印加文明因此陷入水深火热的内战旋涡。弗朗西斯科·皮萨罗借此机会，于 1532 年俘虏了印加帝国的皇帝阿塔瓦尔帕。

1541 年，皮萨罗同父异母的兄弟贡萨洛率领一支探险队进入亚马孙，寻找传说中的“黄金国”。虽然他没能找到黄金之城，但他的副手弗朗西斯科·德·奥雷亚纳倒是成了首位在亚马孙河上航行的欧洲人。陪同奥雷亚纳的一位多明我会牧师写道，“我们走得越远”，大河两岸的土地上“人烟就越是稠密”，各个村庄鸡犬相闻，还有无数的大城市。看来在1492年以前，亚马孙河及其主要支流两边约80千米乃至更宽的范围内可能都有很稠密的人口，一直延伸到秘鲁和安第斯山脚下，而那里距离海岸线4 000多千米之遥。[19]

传染病在亚马孙河沿岸造成的破坏规模极大，可以说这些疾病在美洲做到了黑死病在欧洲没能做到的事情：整个社会彻底崩溃。为数不多的幸存者一夜之间回到石器时代的森林生活，今天我们可以在像是雅诺马马人部落这样的“世外桃源”中找到他们的后代。认为文明发展总会因热带气候而停滞不前的观点，在亚马孙盆地根本不成立。在这里，文明的发展是被逆转了，部分原因是旧大陆的疾病来到这里之后，在热带气候下反而大显神威。[20]

当然，这样的逆转并没有局限在南美洲和中美洲。查尔斯·曼恩认为，在哥伦布时代以前，多达三分之二的美国领土上已经出现了农业。刘易斯和克拉克在为路易斯安那购地案远征时遇到的那些星罗棋布的村落，就是大规模的农耕文明被疫病摧毁之后留下的遗迹。

在很多殖民者看来，在疫病方面占尽优势是上天赐给他们的恩惠。朝圣者和传教士们都认为，天花疫情杀死那么多美洲原住民，是“上帝仁慈的大手”进行的干预——全知全能的上帝借此表示，他“希望他们把自己的土地让给新来的人”。[21]上苍这样表示首肯，也就说明剥削他们是顺天法理，而西班牙殖民者也确实很依赖本地原住民提供廉价的奴隶劳动力——虽然后来西班牙国王禁止殖民者直接奴役这些人。

原住民人口数量在传染病的重压下一落千丈，殖民者别无选择，只能到其他地方找人来开采金属矿，收获烟草和甘蔗。在新大陆的有些地方，还有另一个选择，就是契约工：根据契约，欧洲人必须为种植园主人工作，直到还清他们跨越大西洋的旅程所需的费用为止。一直到17世纪中叶，弗吉尼亚的定居者中仍有四分之三左右是有契约义务在身的人，加勒比海地区田地里的劳力也一大半都是。

从殖民早期开始，欧洲人就一并引入了非洲奴隶和仆役，用来满足对劳动力的需求。奴隶贩子打广告的时候经常说，他们的商品身上有天花幸存者留下的伤疤，也就是说，他们不会再次被感染。但是，奴隶身上也带着不少热带疾病，而这些疾病不仅会杀死美洲原住民，对殖民者来说也是致命的。

到17世纪末，疟疾更致命的一种形式——恶性疟疾，已经从非洲传入美洲。一起到来的还有黄热病，它会让人先是因头痛和肌肉痛而卧床不起，随后吐出大量黑色的呕吐物，遭受一阵阵精神错乱，陷入昏迷，最后一命呜呼。殖民者的死亡率一路攀升，找到新的契约工变得越来越难，对奴隶的需求进一步增加。

即便奴隶们在三角贸易横跨大西洋的“中间通道”中能够幸免于难，也仍会受到比牲口还不如的待遇。任何人只要想逃跑，就要么会被活活烧死，要么会被挂在绞刑架上示众，直到腐烂。[22] 挨打、遭强暴和营养不良，是留下来的那些人的命运。海地岛上的一名奴隶描述了这样的情形：“他们不是会把人吊死，装在麻袋里淹死，在木板上钉死，活埋，甚至直接炮决吗？他们不是还会强迫他们吃屎吗？”[23]

但是，尽管这些奴隶的生活条件如此不堪，跟欧洲人和美洲原住民比起来，他们患上恶性疟疾的可能性还是要小得多，因为他们已经经历过恶性疟原虫的“洗礼”，而且由于镰状细胞的特性，有些奴隶生来就对疟疾有更强的抵抗力。在殖民地时期驻守牙买加的英国士兵中，欧洲血统的死亡率比非洲血统的要高两倍多，而疟疾是造成这一差异的重要因素。[24]来自疟疾横行地区的奴隶抵抗力更强，这一点很快也变得显而易见：在拍卖时，这些受奴役的工人逐渐被抬到了特别高的价格，甚至能高出六成之多。

意大利博洛尼亚大学的埃莱娜·埃斯波西托揭示了一个很直接的关系：在不同国家，殖民者死亡率越高的地方，奴隶也越多。在美国境内的不同县份也同样如此，患恶性疟疾风险越高的地方，输入的奴隶也越多。[25]埃斯波西托指出，就算一直到1860年，从患恶性疟疾风险非常低的地方到风险非常高的地方，奴隶在总人口中所占的比重都仍会高出至少四分之一。

在更北边，气候并不适合热带疾病，如果说有什么不同的话，就是那些欧洲人会比他们待在旧大陆臭气熏天的村庄和城镇里时更健康。而且，因为他们已经在会在寒冷气候中滋生的传染病（比如说流感、百日咳和麻疹等）中历练过，所以也比非洲奴隶更能适应新出现的疾病生态。[26]从1620年到1642年，前往加勒比海地区和北美的英国人中只有二十分之一把新英格兰当作目的地。但在这些刚刚变得简直荒无人烟的地方，他们不但活了下来，而且繁荣兴旺，而不是疾病缠身。

科尔特斯在天花的助攻下取得重大胜利一个世纪后，朝圣先辈们也得到了跟科尔特斯差不多的好处：就在“五月花号”抵达前一两年，一场流行病几乎把马萨诸塞地区的阿尔冈昆人赶尽杀绝。[27]于是有了大片大片人烟稀少、预先开发过又非常容易从得了天花的阿尔冈昆人手中夺取的土地，朝圣者的人数很快成倍增加。马尔萨斯牧师之所以写下《人口原理》，部分原因是受北美殖民者人口爆炸式增长的启发。他估计，那里的人口数量每25年就会翻一番。[28]如果他知道这样的人口增长背后的所有因素，也许会对疫病控制人口的作用有更好的认识。[29]

到最后，无论是在南美洲还是北美洲，旧大陆的人和疾病几乎完全取代了美洲原住民。截至2000年，“新大陆”部分地区完全由来自旧大陆的人组成，包括牙买加和海地。还有很多国家——包括美国、加拿大、古巴、阿根廷和巴西——新大陆原住民的后代在总人口中所占比例不到10%。旧大陆后裔只占少数的美洲国家屈指可数。[30]

美洲人口锐减带来的劳动力需求，对劳动力来源地产生了剧烈影响，尽管他们全都不情不愿。实际上，历史会证明，奴隶贸易只是欧洲帝国主义对非洲重拳出击的开始。非洲的文明，就这样被一扫而空。

1482年，葡萄牙探险家迪奥戈·康探索了非洲第二大河流刚果河的河口，还跟刚果国王的代表见了面。到了1526年，刚果国王阿方索就已经落得只能向葡萄牙国王写信乞怜，希望他管管奴隶贩子在刚果的所作所为：

> 奴隶贩子每天都在抢走我们的亲人、我们这片土地的儿女、

> 我们的贵族、我们的封臣、我们亲属的子女，因为那些小偷，那些坏良心的人……抓走他们，把他们卖出去；陛下啊，他们是那么腐败堕落、那么道德败坏，我们国家的人口正在归零。[31]

刚果国王要求控制奴隶贸易的呼吁被置若罔闻——实际上，奴隶贸易还在迅速扩大。15 到 19 世纪，有 1 200 万名奴隶被运出非洲——尽管这还是比死于征服者的疫病大军的美洲原住民人数少，但也已经相当于 17 世纪英国人口的两倍。[32]

最终的结果就是，刚果等王国瓦解了。贩奴活动不仅是王国和王国之间的对抗，也是村庄和村庄之间的对抗，大家都在争相抓获足够多的奴隶，卖了换成武器。这既是为了自保，也是为了以后可以抓到更多奴隶。奴隶贩子向因传染病而失去人口的新大陆提供劳动力，是让这些王国和村庄陷入霍布斯陷阱的最好方式——尽管他们也许并非有意为之。

另外，奴隶贸易本身也会传播传染病，也许最终死于这个原因的人比登上贩奴船的人还多。在欧洲人开始探险和贩奴之前，贸易路线就已经在非洲大陆上纵横延伸好几百年了。但是，这些路线运转的基础是一个中继体系——货物会由当地人运送到他们控制区域的边缘，然后转交给来自另一个民族的搬运工往下转运。这个办法可能是为了避免传播疾病而演变出来的。[33] 当然，这么做限制了人与人之间的接触，也让非洲大陆保留了好多种疾病，成了一个死水微澜的疫病池。

这样一棒接一棒的中继体系显然不适合贩奴活动，因为把人运来运去正是这种贸易活动的精髓。其结果就是，天花在非洲大陆传播开来，恶性疟疾可能也是借由同样的路线扩大了自己的范围。有人估计，如果没有受奴隶贸易的影响，19 世纪中期的非洲人口会是实际情形的两倍。

包括畅销书《国家为什么会失败》的作者德隆·阿西莫格鲁和詹姆斯·罗宾逊在内的很多经济学家认为，殖民带来的疫病负担可以解释当今富国和穷国之间的巨大差异。这是因为在殖民者会很快因疫病而丧命的地方（包括中美洲和加勒比海地区），留下来的制度都更适合少数的精英阶层在疫病威胁面前撤退时尽快捞一把就走。[34] 这些制度在去殖民化过程中被保留了下来，让本来就在日益恶化的不平等现象进一步加剧。同时，哈佛大学经济学家内森·努恩也指出："今天非洲最贫困的那些国家，正是当年被抢走奴隶最多的国家。"[35]

经济政策研究中心的斯特利奥斯·米哈洛普洛斯和埃利亚斯·帕帕约安努的研究同样指出，非洲那些在殖民时代以前由强大的中央政权管辖的地区今天也更加富有。[36] 他们对一个地区有多富裕的衡量标准是，夜晚从太空中能看到多少灯光——路灯更多、从窗户里散发出的房屋内的光线也更多的地方，比路上没有路灯、屋子里也黑洞洞的地方要富裕得多。结果表明，用这个标准来衡量一个地方的人均收入是个很好的指标。几百年前由更强大的国家统治的地方，现在的晚上也会更明亮。考虑到奴隶贸易对这些殖民时代以前的非洲国家的可怕影响，要是有外星人造访地球，他们不需要落地就能看到，奴隶贸易以及在奴隶贸易刺激下到处传播的传染性疾病留下了什么遗产。[37]

地理大发现的时代也是真正世界性大流行威胁时代的开始。性病梅毒就是一个早期的例子：这很可能是由哥伦布第一次远航中的水手带回欧洲的一种新大陆疾病。[38] 在最早侵袭欧洲时，这种疾病的毒性比现在要大得多，会导致溃疡、肿瘤和剧痛，也经常令患者一命呜呼。[39] 梅毒于 1499 年传到了中东，10 年后传到了中国。[40] 这也是本来死水微澜的全球疫病池越来越浑然一体的迹象之一。印度受到梅毒的侵袭要快得多，是在 1498 年，[41] 这是因为在哥伦布发现美洲 5 年后，瓦斯科·达伽马成为现代第一个绕过非洲好望角的欧洲人，而在他的船员中，不乏梅毒患者。

欧洲的帆船环绕地球航行的时候，路过的岛屿也一个接一个遭受了传染病暴发的类似后果。探险时代的最后一个大发现出现在 1769 年。那一年，詹姆斯·库克在澳大利亚登陆，开启了最后一次对整片大陆上从未为人所知的人群的大规模杀戮。北美人口的重新填充靠的是奴隶和契约工，澳大利亚则是从英国罪犯开始的。其间差异，对当地原住民来说区别不大。跟北美幸存下来的原住民一样，澳大利亚原住民最后也落到了社会的最底层——今天，他们的收入、教育和健康水平处于全面劣势，想要翻身难于上青天。

日本在全球微生物大交换带来的世界末日面前又坚守了 90 年，部分原因是日本从 17 世纪 30 年代开始闭关锁国，几乎全面禁止了与世界其他地区之间的旅行和贸易往来。疫病负担较轻，是日本成为世界上人口最稠密的地区之一的重要原因。江户城在 18 世纪初约有 100 万人口，比当时伦敦的人口还要多很多。[42] 但是到了 1853 年，美国海军准将马修·佩里率领四艘船驶进东京湾，第二年又带着一支规模更大的海军舰队返回，与含垢忍辱的江户幕府签署了《神奈川条约》(又名《日米和亲条约》)，要求日本开放两个港口，给美国船只加煤，并提供补给。疾病接踵而至，流行性斑疹伤寒和腺鼠疫纷至沓来。[43]

但是，全球化与传染病之间的关系并不是单向的。疾病会限制城市的发展，同样也会限制帝国的成长。这是因为从最早的帝国开始，远离家乡出征异国的军队都特别容易感染疾病——既有所到之处的本土微生物作祟，也有总是会让聚在一起却没有足够好的卫生条件的人不堪其扰的传染病。

历史上绝大多数时候，对军队杀伤力最大的都是传染病，死于传染病的兵员远远超过在战斗中受伤而死亡的人。哈佛大学生物学家汉斯·津瑟于 1935 年就传染性疾病对历史的影响撰写了一部既引人入胜又富有开创性的研究专著，他在书中写道：

> 从事实的角度观照，行军、射击乃至我们称为战略战术的各种技巧，都只是战争悲剧的一部分——虽然栩栩如生、引人注目，但也只是很小的一部分。这些只不过是在营地流行病中幸存下来的残余部队所进行的扫尾行动。[44]

古代世界的圣贤也都非常清楚营地不够卫生会有什么危险。按照《申命记》(23:12-14)中的记录，摩西在保持营地清洁这个问题上非常严苛，他说："你在营外也该定出一个地方作为便所。在你器械之中当预备一把锹，你出营外便溺以后，用以铲土，转身掩盖。"

但是，只关心营地清洁问题并不足以解决历史上大量士兵死于传染病的问题。举个例子，前后有三次十字军东征，就分别因三种不同的疾病而裹足不前：鼠疫、痢疾和伤寒。1098年到1099年，一支占领了安条克和耶路撒冷的基督教军队从30万人减员到6万人，主要原因就是传染病。而第二次十字军东征的50多万人的军队，也几乎都因类似的原因而殒命。[45]

还不仅仅是军队，甚至带给军队的伤亡都不算什么：17世纪由德国的宗教冲突引发的“三十年战争”就是一个例子，它是由远远没那么致命的微生物大军如影随形造成的大屠杀。法国的死亡率可能翻了一番，而神圣罗马帝国这边损失了五六百万人，超过整个帝国人口的三分之一。

斑疹伤寒和鼠疫一样，也是历史上最杀人如麻的杀手之一。这种疾病于15世纪末以流行病的形式出现，并很快成为能击垮大军的特别有效的武器（尽管要杀敌一千自损八百），在“三十年战争”等战争冲突中大显神威。斑疹伤寒靠虱子传播，比如体虱，也可以叫衣虱。受感染的虱子通过叮咬宿主填饱自己肚子时还会排出满是细菌的粪便，受害者如果抓挠被叮咬过后发痒的地方，就会将虱子的粪便涂到被挠破的伤口上。

这对宿主来说糟糕透顶，然而对虱子来说，这也同样不是什么赏心乐事。汉斯·津瑟满怀同情地写道：

> 要是虱子会害怕，它们生命中的梦魇必定是害怕有一天会住在被感染的老鼠或人身上。因为宿主有可能活下来，但这只倒霉的虱子要用自己的吸器刺穿受感染者的皮肤，吸入讨厌的病毒作为自己的营养，因此注定回天乏术。8天后，这只虱子就

> 会生病；10 天后，来到鬼门关；十一二天的时候，它那小小的身躯会变红，因为血在从它体内渗出来，而它的小命这时候也就玩儿完了。[46]

斑疹伤寒细菌会在小血管的内壁繁衍生息，受到感染的细胞会脱落下来，堵住血管，阻塞血液流动，让血管周围的组织得不到营养和氧，导致血管破裂。患者刚开始发病的时候会打寒战、发烧、头疼，还会起疹子，随后是背痛、咳嗽、失眠，到最后关头则是神志不清、陷入昏迷，最后死去。三十年战争期间，斑疹伤寒是由军队散播到各地的，他们濒临绝望，不讲卫生，缺衣少食，又掠夺成性。在宗教分歧中站错队的当地民众对他们恨之入骨。[47]

欧洲人在热带的殖民活动一直到 19 世纪都还很有限，面临疫病的威胁也是原因之一。1805 年，苏格兰探险家芒戈·帕克带领一支探险队前往今西非马里共和国的廷巴克图，结果这支 40 多人的欧洲探险队只回来了两个人，其他人都死于传染性疾病。这个结果远远说不上有什么非同寻常之处。19 世纪 20 年代，驻扎在本土的英国军队的死亡率约为千分之十五，而印度驻军的死亡率是其 2~5 倍，西印度群岛是其 6~9 倍，西非则是其 32~45 倍。驻扎在西非的英国军队，每年大概有一半人会死掉——几乎都是病死的。[48] 只有在有可能得到高额回报（比如制糖业）或接触有限（比如非洲奴隶贸易）的情况下，冒着死亡的风险才值得。建立中央集权的大型殖民地政府在热带的很多地方根本就不可能，因为士兵死得太快了，无法保证控制权。

拿破仑一世皇帝可能是最后一个看到踏平全球的野心被微生物

击得粉碎的伟大帝王。他成功将自己的统治强加给西班牙、瑞士、意大利诸邦国、普鲁士、瑞典和奥地利，或者说让这些国家变成了自己的附属国，并将法国的边界扩大，向北一直延伸到丹麦，向南则抵达了意大利南部的山麓。但他的野心比这个范围还要大得多——拿破仑曾梦想建立一个巨大的帝国，国土从路易斯安那的海湾一直延伸到欧亚大草原上的俄罗斯平原，以及尼罗河上游。但在这三个地理上最遥远的地方，他的军队都被疫病摧残得溃不成军。1798 年，拿破仑将军侵入埃及和叙利亚，但这次冒险并不是他军事生涯中最光辉的一笔。瘟疫令他军中的数千名士兵丧命，再加上计划极不周全，也缺乏装备，这次军事行动最后只能草草收兵。1801 年，在英国军队的帮助下，埃及回到了奥斯曼帝国的怀抱。

就在同一年，拿破仑派自己的妹夫维克托–埃马纽埃尔带领两万名士兵前往海地，镇压杜桑 · 卢维杜尔的奴隶起义。卢维杜尔以前是一名奴隶，数年前开始起兵反抗帝国统治。拿破仑想把海地当成去密西西比河河谷建立殖民地的基地。维克托–埃马纽埃尔 · 勒克莱尔将军刚开始连战连捷，取得了巨大胜利，但 1802 年 1 到 4 月，他自己、他这支部队中相当大的一部分兵员，还有增援部队中的三万多人，都因黄热病而丧命。[49] 1803 年，海地的战争失败了。拿破仑放弃了美洲的殖民地，把路易斯安那的领土以 1 500 万美元的超低价格卖给了美国。

接下来 10 年，拿破仑在欧洲的命运相对来讲要好很多。到 1812 年，帝国及其附属国的疆域已经东至波兰首都华沙，西至西班牙的港口城市阿尔赫西拉斯。但也是在那一年，他进军俄国的行动主要因斑疹伤寒而受阻。那年 6 月，渡过涅曼河进入俄国的军队约有 50

万之众，但12月渡河而还的可能只有两万人。

在拿破仑战争期间，斑疹伤寒是众所周知的疫病威胁。皇帝在波兰行军时，军医就告诫过他，当地正在流行这种疾病。于是，拿破仑命令自己的士兵不得接触波兰人。但军队后方的给养列车陷在不适合重型货车行驶的道路上动弹不得，部队总得自己去找些吃的。这时候，皇帝的命令就被抛到了九霄云外。[50]

雅各布·沃尔特是位石匠，也被征召加入了拿破仑的军队。后来他写了一部自传，描述了自己随大军出征俄国的经历。他说，部队在抵达俄国边境时已经饥肠辘辘，甚至把活猪身上的肉切下来生吃。进入俄国三天后，他们在一片无法找到任何粮草和燃料的沼泽中行军，沃尔特“躺在帐篷里，浑身湿透，饥寒交迫”。但很快他就感到喜出望外，因为其他同袍“走了进来，躺在我身上，成了一层暖和的被子”。[51] 不用想，他们身上的虱子也会有完全一样的感觉。

根据皇帝的总医官多米尼克-让·拉里医生的记录，有6万人经他们的司令官认定为已患病，但实际数字可能是它的两倍。[52] 痢疾、肝炎以及很多其他疾病也都起到了一定作用，但只有斑疹伤寒正在变成流行病。到8月中旬，也就是进军开始刚刚两个月的时候，法国军队的有生力量就已经只剩下6月份时的三分之一多一点，而且这样的减员在他们发起第一次重大军事行动前就已经发生。[53]

9月7日，法军和俄军终于在博罗季诺短兵相接。美国作家斯蒂芬·塔尔蒂在描写这次进军的历史著作《光荣覆没》中写道：

> 到这天结束时，法军损失约28 000人……俄军损失约

> 45 000 人，差不多是他们整个前线兵力的一半……这是当时战争史上伤亡最惨重的一次遭遇战。直到 100 年后“一战”期间的索姆河战役，这个死亡人数才被超过。

但是，当俄国人最后败退时，拿破仑并没能摧毁他们的军队，也没能让俄国人达成城下之盟。塔尔蒂指出，斑疹伤寒带走了拿破仑要取得决定性胜利所需要的军队，“同时带走的还有这场战役、整个战争，以及帝国的未来”。[54]

可以想象一下，博罗季诺战役后法军这边的战地医院是什么场景：光是总医官拉里医生自己，在战役结束后的第二天就做了 200 例截肢手术。在每例手术之间，甚至在每两个病人之间，他几乎没有工夫停下来擦一擦手术器械。开膛破肚的伤口多半会被直接认定为太凶险，无法手术。伤员就搁在那儿等着恢复——或者说等死。对于那些遭到炮击，连内脏都给炸出来了的人，医生会把一团糟的肠子尽可能清理干净，塞回体内，然后用亚麻绷带包起来。房间里到处都是失去了消化道（或是无法控制自己的消化道）的人的粪便，与之相伴相随的还有坏疽散发出来的恶臭。空气中也都是未经麻醉的伤员在被外科医生用已经钝了的锯子锯掉一只胳膊或一条腿时惨烈的尖叫，而锯齿间也许还残留着上一个伤员的软骨和骨头。挨着墙边的是那些已经神志不清的斑疹伤寒患者，他们也已经到了这种疾病的最后关头，只会让这个地方更加嘈杂。那些遭受痛苦的人死后，虱子大军会带着疾病找到新的宿主。那些即便足够幸运没有因伤口或医生的锯子而严重感染的伤员，面对这支大军往往也在劫难逃。

拿破仑继续向莫斯科进军。步兵雅各布·沃尔特记录道，城市周围有大量甜菜和卷心菜可供食用。在寒冷的天气里，他们也可以稍事休息，但全都好景不长。[55]俄国完全没有缴械投降的意思，法军只能驻扎下来。又过了几周，在疾病、营养不良和饥饿侵袭下出现了更多减员之后，皇帝下令撤军，将数千名伤病员弃之不顾，听任即将回归的俄国政府处置。在终于开始长途跋涉返回德国时，他的军队已经只剩下 7.5 万人，还不到开始进军时的六分之一。

法国军队艰难地穿过贫瘠的田野，这里就算曾有什么出产，也已经在他们进军时就已被搜刮干净。气温继续下降，俄国军队也紧追不舍，每天都在对撤退中的法军发起攻击。所有人的身体状况每况愈下，只有寄生虫反而得其所哉。沃尔特写道："战斗、尖叫、大大小小的枪炮开火的声音，我们又饥又渴，所有能想到的折磨，都令永无休止的混乱加剧。实际上，就连虱子都似乎在争夺控制权，无论是军官还是列兵，身上的虱子都有成千上万只。"[56]沃尔特的少校叫他帮忙弄死自己衬衣领子里的虱子，"但是我解开他的领口之后，看到他的皮肉上全是贪婪的小野兽咬下的伤口，我感到一阵阵恶心，不得不把目光移开"。在认识到自己身上也同样长满了虱子之后，沃尔特试图用一句格言来安慰自己："虱子只会长在健康的人身上。"[57]

立陶宛首都维尔纽斯是撤退的终点。只有 2.5 万人抵达这座城市，接下来能够离开这座城市的，更是只有 3 000 人。2001 年 8 月，维尔纽斯的建筑工人打算拆除以前的一座苏联军营。在清理地基时，他们发现了一个丛葬墓——在将近 20 米见方的一块土地上，每平方米有 7 具尸体，总数有两三千具。这些尸体仍然穿着法兰西帝国军队的制服，不过已经变成了碎片。地中海大学（艾克斯-马赛第二大学，现已与另外几所大学合并为艾克斯—马赛大学）的研究人员详细检查了这些尸体，想找出是什么原因让这些士兵殒命。这些科学家发现，足足有三分之一的人感染过由虱子传播的疾病。[58]

沃尔特记录道，他是为数不多的幸存者之一，但在他经过德国符腾堡回家时，“大家看我们就像看麻风病人一样，避之唯恐不及”，他们还被一起锁在一栋房子里。这么做也于事无补——德国死于军队从波兰和普里佩特沼泽带回来的斑疹伤寒的人多达 25 万。[59] 沃尔特自己也经历了一场热病，不过最后还是恢复了，他自认为是多亏用醋和放血疗法来治疗。因伤残退伍后，他至少活到了 1856 年——这在拿破仑的侵略大军中是个非常幸运的例外。拿破仑自己孤注一掷，继续战斗了三年，直到最后在滑铁卢一役中兵败如山倒，他建立全球帝国的梦想也化为泡影，最后落得被监禁在南大西洋圣赫勒拿岛上的郎伍德府中，了此残生。

如果说文明造就了疫病的大风暴，那么也可以说疫病限制了城市化的规模。而如果说全球化搅浑了疫病池，那么也可以说疫病池对殖民和商业的性质和范围都产生了至关重要的影响。在历史上大部分时间里，人类应对传染病的唯一有效的方式是敬而远之，这也让疫病加在我们头上的箍儿挥之不去。只有在卫生革命之后，城市化和一体化才能摆脱传染病的束缚，也只有在有了疫苗和抗生素之后，城市化和一体化的进程才能走向全球。

第五章

敬而远之的防御本能

关于非法移民携带猪流感、登革热、埃博拉病毒和结核病等致命疾病入境的报道尤其让人忧心如焚。

——

美国众议员菲尔·金格雷，2014 年

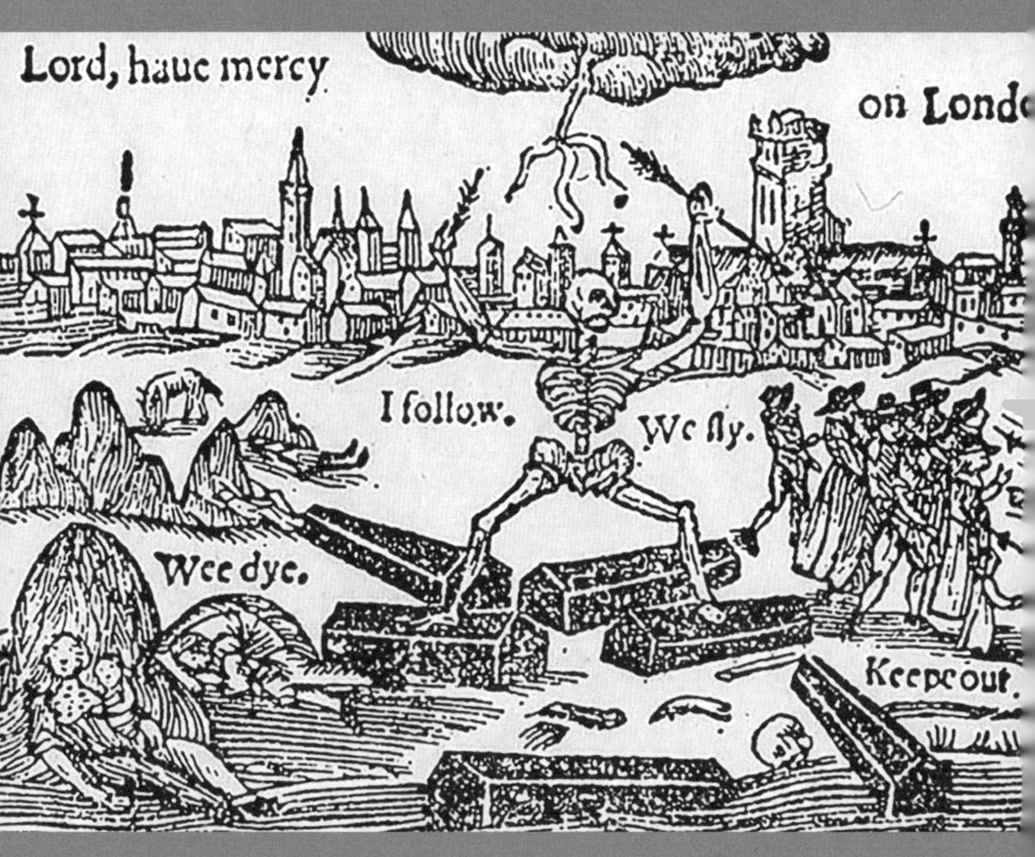

逃离伦敦的鼠疫患者被当地人告知“禁止入内”
（资料来源：霍华德·哈格德，《魔鬼、药物和医生》，伦敦韦尔科姆收藏馆，知识共享许可协议 4.0 授权使用。）

说到进化这个问题，适者生存的法则对于无论是死于内部还是外部因素的风险都同样适用。并且，这个法则对生物学和行为学两个方面都产生了影响。为了跟微生物对抗，人类进化出生物防御机制，并一代代遗传下来。同样出于这个原因，人类还演变出一些行为反应，比如喜欢干净、讨厌生病等。对他人敬而远之，以及采取卫生措施，都建立在这些行为特征的基础上。

我们先说说生物防御这方面，性别区分可能是早期生物对传染病的应对方式。试想如果你直接脱胎于母体，那么你们就等于是同卵双胞胎，会对完全一样的传染病毫无抵抗力，就连感染方式都会一模一样。而有了性别之后，基因就可以混合起来——其中一些可能有助于抵御特定疾病，这就降低了某种寄生虫把某个种群扫荡干净的可能性。[1]（而在新冠肺炎的例子中，感染者的性别可能会影响死亡率，早期死于这种疾病的男性就比女性要多。）

人类进化出来应对疾病的另一种方式是白细胞。艾滋病，也就是获得性免疫缺陷综合征，可以让我们知道如果我们的身体里没有这种对抗感染的细胞，会是什么样子，因为艾滋病会把白细胞赶尽杀绝。艾滋病患者的白细胞计数特别低，因此非常容易感染各种各样的传染病。肺炎和结核病经常伴随艾滋病而来。导致艾滋病的HIV 病毒就利用了我们的防御机制来对付我们：我们进化出来对付疾病的一种防御手段（性）被用来攻击另一种防御手段（白细胞）。

在最近几千年的人类历史上，传染病一直是人类最大的死因，因此也促进了世界各地人类群体的遗传多样性。但是，这种多样性绝对不是一个人究竟会死于某种传染性疾病还是能幸存下来的首要因素。快速繁殖的病毒和细菌进化的速度当然比人类进化的速度快得多，这就表明，不同传染性疾病的致命程度恐怕更多是跟病毒和细菌自身的进化有关，而跟我们的进化没多大关系。这也是我们很难知道人们在遥远的过去描述的究竟是哪种疾病的原因之一：从那时候到现在，疾病也一直在演化。但是，在很适合某些疾病的地方生活了好多个世纪的人，有时候可能也继承了对这些疾病更有效的生物学应对机制。[2]

我们来看一下疟疾的例子。疟疾由一种非常小的原生动物引起，这是一种单细胞生物，叫作疟原虫。携有疟原虫的蚊子在吸食人血时会将含有疟原虫的唾液注入人的血管，本意是要防止血液凝结。这种寄生虫会随着血液流到肝脏，并在那里生长和繁殖。最后，疟原虫会从使之得到滋养的肝细胞中暴发，重新进入血液，侵入红细胞，以红细胞为食，并继续繁殖，直到一起摧毁红细胞，然后漂浮在血管里，继续感染别的红细胞，除非被以疟疾患者的病弱之躯为食的蚊子吸入肠道才罢休。

在数百万个红细胞阵亡之后，人类宿主会开始打冷战，虽然他们的体温其实在迅速升高。宿主会头痛欲裂，如果足够幸运的话，这阵发烧几个小时就会过去——至少在下一轮大批红细胞被猛烈攻击下阵亡之前都会风平浪静。但是，如果宿主实在不走运，有足够多受到感染的红细胞聚集在大脑中，就会阻断氧气输送。宿主会失去意识，持续肌肉痉挛，不过强度会越来越小，最后滑向死亡的深渊。

疟疾以前在很多国家都有，最北一直到英国都出现过。[3] 但这种原生动物也有各种各样的变种，其中一些比别的更为致命。恶性疟疾就是其中最致命的一种，集中在撒哈拉沙漠和南非之间的非洲地区。生活在这个地区的人有一些进化出了一种代价很高但能抵御这种疾病的基因防御系统——镰形细胞性状。从父母之一身上遗传了这一性状的人，缺氧的时候，体内红细胞会形成独特的镰刀状，这显然有助于他们跟疟原虫对抗。但是，如果父母双方都有这个基因性状，孩子的红细胞就会一直是镰刀状。这样会导致贫血，并增加卒中、器官损伤、感染和心脏衰竭的风险。

热带非洲一直有这种凶险的遗传病，原因只不过是这种基因型能够成为对抗疟疾的防御机制的一部分。这也是热带非洲罹患疟疾的风险很高的一个征象。在安哥拉北部，有镰形细胞遗传标记的人将近五分之一，而在撒哈拉以南、南非以北的非洲大陆上其他大部分地区，这样的人能占到十分之一左右。但在非洲以外，镰形细胞性状就非常少见了，因为从历史上看，在疟疾毒株不那么致命的地区，这一性状的代价比好处要大得多。也就是说，有这种性状的人更有可能死亡，所以不太可能有孩子并把这个性状遗传给下一代。[4]

有效、能够遗传的生物学应对机制还有一个例子，就是人类白细胞抗原，这跟识别体内的微生物密切相关。加利福尼亚大学默塞德分校的经济学家贾斯廷·库克发现，生活在欧洲和中东地区的人，或者这些地方的人的后裔，人类白细胞抗原的多样性更高。其次是非洲人和非洲裔，而美洲和大洋洲国家原住民的后代排在最后（既因为跟疾病有关的进化压力小，也因为这些原住民本来就是很小的群体）。[5]

但值得再次强调的是，基因变异并没有让某个群体对某种能感染其他所有人群的疾病免疫——有个原因无疑是作为对人类基因变异的回应，疾病本身也在不断进化。面对疾病的生物学保护机制有其局限，这也有助于解释为什么包括人类在内的很多动物，都进化出了形形色色的本能反应，以减少自身暴露在微生物面前的风险。

看到马踩脚、甩头、甩尾巴赶苍蝇的时候，我们也就看到了马对传染病的本能反应。很多动物都会为了避免自己的粪便弄脏巢穴而不遗余力，而另一些动物，比如狒狒，会轮换它们的栖息地，这样当它们回到之前的栖息地时，那里的寄生虫幼虫肯定已经被清理干净了。牛和羊都不会吃跟刚拉的粪便很近的草料，牛也会拒绝吃满是蜱虫幼虫的地方的草料。

伦敦卫生与热带医学院的科学家称，厌恶是人类对感染风险的本能反应。他们认为，有"一整套会引起厌恶情绪的信号……包括身体排泄物、身体内容物、生病、畸形、死人、不干净的人、某些性行为、肮脏的环境、某些食物——尤其是变质或不熟悉的食物——以及某些动物"。[6]碰到这些信号，就会引起颤抖、脸部扭曲、高血压，让人觉得恶心，想吐出来，在全世界都是这样。传染性疾病与这些普遍存在的厌恶信号之间的关联显而易见。

厌恶情绪也是人类害怕互相接触的原因之一，尤其是性接触。这可能也是为什么很久很久以前人们就已经想到，可以通过阻止体液流动来预防疾病。最早提到用类似避孕套的东西来阻止致命疾病传播的记录是在古希腊神话中，当时克里特岛的米诺斯国王用山羊的膀胱把自己的阴茎包起来，好保护自己的妻子帕西淮不被蛇和蝎子伤害，因为这些东西在他的精液里游来游去，那些跟他发生性关系的人通常都会被它们害死。但显然无论是蝎子还是山羊膀胱做成的避孕套，都没妨碍米诺斯当了十几个孩子的爹。（这夫妻俩真可谓天造地设：帕西淮把自己打扮成一头母牛，去跟一头公牛幽会，结果生下了牛头人身的怪物弥诺陶洛斯。）

认为难闻的气味跟生病有关系，也就是所谓“瘴气理论”，背后可能也有厌恶信号的因素。维盖提乌斯的《论军事》成书于公元4世纪，是论述罗马军队的训练、后勤以及战略战术的著作。军事实业家经常挂在嘴边的一句话“让渴望和平的人为战争做好准备”，就出自这部著作。但该书也包含一些卫生方面的建议，其中就体现了瘴气理论的思想：“如果夏天和秋天一大群人在同一个地方待在一起的时间特别长，那里的水就会腐坏，而因为水已经腐坏了，还喝那些水就不卫生；空气也腐坏了，于是就会出现恶性疾病。只有不断更换营地，才能避免出现这种情形。”[7]

当然，害怕疾病也是我们本能地对陌生人感到害怕的原因。如果有新来的猿想加入一个很大的群体，这些新面孔会被限制在群体外围，还会经常受到强势群体成员的攻击，一直要到几周或几个月以后，才会被群体接纳。这种行为可能跟保护食物来源有关，也将传宗接代这方面的对手拒之门外，但可能还有一个原因，就是能够把传染病暴露出来，使新传染病在新成员被完全接纳之前就自行结束。这可以被看成是灵长类动物搞检疫隔离的方式。[8]

远离受感染的人，或是让受感染的人远离人群，都是合情合理的策略。整个大陆都与世隔绝，是原始的美洲人和澳大利亚人直到最近几百年才遭受那么多旧大陆传染病折磨的原因。就局地来说，检疫隔离和保持社交距离可以减少某种疾病继续感染的平均人数。有时候，在已经受到感染的社区中，通过限制人与人之间的接触，可以将每个疾病携带者能够感染的新人数量减少到 1 以下，而且疾病的传染性越弱，要做到这一点就越容易。如果有很长时间都能做到这一点，疫情就会消失。

在 2003 年的非典冠状病毒疫情中，受感染的人会很快出现明显症状，疫情也通过检疫隔离措施得到了控制。跨国追踪并隔离与非典患者有过接触的人，让全世界绝大部分感染了这种病毒的人很快被发现并隔离了起来。[9] 如果碰上传染性更强、症状也没那么明显的疾病大规模暴发，即便很难用对付非典的方式来让疫情完全结束，也至少可以通过让人们各自分开，减缓这种疾病的传播速度。所以，2020 年，我们同时引入了隔离和保持社交距离的措施，这样可以减少感染者在咳嗽或打喷嚏时将新冠病毒传给未被感染的宿主的机会。

我们会本能地认识到隔离是预防染病的有效方式，这也可能是 2020 年春天在全球各地进行的调查发现相当多的人都支持封锁和社交隔离策略的原因之一——例如，在塞内加尔超过 70%，在 4 月中旬的美国也有四分之三左右。[10] 当你让参与研究的人想到传染性疾病时——可能是通过给他们看麻疹患者的照片——他们自述对跟其他人交往的热情，就没有没看过这种照片（因此可能没有想到传染病的因素）的人那么高，[11] 可能也有这方面的原因。让人担忧的是，被动想到传染病的被试也会表现得更有种族偏见。

这个实验也浓缩了千百年来将别人拒之门外的行为好坏参半的历史：对疫病威胁的这种反应有时还算合情合理，但是也经常会演变成冷酷无情的偏见的无脑理由。本土主义者、种族主义者、偏执狂和富人总是热衷于把疫病暴发和人类拒人于千里之外的本能结合起来，使之成为展现他们的优越论的机会。他们往往从未明言，却会在暗地里透露出来的一层意思是，疫情之所以会暴发，是因为患者的道德或智力缺陷，或是他们遗传基因中的劣势，再或是因为他们粗野无礼。[12]

最早的书面文献表明，人们很久以前就已经认识到接触传染的风险，也了解隔离的好处。几千年来，城市都将患病者禁足，要求他们足不出户。在文明早期，也时常有官员命令从战场上归来的士兵烧掉他们的衣物和盾牌。[13]

因为疾病与隔离之间的关系，也形成了很多宗教习惯。在《圣经·利未记》中，就记载了如何诊断、隔离和治疗麻风病人（但并不是我们现在叫作汉森氏病的这种，而是另一种疾病）的一些细节：

> 人的肉皮上若长了疖子，或长了癣，或长了火斑，在他肉皮上成了大麻风的灾病，就要将他带到祭司亚伦或亚伦做祭司的一个子孙面前……祭司要察看他，定他为不洁净……身上有长大麻风灾病的，他的衣服要撕裂，也要蓬头散发，蒙着上唇，喊叫说："不洁净了！不洁净了！"灾病在他身上的日子，他便是不洁净。他既是不洁净，就要独居营外。……第八天，他要取两只没有残疾的公羊羔……把公羊羔宰于圣地，就是宰赎罪祭牲和燔祭牲之地。

除此之外，治疗还需要献祭斑鸠，并用到大量香柏木、精制面粉和油。

因为对接触传染有天生的恐惧心理，很久以来人们一直觉得，照顾感染者的人道德高尚，做出了很大奉献和牺牲，尤其是在中世纪面对麻风病，也就是汉森氏病的时候。有个真实性存疑的故事说，1100年，后来的苏格兰国王大卫一世碰到了他姐姐，也就是苏格兰国王亨利一世的妻子，当时她正在虔诚地亲吻麻风病患者的脚。大卫警告她说，她丈夫再也不会亲吻她了，结果姐姐答道："谁不知道永恒之王的脚比凡俗之王的嘴唇更讨人喜欢呢？"[14]

我们跟近900年后的威尔士王妃戴安娜比较一下，她说："我一直想去接触麻风病人，想用这个简单的行动来表明，他们并不遭人痛恨，我们也并不排斥他们。"[15]

麻风病人遭受的病痛折磨可能会损害他们的面部骨骼、四肢乃至神经末梢，可能达到手指、脚趾甚至整个胳膊整条腿都会脱落下来的地步。但实际上，汉森氏病的传染性并不是很强，只有长时间接触后才会传染，而且（似乎）只会传染给遗传性的易感染者。用终身隔离的措施去应对，非但没有必要，也非常残忍。但是，中国《汉书》记载，公元2年，人们把麻风病人送到一家医院里隔离了起来。[16*] 欧洲也有类似的做法，公元1000—1250年，《圣经》中关于"不洁净"的指示被误用，让那些因患上麻风病而横遭指责的人不但得不到治疗，反而要听任宗教发号施令。

---

* 《汉书·平帝纪》载元始二年（公元2年）"民疾疫者，舍空邸第，为置医药"。但原文只说这是一场瘟疫，包括本书作者所引文献中，也只说这是瘟疫，并没有说是麻风病。实际上，中国隔离麻风病人还有更早的记载，即秦代的"疠迁所"，见《睡虎地秦墓竹简》。——译者注

如果经牧师或权威机构检查被确认患有麻风病，患者就会被裹上一块黑布带到祭坛前。牧师一边把从墓地取来的土撒在患者头上，一边念叨着："对这个世界来说已经死了，对基督来说却还活着。"牧师会念出一连串禁忌，比如禁止患者进入教堂、酒馆和市场，禁止站在别人的上风向跟人交谈，禁止穿过狭窄的巷子，禁止触碰水井、溪流、喷泉或小孩等。随后，这个麻风病人会被带出城外，来到麻风病院，跟其他病人生活在一起。麻风病人的财产会由继承人继承，法律上承认这个人仍然在世的唯一表现是，妻子不得跟染病的丈夫离婚。[17]

整个欧洲一共有 1.9 万个麻风病院投入使用，它们都建在城镇的下风向。这些地方挤满了麻风病患者，以及其他被牧师、地方执法官或委员会认定至少活该遭受这种折磨的人。[18] 13 世纪，巴黎圣维克多修道院的理查德一语道破了麻风病的道德性质："奸夫淫妇、姬妾、乱伦的人、贪得无厌的人、放高利贷的人、做伪证的人，还有那些对女人总是色迷心窍的人……都会被牧师认定为跟麻风病一样。"[19] 人们认为好色淫荡可能是导致这种疾病的原因，而唯一能够治愈这种疾病的方式就是忏悔。

1215 年，天主教会下令，麻风病人必须和犹太人一样，穿上特殊的服装，住在麻风病院的人也经常被指责说他们同样在密谋害人，并遭到同样可怕的对待。1321 年，法国国王腓力五世认定麻风病院的首领们正计划用爬行动物的肢体和人的粪便往水井里投毒，妄图用麻风病污染整个法国。有些麻风病院的首领架不住严刑拷打，承认了这个阴谋，并供称行动资金来自犹太人和遥远的穆斯林国王。在法国各地，麻风病人惨遭折磨，并被绑在火刑柱上活活烧死——

当然，跟他们一起被烧死的还有犹太人。疫病患者不仅会因身患疫病而横遭指责，而且也会因此再也得不到信任，受到虐待。这既不是第一次，也不是最后一次。

1364年，教皇克雷芒六世的医生肖利亚克在他的手稿《论手术》中列举了麻风病的标志和迹象，成为众多医生在被要求为麻风病确诊提出证据时的标准工具书。而在这部手稿的影响下，对那些因患这种病而被指责的人的大规模监禁也终于停止了。[20] 我们也会看到，肖利亚克在应对黑死病——那个时代最大的健康灾难——时就没那么成功，但他记录了关于鼠疫起源的一种说法："在有些地方，人们相信是犹太人在毒害这个世界。"这种阴谋论产生了非常可怕的后果，因为除了让人不寒而栗的自然死亡人数以外，还有一些人死于想给这种疾病找到"外来"背锅侠的人之手。

1348年，黑死病在阔别8个世纪后重返欧洲。这一年的4月13日，法国东南部城市土伦的犹太人聚居区遭到洗劫，有40名受害者被从自己家里拖出来，并惨遭杀害。接下来的那些天，周围其他乡镇也都纷纷效仿。到处有谣言说，有个名叫雅各布的犹太拉比一心想统治世界，便指示犹太人往水井里下毒，而这场鼠疫就是这么来的。上面的暴行，不过是欧洲各地一连串野蛮攻击的开始。到1348年年底，给水井下毒的疯狂流言已经传遍了德国大部分地区，巴塞尔和斯特拉斯堡的犹太人被赶到专门建造的房子里，然后连同房子被付之一炬。施派尔和沃尔姆斯的犹太人社区则是通过大量自焚，才逃脱了被集体屠杀的命运。1348年到1350年，在大量犹太人口居住的德国城镇，有三分之二以上发生了这样的大屠杀。[21] 我们已经看到，反犹主义并不是由鼠疫造成的，而是鼠疫给了反犹主义者一个大开杀戒的借口。（而且反犹主义树大根深，难以被撼动：在 14 世纪多次发生跟鼠疫有关的大屠杀的地区，人们在五六百年之后投票给纳粹党的可能性也要高得多。[22]）

在将人隔离起来成为应对鼠疫的公共政策之后，犹太人受到的对待最为可怕，但他们并不是唯一被单拎出来的有嫌疑的群体。随着时间推移，卫生官员也开始规范管理学校、教会服务、宗教游行，以及乞丐、士兵和妓女的流动。政府当局可以把人们锁在自己的屋子里，扣押、焚烧病人的财物，还会把患者送去传染病医院。（这些医院的死亡率居高不下，不仅因为鼠疫本身，也因为营养不良、饥饿和被遗弃者的其他传染病。[23]）

美国医学史学家多萝西·波特认为，卫生法规"意在约束在道德方面被视为异类的人的活动，比如妓女和鸡奸犯、'恶棍'和乞丐，还有染上鼠疫的穷人，立法者认为他们对社会秩序的威胁同等严重"。[24] 跟麻风病一样，鼠疫也可以被看作对那些不配活在这个世上的人的审判。

意大利萨萨里大学医学教授欧金尼娅·托尼奥蒂指出，药物"对鼠疫起不到任何作用。要想不被传染上，唯一的办法就是不要接触感染者，也不要接触受污染的物品"。[25] 所以，保持社交距离是有用的。佛罗伦萨作家薄伽丘记录了自己所在城市抗疫的失败，并在他的小说里描写了一种活下去的策略，就是一群男女一起抛弃了饱受鼠疫困扰的城市，退守到城外 3 千米之外的一座庄园中。他说，那些认为"面对这种疾病，没有什么药物能够匹敌乃至超过逃之夭夭的效力"的人，"在做出判断时可能也是心智最健全的人，而他们的脾气也是最急躁的"。[26]

充分隔离也确实起到了作用：1720年到1722年，在法国暴发的一次鼠疫中，人口不足100人的村子将近十分之九都没有任何人受感染。与此形成鲜明对比的是，大城镇的死亡率达到了30%~40%。[27] 远离城市中密集的老鼠、跳蚤和人群，到与世隔绝、大体上能自给自足的农村地区生活，不失为明智之举。

但当时的评论家也很想知道，有些隔离措施是不是弊大于利——这么想倒也有几分道理。完全有理由怀疑，把人隔离在房子里会减少有助于传播鼠疫的老鼠的活动。另外也有充分理由认为，将病人和健康的家属隔离和监禁在一起，其实害人不浅。

这些法律法规当然也增加了卫生官员的权力。另外，因为消毒和检疫隔离都非常花钱——1576年在米兰，清理干净1 536户人家，花的钱相当于45千克黄金——所以在鼠疫横行的地方，赋税都在飞速上涨。[28] 公共卫生成了政府规模不断扩大背后除战争之外的另一股主要力量。

还有一个广为流传的卫生保障理念是，限制其他国家和城市人民的和平往来，因为瘟疫似乎总是来自“异国他乡”。佛罗伦萨会对来自疫情城市的旅客强行课以罚款，还任命了一个市政卫生委员会，并授权该委员会强行驱逐感染者（明言的理由是感染者可能会“感染、腐坏空气”）。[29]

1348年，威尼斯规定外来船只有停30天后才允许进港，以便观察船上的人是否带来了鼠疫。威尼斯殖民地也效仿了这一做法。1383年，马赛规定的隔离期延长到了40天。而随着这个做法慢慢传开，人们开始称之为quarantine（检疫隔离），因为意大利语中的“40”就是quaranta。[30]

在海上和陆地上进行检疫隔离的做法扩散开来，可能有助于控制后来鼠疫大流行的范围。有 4 000 名士兵驻扎在奥地利和匈牙利的南部边境，将很多旅客都隔离长达 48 天，熏蒸贸易商品，还会把可疑的货物存进仓库。人命变得轻如草芥，要是有人表现出染上了鼠疫的症状，甚至可能会被枪杀。西欧最后一次鼠疫大暴发是在 1720 年，是因为一艘船通过贿赂政府逃过了检疫隔离。这场鼠疫让马赛及其周边地区的十万人含恨归西。[31]

把疫病跟外来人口——无论是在社会上不受待见的，还是在地理上非常遥远的——联系起来的做法，延续了好多个世纪。以梅毒为例，这种疾病最早见诸经传是 1494 年法国国王查理八世在意大利作战的军队中（刚从美洲回来的哥伦布的船员也在军中）。军队解散后，梅毒也在欧洲遍地开花，在不同地方分别叫作“那不勒斯病”“西班牙病”“法国花柳病”“德国病”“波兰病”，取决于这种疾病传播的过程，以及新近受感染的国家传统上对哪个国家最有偏见。[32] 这种疾病来到中东时，成了“欧洲瘟疫”，而日本人则给这种病贴上了“中国花柳病”的标签。（与此类似，人们指责爱尔兰人 1832 年把霍乱带到了美国，指责意大利人在传播脊髓灰质炎，而结核病也叫“犹太病”。）

梅毒与性交的关系非常明确，因此成了那些想要取缔卖淫的人很方便的武器。在 15 世纪的很多城镇，不但有官方批准的妓院，而且市政府的公共浴室也是卖淫的场所——在伦敦，这样的地方都集中在萨瑟克，在温彻斯特主教所有的土地上。但随着对这种新疾病的认识逐渐传播开来，随意性交的吸引力也下降了。1526 年，荷兰学者伊拉斯谟注意到，布拉班特公国的蒸汽浴室已经衰落。他写道："25 年前，最时兴的就是蒸汽浴室了……但如今什么都没剩下，瘟疫［梅毒］告诉我们，要对这种地方敬而远之。"[33]

尽管很多人都知道避孕套可以防止染上梅毒，但针对这种疾病的道德说教有增无减。古埃及人用亚麻布做护套来阻止性传播疾病，罗马人则仿效希腊人，用动物膀胱做避孕套。[34]加布里埃尔·法罗皮奥是 16 世纪上半叶的意大利解剖学家，法罗皮奥氏管（输卵管）就是以他的名字命名的。据他说，他发明了一种用亚麻布量身定做的护套，泡在盐水里，底部有系带。他还声称，他给了 1 100 个男人这种护套，让他们在性交时使用，他们当中没有一个人在使用时染上梅毒。[35]珀金斯太太是"安全工具"供应商，她在广告中宣称，自己提供的避孕套适合"大使、外国人、绅士和船长"。这种避孕套对公共卫生所起到的作用，尤其是对 18 世纪英国女性健康所起到的作用，远远超过马尔萨斯这样的人，因为马尔萨斯只会说，禁欲是既能避免怀孕也能不染上疾病的唯一可接受的办法——但很久以来，一直都是马尔萨斯更有拥趸。

英国军队征召的新兵因身患梅毒而被拒绝入伍的比例高得让人担心，因此，英国于 19 世纪中叶颁布了传染病法，强制要求有驻军的城镇，妓女都要注册在籍。经警方认证为"公共妓女"的人都必须接受用（极其不卫生，也相当有侵入性的）钢制阴茎充当阴道窥器的体检，而被认定染病的妇女会被锁在隔离医院。（应当提及的是，男性不用接受体检，也不会因染病而受到惩罚。）一直到第一次世界大战期间，英国仍然拒绝在军队中发放避孕套，理由是士兵就算生病，也比受到引诱犯下致命过错要好（仍然没有只字片语提到对妇女的影响）。[36]

随着人们从生物学角度对传染病的了解逐渐加深，运用隔离措施来保护公共卫生的压力也增大了。疾病的细菌理论在科学上占据了主导地位，在很大程度上，这要归功于法国科学家路易·巴斯德和德国科学家罗伯特·科赫在19世纪下半叶的工作。

1876年，科赫从一只染病的动物身上提取了炭疽菌细胞，在实验室里培养了一段时间之后，又将其输入健康动物体内，让这些动物也染上了这种疾病。之后8年，他遵循同样的程序，接连发现了导致结核病（以前人们认为它能够遗传）和霍乱（很多认为恶臭会致病的人都爱拿霍乱说事儿）的微生物。科赫利用自己新获得的学界地位，呼吁延长对患者和健康人的隔离。很多一开始对科赫持反对意见的人，反对细菌理论的部分理由是担心这会给公共政策带来不好的影响。比如，克里米亚战争期间的英雄护士弗洛伦丝·南丁格尔认为：

> 痴迷于疾病的细菌学说的人，跟迷恋巫术的人没什么两样，都是同一种精神状态的产物……要是按照细菌假说的逻辑，就必须以疾病或死亡的风险和痛苦为理由，完全停止人类的所有性交活动。[37]

南丁格尔的担心很有预见性。隔离仍然是减少疾病传播的有力工具，但如果将其当成永久性措施应用于“高危人群”，而不是患病的个人，将他们排斥在这个社会之外，可能会造成相当大的伤害。

1889年，英国的房主和医务人员对多种疾病，包括天花、白喉、麻疹和百日咳，一经发现都有义务上报。医疗官员可以决定这些感染者是应该在家隔离还是在医院隔离，以及是否需要给患者的家里、衣物和床上用品消毒。[38] 19世纪末20世纪初，英国等地的结核病患者经常会被关在疗养院里，按性别分开隔离，还会受到很严格的纪律约束。[39] 医学史学家多萝西·波特说，英国公众“正在逐渐接受医学上的一种新的合理做法，而这种做法可能需要大家牺牲自己的一些自由”。[40]

细菌理论如果被拿来当作排斥和虐待整个种族的借口，科学依据并不比认为是犹太人往水井里下毒导致了黑死病的理论更站得住脚。这样一来，不容异己的态度就会成为特别严重的问题。1891年的美国移民法，就给了联邦政府一把尚方宝剑，让他们有权监督移民群体，禁止罪犯、一夫多妻者、妓女、契约工人和带有“让人恶心的、可接触传染的疾病”的人入境。穷苦的移民，以及来自欧洲以外地区的人，会面临更严苛的医疗检查——大脖子会被认为是患了甲状腺肿的迹象，呼吸急促会被认为是有肺病，起疹子也会成为得皮癣的证据。1898年，在所有被拒绝入境美国的人当中，只有2%是出于身体原因被排除在外的，但到了1915年，这个比例已飙升到三分之二以上。

美墨边境的美国官员也会执行类似的程序。在他们的监督下，移民被脱光衣服，喷淋煤油，检查虱子，接种天花疫苗。在最早进入美国的非法移民中，就有一些是20世纪10年代偷偷穿过美墨边境的格兰德河无人监视的河段，才免遭侵入性那么强的医学检查和消毒程序。[41]

有史以来记录到的第三次鼠疫大流行中，在面对传染病的威胁时，同样出现了种族主义的做法。这波疫情于 19 世纪 50 年代起源于中国云南，通过广州传到香港。1894 年，正是在香港，瑞士裔法国医生亚历山大·耶尔森确认了导致鼠疫的细菌。为了纪念这一发现，这种细菌被命名为鼠疫耶尔森菌。大英帝国的蒸汽轮船成了将这种细菌从香港输往世界各地的罪魁祸首。

1900 年，鼠疫传入旧金山。克罗地亚的杜布罗夫尼克从最早施行检疫隔离以来就出现了很激烈的冲突，并一直持续至今。旧金山也遥相呼应，商业利益集团抱成一团，在对市民活动加以限制的问题上反对负责卫生的政府官员。[42] 但那些呼吁执行检疫隔离的人并非出于最合理（或最高尚）的理由才这么做，到检疫隔离最终被强制实施后也证明的确如此。他们的检疫隔离措施，只对唐人街以及想离开加利福尼亚州的任何华裔适用。

1900 年 5 月 19 日，旧金山的医务人员成群结队来到唐人街，拦下长着一张中国面孔的人，试图给他们接种还在试验阶段的鼠疫疫苗。华商王伟（音译）把旧金山卫生委员会告上公堂，声称强制接种疫苗侵犯了他的自由，是“纯属武断、毫无道理、无端生事、大错特错、压迫成性的干预”。威廉·莫罗法官表示同意，其依据是，这样的强制命令“肆无忌惮地直接针对亚洲人或蒙古人种，将这些人作为一个整体来对待，而完全不考虑每一个体之前的情况和习惯、患病或暴露的历史，以及在哪里居住等”。因此，这项强制令显然违反了美国宪法予以保障的平等保护权。[43]

与疑似病患保持距离的反应根深蒂固，也一直延续到了今天。在艾滋病流行期间，达美航空公司曾试图禁止 HIV 病毒携带者乘机，俄克拉何马州塔尔萨市政府在一个同性恋团体用过一个泳池之后，就把这个泳池排干了。（与此同时，美国参议员杰西·赫尔姆斯还在呼吁减少在艾滋病护理上的支出，因为本来就是“故意的、让人厌恶和反感的行为”导致了艾滋病感染。[44]）1990—1993 年，HIV 病毒呈阳性的海地移民都被关押在关塔那摩湾。美国将这座岛屿当作法外之地，无视本土必定会要求的人权标准的例子不胜枚举，这不过是其中之一。[45] 不仅是美国，全世界很多国家都会对外国人中的 HIV 病毒携带者在入境或居留时强制实施某种限制政策。

我们也可以以埃博拉为例。这种疾病已经成为多部电影的主题，因为它造成的死亡很可怕，患者会全身出血而死，简直变成了一个血口袋。2014 年，西非暴发了历史上最严重的埃博拉疫情。在令数千人暴毙之后，疫情才慢慢消失，病毒回到了动物储存宿主身上，而这个结果在一定程度上要归功于宵禁、隔离病患、安全埋葬病死者等措施。但是，疫区的当地人对于试图前去帮助他们的医务人员变得极不友好，这让疫情应对变得更加复杂。前去收治病人的医生和护士受到了砍刀和石块的威胁，他们的汽车被愤怒的暴徒包围起来，警告他们马上离开。同年 7 月，西方一个非政府组织“无国界医生”的工作人员告诉《纽约时报》：“没有人信任我们，这可相当少见。”此外，他们还抱怨道，那些人宁愿去向本地巫医求助，也不愿意找外国非政府组织。[46]

2014 年 9 月 16 日，一个官方代表团抵达几内亚东南部的沃梅村，宣讲埃博拉疫情威胁的相关消息。作为预防措施，他们还往车上和公共区域都喷了漂白剂和水。氧化剂的味道在院子里蔓延，也就有了这些官员正在喷洒埃博拉病毒的谣言。村里的妇女开始高喊：“如果有人要来杀死你们，你们怎么办？”村里的男人答道：“我们就杀了他们！”代表团的警卫开了一枪以示警告，随后一片混乱。两天后，警方在厕所的一条阴沟里找到了8具代表团成员的尸体，很多人的喉咙都被割开了。[47]

与此同时，在半个地球之外，佐治亚州众议员菲尔·金格雷给美国疾病预防控制中心写了一封信，指出“关于非法移民携带猪流感、登革热、埃博拉病毒和结核病等致命疾病入境的报道尤其让人忧心如焚”。[48] 如果这些报道是真的，恐怕会更让人忧心如焚，但它们也表明，这个星球上所有地方的人在面对患上传染性疾病的风险时，普遍的本能反应仍然是拒人于千里之外。

过去这些年，美国电视上和广播里的那些权威报道一直在用麻风病、结核病乃至臭虫的风险来证明，理应把旅行者和移民都赶回老家去。[49] 新冠肺炎疫情也引发了类似的反应。有报道称，美国和欧洲对亚裔美国人的伤害都在增加，这不能不让人黯然神伤。在很多官方应对措施中也都可以看到仇外心理的影子，比如最近颁发的旅行禁令。

我们在面对疫病威胁时的本能反应甚至可能影响整个社会的特性。关于态度和行为的“寄生虫压力”理论指出，一个地区传染性疾病出现得越多，那里的人们就越害怕陌生人，越只是待在自己的社区，对外来人也会表现得更加暴力。在全世界的各个国家中，历史上传染性疾病更加流行的那些国家的人没那么个人主义，更愿意服从权威，希望不同种族的人成为自己邻居的可能性也更小。按照加拿大不列颠哥伦比亚大学马克·沙勒和达米安·默里两位学者的说法，这种国家的人也会更墨守成规，更愿意牺牲权利和自由。[50]

尽管我们会有一种本能的冲动，要把因果关系理论应用到“疾病滋生不信任，不信任又滋生保守主义”的说法上，但秉持寄生虫压力理论的学者迄今收集到的证据都还是间接推测的居多，超过合理怀疑的偏少。[51] 要是陷入“病原体决定论”的泥淖，那就大错特错了。[52] 沙勒和默里二人也谨慎地指出，文化可以迅速改变。但是，病原体压力——面对疫病重担时根深蒂固的行为反应——也许仍然是影响社会的因素之一，也很可能会有长期影响。这个理论更积极的一面是它表明，一个疾病威胁不断降低的世界应该是一个更和平、更自由，也更有凝聚力的世界，走向各自为政、互不相干的压力会很小。这个消息让我们大感快慰，因为尽管历史和眼下的证据都表明，隔离和保持社交距离可以有效减缓传染病的传播速度，但从长期来看，这些措施多半会失败。而且，就算这些措施确实起到了作用，也会因把健康的人和病人困在一起，以及打乱贸易和出行而付出巨大的代价。

针对新冠肺炎的隔离措施无论有多必要，都还是悲剧性地证明，在现代世界，为应对疫病而采取的措施会有多么大的成本。在这些措施的刺激下，全球经济出现了一个世纪以来最快的一次倒退。我们也会看到，这些政策同样证明，在这个全球各地都息息相关的星球上，大部分旅行禁令都不会产生效果，甚至适得其反。

我们面对疾病时最根深蒂固的习惯性反应，是文明化和全球化之后我们面临的最重大问题之一。在这个城市化的时代，全球疫病池已经被搅得浑然一体，只有卫生措施和医疗革命才能逼退传染病。也需要公共卫生和医学方面出现更多进步，我们才能战胜新冠病毒以及即将到来的其他威胁。

第六章

卫生革命

任何气味，只要非常强烈，就会立即带来急性病。

——

埃德温·查德威克

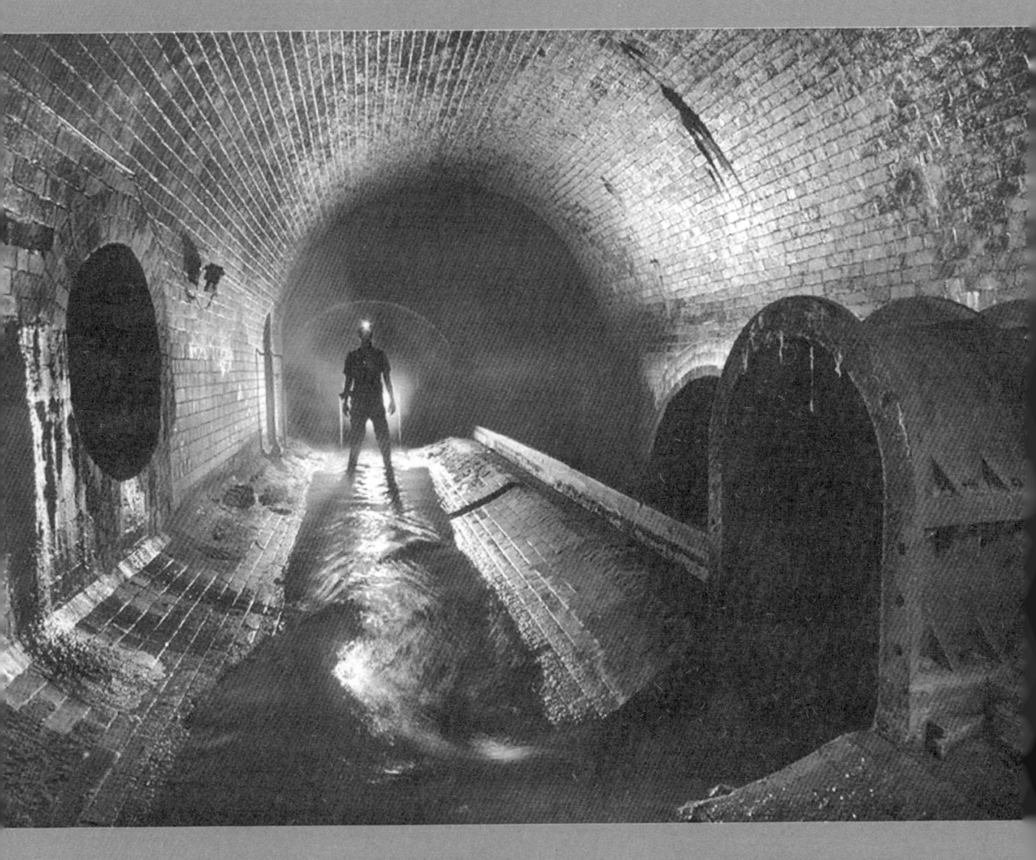

巴扎尔杰特的下水道之一，仍在伦敦使用
（资料来源：《另一票赞成》，来自 sub-urban.com，知识共享许可协议 4.0 授权使用。）

跟拒人于千里之外一样，保持卫生也是在人类出现以前就有的一种面对疾病威胁的反应。老鼠会把清醒时间的足足三分之一花在洗刷、清理自己的工作上，比如啃咬和舔舐自己的皮毛。灵长类动物——尤其是类人猿——会花大量时间梳理同伴的毛发，摘掉甚至咬掉蜱虫等虫子。（地位最高的类人猿受到的照料也最多。上层阶级能得到最好的医疗护理，可并非只是人类如此。）

烹饪是早期人类发明的一种卫生措施——在吃掉食物之前，先把食物上的微生物杀干净。而世界各地的烹饪习惯各有不同，这在一定程度上也要归因于传染病的风险。康奈尔大学神经生物学与行为学教授保罗·谢尔曼和他的学生珍妮弗·比林在 36 个国家的烹饪书中查看了 4 500 道烹饪肉类的菜谱，发现国家越热，平均来讲就会在肉里加越多的香辛料。丹麦和挪威的食物往往很清淡，墨西哥和印度尼西亚的菜则能让人嘴里起泡。在中国，天气更热的南方的菜比天气凉爽的北方的菜更辣。[1] 印度菜平均会用到 9 种香料，而英国菜平均只用 2 种。

谢尔曼和比林认为，空气温度与食品辛辣程度之间的关系，背后应该有这样一个原因：很多香料可以杀死细菌。大蒜、洋葱、胡椒和牛至都能抑制乃至破坏所有曾用来测试香料功效的细菌。香料必须种植出来并好好制备，在更有可能因变质的肉而得传染病的地方——往往是“病原体较多”的气候炎热的地方——这样的辛苦才更值得。[2]

但是，文明带给我们的不只是调料架子上的香辛料，还有一个显而易见的大难题，就是会有成千上万人吃喝拉撒睡都在同一个地方。5 000 多年前，位于今巴基斯坦的摩亨佐-达罗城想出了一个解决方案：这个地方的很多房子有浴室和厕所，连着封闭的下水道，大到足以让人走进去。[3] 尽管中国古代有些城市也建造了类似的水利工程奇迹，但一直到 18 世纪末，世界上才有其他地方的卫生设施能够望其项背。

公元前 200 年左右，中国汉朝的都城长安就有了赖以生存的城市供水系统，包括供水、蓄水、雨水管理和排水等功能。马可・波罗 1 000 多年后对长安的描述显示，长安一侧有一条大河，另一侧则有大湖。“这条河经很多条渠道流入城内，散开后穿过整座城市，带走了这座城市的所有污秽，然后注入湖中，再流向大海。这让城里的空气变得非常宜人。”马可・波罗观察到，“这些人很喜欢洗冷水澡，任何时候都是……他们的习惯是每天都会洗刷一下，要是没先洗洗，绝对不会坐下来吃饭。”城里有 3 000 个公共澡堂可以让他们洗澡。[4]

中国的城市都会很认真地清理粪便，“倒夜香”的人会用大车把粪便运出城外，用作肥料。同时也因为国内大多数时候很和平，城市会扩展到城墙以外，过度拥挤的问题也能得到缓解。挤在城市里生活的动物也不多，因为在中国人的饮食结构中，肉食所占的比重较小。这样一来，因牲畜而染病的风险也很小。

马可・波罗还记载道，可汗经常大宴宾客，满座高朋经常有 4 万人之众，而这些客人显然也都有水平很高的卫生措施保护着。宴会侍者，也是可汗帐下的一些武士，“会把他们的口鼻用金丝哈达蒙起来，这样他们奉上的饮食就不会被他们的气息或口鼻流出物弄脏”。[5]到了 2020 年，这种做法又重新流行起来。

在欧洲，罗马帝国同样享受着卫生措施带来的一些好处。公元 3 世纪，输水管道每天送到城里的清水达每人 180 升以上，可供私人住宅、大型公共澡堂和 1 000 多个喷泉使用。污水处理虽然没有供水那么先进，但马克西姆下水道从城中心通往台伯河，也跟罗马全城小一些的下水道支线相连。化粪池每隔一段时间就会清空一次，里面的东西可以运到田里做肥料。有政府部门专门负责维护排水沟，铺设并清理街道，消除恶臭，并监督澡堂、妓院、酒馆和供水。[6]正是这样的系统，再加上帝国的贡品和移民，让罗马城能够发展壮大到这个规模。

但我们在前面也说过，尽管罗马城里有这些，居民的预期寿命还是非常短——肯定不到 30 岁。原因之一是人口密度太高。大部分罗马人住在简陋的公寓楼里，据说因为皇帝奥古斯都的命令，楼高都不能超过 21 米。这就让这座鼎盛时期有 100 多万人口的城市成了空气传播疾病的温床，也滋生了无数害虫，比如虱子、跳蚤、老鼠和蚊子。

新的宗教基督教也没让这种情形有所改观。[7]公元 350 年，罗马帝国颁布法令，强制要求臣民信奉基督教。但早期基督教很不讲卫生，对人类追求洁净的天性百般阻挠。把《圣经》翻译成拉丁文的圣哲罗姆就是其中的典型代表。作为一名隐修士，他拒绝洗澡，还反对女性投身这一实践：

> 我完全不赞成成年处女洗澡。这样的人一想到自己脱光衣服就会脸红，觉得受不了。她应当通过守夜和斋戒来克制自己的身体，让身体服从自己的意志。她可以用冷冰冰的贞操扑灭淫欲的火焰，浇灭青春的热望。她应该故意把自己弄得邋里邋遢，尽快毁掉自己的天生丽质。[8]

其他很多圣徒显然也很有同感：圣本笃曾就洗澡的风险提出警告，圣艾格尼丝在她 13 年的生命中一次澡也没洗过，圣加大利纳也尊奉同样的理念。[9]“先有整洁，才有圣洁”这句话，一直到 18 世纪末才出现。

城市卫生问题随城市规模而盛衰。历史学家约翰·凯利指出，在 14 世纪的欧洲，巴黎至少有 5 条街道是以粪便命名的，比如梅尔迪埃街这个地名，字面意思就是“粪便狼藉的地方”。还有一条街叫杜皮皮路，而“皮皮”是尿的意思。总是会有人喊道：“下面的人小心啦！下面的人小心啦！”首先，在欧洲很多城镇，把夜壶里的东西从窗户外面直接倒在大街上完全没有问题；其次，战火连年，也让人们只能密密麻麻地挤在城墙后面以求安全。这也是为什么在 15 世纪的欧洲，城镇居民的预期寿命要比乡村居民的短三分之一（而当时中国的卫生模式刚好相反）。[10]

在人们开始认为瘟疫跟污浊的空气有关之后，对公共卫生状况的公开抱怨就变得越来越尖锐了。英国国王爱德华三世在写给伦敦市的信中抱怨道：“人的粪便，还有其他叫人憎恶的污秽，就这样在大街小巷中到处横流。无论是白天还是晚上，都有人从房子里把这些东西直接扔到街上，城里的空气就这样被恶臭污染。如今瘟疫横行，这也给市民带来了极大危险。”[11] 到 1385 年，伦敦有了水道巡佐，他们会跟城里的清道夫一起巡逻，后者负责在街上把污秽收集到一起，堆到河边的垃圾堆上，然后由粪船运走。按照官方规定，将粪便扔到大街上会被课以罚款，但街上一堆堆排泄物，真正被罚的人寥寥无几，这表明执法并不严格。[12]

在中世纪，随着伦敦的规模不断扩大，用大车将粪便从拥挤的街道上运到城中某个地方或乡下去的任务也变得越来越复杂。1411 年，伦敦一位名叫亨利·艾沃里的厕所清洁工挖出并运走了 1.67 万升排泄物，相当于 70 个浴缸的容量，也因此挣了 65 先令。每年他要清理掉的总量大概是这个数字的三倍。[13] 但并不是所有人都会花钱请人清理厕所，城区最后还是被人类居民的粪便，以及跟人住在同一屋檐下的牛马等动物的粪便淹没了。

作为回应，政府官员在卫生措施方面的权力一直在扩大。1486 年，威尼斯经选举成立了一个公共卫生委员会，由三位贵族组成，负责检查葡萄酒、鱼、肉和供水，监测污水排放，对安葬事务也提出了规范要求，以控制瘴气的威胁。1504 年，他们被授予逮捕人犯并严刑拷打的权力，以确保法令得到遵守。[14] 他国也纷纷效仿这些思路。英格兰红衣主教托马斯·沃尔西和托马斯·莫尔是英王亨利八世的大法官，他们在 16 世纪第二个 10 年引入鼠疫法令，照搬了意大利模式的很多特征。[15] 还有一些城市增加了更多控制措施，比如 1563 年伦敦全城杀狗，两年后的爱丁堡则禁止食用韭菜、香葱和洋葱。[16]

尽管国家的公权力越来越大，但伦敦的平均预期寿命仍然只有 28 岁左右，部分原因是卫生条件实在太糟糕了。动物和人的排泄物、垃圾乃至尸体越来越多，对感官肯定会形成直接刺激，出于应对疾病的本能，也会唤起恶心的感觉。历史学家海斯指出，到18世纪80年代，“空气污染已经影响健康，鼻子就是诊断工具，而干净的水就是滋养疾病的污浊空气的解药”。[17] 卫生革命的需求呼之欲出。

19世纪初，有五分之一的英国人居住在人口超过5 000人的城镇。不到50年后，随着工业革命的兴起，这个比例上升到了一半。1800年到1850年，伯明翰的规模增加了两倍，曼彻斯特和利物浦增加了三倍多。[18] 到1870年，伦敦的人口已达300万。[19]

这些拥挤而肮脏的城市中也遍地都是从古到今的各种传染病。结核病已经有数千年历史，很多感染了这种疾病的人会很快形成有效的免疫反应，身体会为这种微生物——结核结节——形成一个固若金汤的围栏，从而避免造成进一步损害。但对另一些人来说，这道屏障并不牢固，结核病会扩散开来。如果它到达肺部，患者就会患上肺痨，脸色惨白，咳嗽不止，甚至咯血。

结核病似乎特别喜欢对艺术家下手，让他们遭受百般折磨——仅在1847年到1849年的三年间，肺病就夺走了菲利克斯·门德尔松、艾米莉和安妮·勃朗特姐妹、埃德加·爱伦·坡和弗雷德里克·肖邦的生命。但是，人们的免疫反应有多大效力，以及他们与疾病共存的能力，似乎跟很多因素都有关系，比如总体上的健康状况、营养情况和压力等。[20] 这就意味着结核病对于挤在越来越大的贫民窟中的贫穷且营养不良的人来说最为致命。19世纪中叶，英格兰和威尔士每年有五万人死于这种疾病，但在同一个城市中，有钱人和穷人的死亡率会差上好几个数量级。[21]

霍乱是一种新出现的疾病。最早的霍乱大流行发生于 1817 年，在全球化和卫生条件奇差的助攻下迅速蔓延开来。它是一种细菌感染疾病，会从宿主消化系统的末端传到下一名患者消化系统的起点，这种传播方式也叫粪口路径。霍乱弧菌能够爆炸式地传播，也是因为霍乱本身的症状。如果足量的霍乱弧菌进入人体，霍乱症状会在感染后几个小时就开始出现。腹泻会变成“米泔水样便”——排出体外的乳白色液体一天可以达到 5 升。随着身体快速脱水，这个患者会出现肌肉痉挛、血压骤降、心率减缓和昏迷等症状。患者可能会很快死于肾功能衰竭和循环衰竭，甚至用抗生素治疗也无力回天。[22]

在战争的帮助下，第一次霍乱大流行也在印度传播开来。英国将军黑斯廷斯侯爵报告说，患者会在短短几个小时之内死亡，像这样被夺走生命的士兵每天都有好几百名。那些不幸生活在各路大军行军路上的人就更不用说了。但并不是人人都因这些损失而悲伤不已——加尔各答医学委员会尽是些忠实的马尔萨斯信徒，他们认为疫情暴发的结果“就目前来说也许有其好处，它校正了人口过度拥挤的影响”。[23]

1820 年，疫情蔓延到中国、菲律宾，也因为一支英国远征军而扩散到了波斯湾。两年后，霍乱开始在日本置人于死地。俄国和埃及都采取了检疫隔离的措施，至少在短期内可能起到了一些作用——疾病也确实消停了几年，但后来又更加声势浩大地卷土重来：1831 年，霍乱到达英国，1832 年又避开了北美的检疫隔离，沿着加拿大和美国的水路到处肆虐。

从 19 世纪到第一次世界大战，印度因霍乱而损失的人口多达

2 500 万。[24] 在欧洲，霍乱造成的损失倒是没有赶上黑死病——大城市的死亡人数都只有数万人，占总人口的二十分之一到十分之一，而不是黑死病的三分之一到二分之一。但这个迹象仍然表明，日益全球化不仅会给被征服的人带来威胁，也会给征服者带来威胁。按照《瘟疫大军》的作者布雷的说法，这场霍乱让人们大感震惊：

> 西欧已经有 100 多年没有经历过瘟疫了，天花正在消退，黄热病也只是偶一来访。在 19 世纪的西欧看来，只有一些人数很少的群体遭遇了严重的流行病。然而，霍乱确实让人出乎意料，也非常让人讨厌，欧洲也受其束缚。这种疾病向一个文明的内心注入了恐惧，而这个文明原本以为，外部世界都会对它温柔以待。[25]

霍乱也将痛苦和恐慌传播开来。[26] 霍乱患者中那些身无分文的穷人把他们的怒火都撒在了统治集团身上——俄国发生了暴乱，因为人们认为是贵族在利用霍乱杀死工人；而英国的暴乱者坚信，是医生为增加可供解剖的尸体数量而传播这种疾病。[27] 想想有钱人对于群氓有跟马尔萨斯一样的担心，要说他们会对能导致人口减少的疾病乐见其成乃至推波助澜，倒也并非无法想象。

19 世纪三四十年代，英国注册总署的汇总登记员威廉·法尔利用英国新的出生、死亡和婚姻登记数据证实，在穷人扎堆的地方，死亡率也更高。他确信，这个关联背后的原因是他们的环境卫生情况堪忧。[28]

法尔的朋友埃德温·查德威克有理由同意他的观点。查德威克是一名律师，也是散文作家，后来成了社会改革家，推动了英国济贫法的实施。这项法律会把那些十分绝望、申请救济的人赶到济贫院锁起来，按性别分开居住，要求他们穿上院服，不许喝酒，不许抽烟，除《圣经》之外也不许有别的读物。查德威克指出，这些条件让人不快，但可以确保只有那些真正需要帮助的人才会来申请救济，而不是那些游手好闲的人。这也是对那些跟他个性相符的人的态度：顽固不化、没有耐心、教条主义，相信自己永远不会犯错，也完全没有幽默感。在他准备退给银匠的一套劣质餐具所附的信中，他表达了自己对大多数同胞的态度："我在家务方面的全新经历，因所有阶层工人的粗心大意而产生了诸多烦恼……我打算把我所经见的这些工人好逸恶劳、疏忽大意的品性当成大众教育的某些评论主题。"[29]

但查德威克也承认，在全国上下日益脏乱不堪的工业城镇中，有些一贫如洗的人因身体状况欠佳而处于不利地位。他的济贫院确实解决了贫穷让身体变差的问题，因为这些地方为真正需要帮助的人提供了足以维生的条件和避难所。必定还有其他因素在推动健康状况欠佳的问题到处传播，而这个因素本身也能导致更加贫困。在《关于大不列颠劳动人口卫生状况的报告》中，查德威克指出："每年损失的生命……比我国在现代参与过的任何战争中所遭受的死伤损失还要大。"他认为，其直接原因是"污秽不堪和通风不良"。[30]

1846年，查德威克说服议会的一个委员会相信，"任何气味，只要非常强烈，就会立即带来急性病"。[31]作为回应，他提出了他所谓的"卫生理念"：建立一个全国性的官方机构，在地方上也有其分支，负责供水（干净的水）、排水，铺设街道，提供像样的住房，同时控制屠宰场等“有害行业”。[32] 他的第一步是在 1847 年颁布的一项法律的支持下关闭了化粪池，因为这里会接纳城市居民的粪便，后院厕所里的粪便也会经过水管冲入雨水管来到这里，随之而来的当然还有恶臭。短短 6 年时间，就有 3 万个化粪池被拆掉，伦敦 200 万居民中也有很多人开始将他们的粪便冲进连着泰晤士河的下水道。[33]

按照伦敦《泰晤士报》的说法，查德威克的首要目标是“彻底清洁居民住所，街道次之，最后是河水”。[34] 他在报告中提出，泰晤士河岸上最后还是要建截流管，把粪便从河里清除掉，运去农田做肥料，但当务之急还是让臭气熏天的粪便远离住房。

查德威克的解决方案如果不折不扣地实施，能让霍乱等靠水传播的细菌远远离开伦敦居民，从而打破传染链。但把这条河留到后面再处理，造成了一个很要命的问题：泰晤士河也是伦敦市居民大部分饮用水的来源。新的排水系统正好帮助了霍乱弧菌，算得上是将其直接从已经患病的人那里输送到新的受害者身上。1848 年到 1849 年，伦敦暴发了一场特别致命的霍乱疫情，夺走了 1.8 万余人的生命，而究其原因，查德威克的半拉子解决方案难辞其咎。

1849 年，供水公司、用户和媒体都在竭力呼吁解决饮用水被污染、河流恶臭不堪的问题。也是在这一年，工程师约瑟夫 · 巴扎尔杰特回到了首都。30 年前，他就是在这里出生的。

巴扎尔杰特 12 岁的时候就目睹了伦敦最早的霍乱病例。后来他离开伦敦，在爱尔兰的土地排水工程和英格兰北部的铁路工程上分别效力了一段时间。但在最近这次霍乱疫情之后，他被任命为伦敦大都会下水道委员会的助理勘测员。6 年后，他又成了新成立的大都会工程委员会的总工程师。那时，巴扎尔杰特已经形成了一套规划，想彻底改造首都的污水系统，用一套截流管将现有下水道中的雨水和粪便收集起来，直接输送到通往海洋的伦敦下游河道。

巴扎尔杰特也相信瘴气理论，他建造的污水系统是对查德威克早期工作的补充。但这个规划造价不菲，反对声浪中有相当大一部分来自认为这个计划大而无当，既劳民伤财又毫无必要的人，也有一些人像查德威克一样，认为这么做是在浪费肥料。与此同时，1854 年，霍乱疫情再次来袭，带走了两万人的生命。

在 1858 年“大恶臭”期间，从临河的窗户飘进英国议会大楼的臭气终于促使议员们行动起来。随着下水道里的污物不断排入，泰晤士河几乎凝固了。如果说强烈的臭味会导致急性病，那么“大恶臭”对英国的统治精英们来说，就是他们工作时的直接威胁。[35] 政府通过了一项法案，授权建造污水截流系统。

巴扎尔杰特实施的浩大工程包括 6 条总长度达 161 千米的主下水道，另外还新建了 725 千米的截流下水道，将现有污水管道都连了起来。巴扎尔杰特估计，这个项目要用到 3.18 亿块砖，以及大概 77 万立方米的混凝土。[36] 另外，整个系统建起来后必须保持处处坡度一致，这样才能确保一直有水流把管子冲干净。除了对一个必须始终向下倾斜的系统的复杂性了解通透，还需要对降雨规律、供水和城市居民的用水情况有深入了解。巴扎尔杰特注意到，人们的生活习惯在污水流量上也有所反映：“在较为富庶的西部地区，最大流量出现的时间比东部地区晚两三个小时。”[37]

尽管这个系统极其复杂，也所费不赀——当时的 410 万英镑，可能比今天的 5 亿美元还多——但是运行得非常完美。这座城市的粪便通过管道被输送到下游，跨过了供水的进水口。伦敦的最后一次霍乱疫情，发生在1866年。

巴扎尔杰特的下水道网络，大部分到今天仍在使用。接下来半个世纪，英国其他城市、欧洲其他国家，还有美洲都紧随其后，纷纷推出大同小异的解决方案，对人们的身体状况产生了重大影响。

卫生革命不仅关系到排污系统和供水系统的建设，也关系到这些系统的使用，而且后者更为关键。18世纪第一个10年，英国人均肥皂消耗量每天不到5.7克——这点用量不仅要用来洗身体部位，还要用来洗衣服、各种器具和其他一切需要洗涤的东西。[38] 一直到19世纪，如果有年轻人想知道怎样才算仪态端庄，人们会告诉他洗手、洗脸和洗头很重要，但并不会说有必要清洗身体的其他部位。[39] 但随着英国在19世纪率先开始实现工业化，让全身上下都保持干净也逐渐成为一种礼貌。

1849年，英国小说家萨克雷用“黔首”*一词来描述底层人民，就此很容易看出，能保持清洁卫生还是令人向往的美好愿望。三年前，英国《浴场与澡堂法》鼓励全国各地的地方政府开设公共澡堂，让最贫穷的人也只需要花不超过两便士，就能拿到一条毛巾干干净净地洗个澡。（这些公共澡堂也是缓慢进步的迹象：一直到1914年，大部分家庭仍然没有自己的浴室，每年会去大城市的公共澡堂洗至少一次澡的居民占比在五分之一到五分之四。[40]）到19世纪70年代，英国的《住房法》带来了一系列建筑法规，减少了住房中过度拥挤的现象，也强制要求住房里都能获得干净的水。[41]

---

* 此处原文为 the Great Unwashed，表示普通的底层老百姓，以他们很少盥洗、身体肮脏的特征对其命名。中文的“黎民”“黔首”二词也有类似概念在其中，因为“黎”“黔”二字均有黑色之意，而这样的称谓都有上层统治阶级蔑视底层的意思，故此处未按字面直译，而选择了“黔首”一词。——译者注

卫生革命究竟在多大范围内取得了胜利，看看今天全球各个城市的情况就能一目了然。我们拿一家叫作 Per se 的餐厅举个例子。它是纽约的一家餐厅，位于中央公园的西南角。这家餐厅结合了新式美国菜肴和法国风味。据美国福克斯新闻频道的消息，2014 年，它是全世界最贵的三家餐厅之一。[42] 它也是一家米其林三星餐厅，开胃菜有哈得孙河谷烟熏肉，配上必不可少的奥斯特拉鱼子酱，几味小菜组成的试吃套餐就要 325 美元一客（酒水还要另算）。[43] 但也是在 2014 年，纽约市卫生检查员在一次检查中发现，Per se 餐厅在准备食材的区域没有洗手的设施，也不提供肥皂。此外，检查员还报告说，冷食和热食的存放温度也不对。纽约市强制要求各餐馆在门前张贴健康检查评级结果，而 Per se 餐厅因为这些违规行为，得到的只是勉强及格的 C 级。[44]

纽约市的卫生检查员只是名目繁多的城市公共卫生工作中的一小部分。纽约市卫生局成立于 1881 年，现今有 9 000 名员工，一年有 14 亿美元的预算——其中大部分用在垃圾收集、街道清扫和“废物出口”（这是付费让别的地方来处理“哥谭市”的垃圾的委婉说法）上。[45] 为了处理液态废弃物，也就是污水，废水处理部门管理着长达 9 600 千米的下水道管道，连接到 14 个污水处理厂，每天要处理并排放 14 亿加仑 * 污水。这个部门有 1 900 名工作人员，每年的预算为 3.76 亿美元。[46]

纽约市 800 万居民产生的垃圾，足足需要雇 1.1 万人来处理——这还没算那些办公楼，为办公楼提供服务的是私营的垃圾处理公司。

---

*　加仑，容（体）积单位，分英制加仑和美制加仑。1 加仑（美）≈3.8 升，1 加仑（英）≈4.5 升。——编者注

根据美国劳工统计局的数据，整个美国有 230 万人从事看门人和建筑清洁工的工作，还有 140 万人是女用人和家政清洁工。还有水暖工、管道工和汽管装配工呢？这些人有 38.7 万——很多人都在参与浴室和厨房的建造和维修工作。再算上肥皂、清洁剂和厕所用品这些制造业，还有另外 10 万人从事这些行业。[47] 广义的“清洁行业”拥有的工作岗位可能多达 450 万个，相当于美国劳动力的 3% 左右。

造就了现代经济这样强大的推动力的卫生革命，是纽约这样一个人口密集的大城市能够运转起来的唯一原因。在 790 平方千米的土地上，或者说仅占全球土地面积 0.0005% 的地方，居住的人口比公元前 4000 年全世界的人口都多，这足以说明文明和农业在跟现代医疗和卫生措施结合起来后，力量会变得多么强大，足以冲破马尔萨斯理论对进步的重重束缚。

卫生条件的改善有其代价。我们会看到，卫生条件可以成为帝国的武器，也可能会开启通往全面战争的大门，让士兵的身体都足够健康，能以前所未有的规模作战。第一次世界大战的堑壕战本来可能成为献给微生物的世纪大礼。在那么多年里，数百万名士兵一起挤在湿漉漉的战壕里，在非常近的地方咳嗽、打喷嚏乃至排泄，还经常会受各种各样的伤，就算是最懒散的腐败细菌也能在他们身上繁殖。在这样的条件下，比如斑疹伤寒就可能经常在营地中肆虐。但至少在西线，已经不是这样的情形了。整个战争期间，同盟国只报告了 104 例斑疹伤寒病例。[48]（然而，俄国没能控制住这种疾病，在战争期间，东线死于斑疹伤寒的士兵和平民有 300 万人之众。[49]）

但还有成千上万的士兵身体状况足够好，却被能撕裂软组织的烈性炸药和金属子弹致残。那么多人尽管受了这样或那样的伤，还是能够活下来，这可以归功于医疗护理水平的提高。在美国内战中，医务官米德尔顿·戈德史密斯率先使用了一种处理伤口的办法，包括切除已经全部死亡和受损的组织（“清创术”），然后把溴和溴化钾的混合物敷在创口上。在经他治疗的 308 名伤员中，只有 8 人死亡。4 年后，英国医生约瑟夫·利斯特发明了可以用在外科手术中的消毒技术，而在广泛采用消毒程序后，到 1898 年美西战争期间，因枪伤而在医院中死亡的比例只有美国内战时的一半。[50] 跟博罗季诺战役时的水平比起来，这是革命性的变化，能够让更多士兵从伤病中复原，并重新投入战斗：这是一种进步，但很让人悲伤，也十分扭曲。

清洁水的供应和排污系统，再加上其他卫生干预措施，让富裕国家的死因排序出现了大翻转。19 世纪 60 年代，在英国所有的死亡人数中，死于传染性疾病的约占 50%。到 1900 年，无论是在美国还是英国，传染病造成的死亡都只占 40% 多一点，而心脏病、癌症和血管疾病开始在死因排行榜上名列前茅。这个下降趋势一直持续到 20 世纪，甚至在大部分疫苗和抗生素都还没出现之前，美国和北欧死于传染病的人数就已经大幅下降。[51]

到 1891 年约瑟夫·巴扎尔杰特这位修建下水道的工程师去世时，他给英国首都的礼品清单上又增加了防洪系统和渡河设施，还改建了街道，而城市与农村地区在卫生方面的大部分差距也都已经消弭。[52] 从 1820 年到 19 世纪中叶，英国人的预期寿命一直停滞不前差不多40年，后来终于开始提高了。1870年，英国人的预期寿命超过了41岁——这个水平在1582年也达到过。那时候，莎士比亚还在笔耕不辍，英国人口也要少得多，而且大部分住在乡下。[53]到20世纪前10年，英国人的预期寿命达到了50岁。[54]

斯坦福大学的玛塞拉·阿尔桑和哈佛大学的克劳迪娅·戈尔丁研究了19、20世纪之交清洁水供应和现代排污系统在美国城市中首次出现时的情况。白人婴儿在年满1周岁前死亡的比例，从19世纪80年代的17%降到了1915年的9%。阿尔桑和戈尔丁利用来自波士顿的数据指出，光是供水和排水系统的改善，就能贡献这个下降幅度中的将近一半，主要是因为与饮用被粪便污染的水有关的腹泻病例减少了很多。[55]

不过，阿尔桑和戈尔丁的结论也表明，不能把国民健康水平提高的所有功劳都放在巴扎尔杰特和他那些致力于卫生设施改进的盟友头上。营养也起到了很大作用——无论是孩子还是成年人，都吃得更多，也更好了，因为家庭收入增加了。[56]但是，卫生设施起到的作用要大得多。17世纪30年代的英国富人肯定买得起足够多的食物，但他们的预期寿命只有39岁。到21世纪初，同样还是英国的富人阶层享有的平均预期寿命已经达到81岁，就是因为卫生条件改善，使人们减少了暴露在各种各样的传染病面前的机会。[57]

卫生条件的改善能够帮助我们抵御多种疾病，但带来最大不同的还是在那些不太容易人传人的疾病上——那些需要蚊子、跳蚤或老鼠作为病媒才能传播的疾病，以及那些只能通过体液传播的疾病。卫生条件的改善在全球来看很不均衡，这就意味着虽然人人都面临患上麻疹、天花或流感等疾病的风险，因为这些疾病很容易通过空气直接传播给新的受害者，但有钱人和卫生条件好的人相对来讲基本上再也不会受到其他疾病的侵扰。

我们可以看看第三次全球鼠疫大流行的例子。这次大流行造成了 1 500 万人死亡，绝大部分发生在南亚和东亚。欧洲死于这场鼠疫的可能只有 7 000 人，美国更是只有 500 人的样子。有个因素能够解释其中的差异，就是尽管所有欧洲国家和美国的城市化程度更高，各地之间的关联也更紧密，但这些国家同样也更富裕，住房条件和卫生系统也都更好——老鼠和跳蚤也要少很多。[58]

卫生条件方面的差距仍在影响健康水平方面的差距：2000 年，乌干达北部暴发了埃博拉疫情。马修·卢克维亚医生在当地经营一家传教士医院，他带头抗击疫情，在自己的医院里照顾病人，并向乌干达首都坎帕拉的政府示警。

埃博拉的传染性并不是特别强——要想被感染，患者带有病毒的体液必须跟你的鼻子、嘴巴、生殖器或破损的皮肤直接接触。但如果你是在 38 摄氏度上下甚至更高的气温下，穿着白大褂、戴着手套和口罩连续工作好多个小时，你也有可能还没顾上擦洗就去抓蚊子咬的包或是擦掉眼睛上的汗水。这样的错误情有可原，但也是致命的。这也是为什么最有可能感染埃博拉病毒的，正是那些照顾埃博拉患者的人。卢克维亚所在的医院，有 12 名医护人员死亡。面对医院工作人员的哗变，这位医生只能通过威胁离开、呼吁他们拿出自己的职业精神来以及高唱赞美诗来抵挡。

最后，卢克维亚医生自己也倒下了。他是在照顾一名受感染的护士时被传染的。他在去世当天就入土为安了，安葬他的是一个穿着全套防护装备的队伍。在已故医生妻儿的注视下，他们一边把棺材放入墓穴，一边往棺材上喷洒漂白剂。好在他是最后一个在这家医院去世的病人，乌干达的埃博拉疫情也终于在 2001 年 2 月结束。[59] 卢克维亚成功阻止了疾病传播，而他能做到这一点，主要是在很大程度上利用了卫生设施和隔离措施。

埃博拉病毒的独特之处在于病人很快就会死于非命，也可以很快将其清除掉，而且只有患者出现症状的时候才有传染性。因此，每个病人一般只能感染极少数人。照顾埃博拉患者的人如果用帽子、护目镜、手套和长袍来保护自己，同时用漂白剂将从病人体内出来的所有的血、呕吐物和粪便都清理干净，也让患者保持隔离，那么平均感染率会下降到 1 以下，埃博拉疫情也会逐渐消失。这种疾病只对乌干达、利比里亚这种监测和隔离能力非常弱的国家才会构成重大威胁，原因就在这里。

我们可以拿埃博拉和通过空气传播的新冠肺炎做个对比。对后者来说，隔离和社交距离这些措施能有效减缓病毒传播，能够有干净的水用来洗手也非常重要。但就算是在有很先进的供水和排水系统，而且有大量工作人员能够保持医院、街道和建筑物内外一直干干净净的城市，也还是会看到新冠病毒蔓延开来。

也可以想想麻疹的例子，麻疹病毒在空气中的传播比新冠病毒还要高效得多。在还没有人感染过麻疹的人群中，每个感染者能够感染的新受害者平均能达到 18 人之多。对这些病例，提高护理水平，例如改善卫生条件，可以降低死亡率，但大幅降低地方上的感染率的可能性微乎其微。要不是因为麻疹就算在最糟糕的时候也远远没有埃博拉那么致命，这种疾病肯定早就已经把大部分人类消灭了。

尽管如此，由于发明了麻疹疫苗并在全世界推广，我们还是有可能在 21 世纪彻底消灭这种疾病。希望同样的技术也能很快将新冠肺炎降伏，使之成为不值一提的威胁。在下一章中，我们会看到，尽管巴扎尔杰特的拥趸成功把数百万人从死亡线上拉了回来（特别是在工业化世界中），但就全球范围来看，救下了最多条人命的，还是疫苗发明人爱德华·詹纳的追随者们。

第七章

救命的疫苗

我要问一问，是否有某种确切的观察，使我们可借以断定：在医术最被忽视的地方，比起最注意研究医术的地方，人的平均寿命要短一些。

——

卢梭

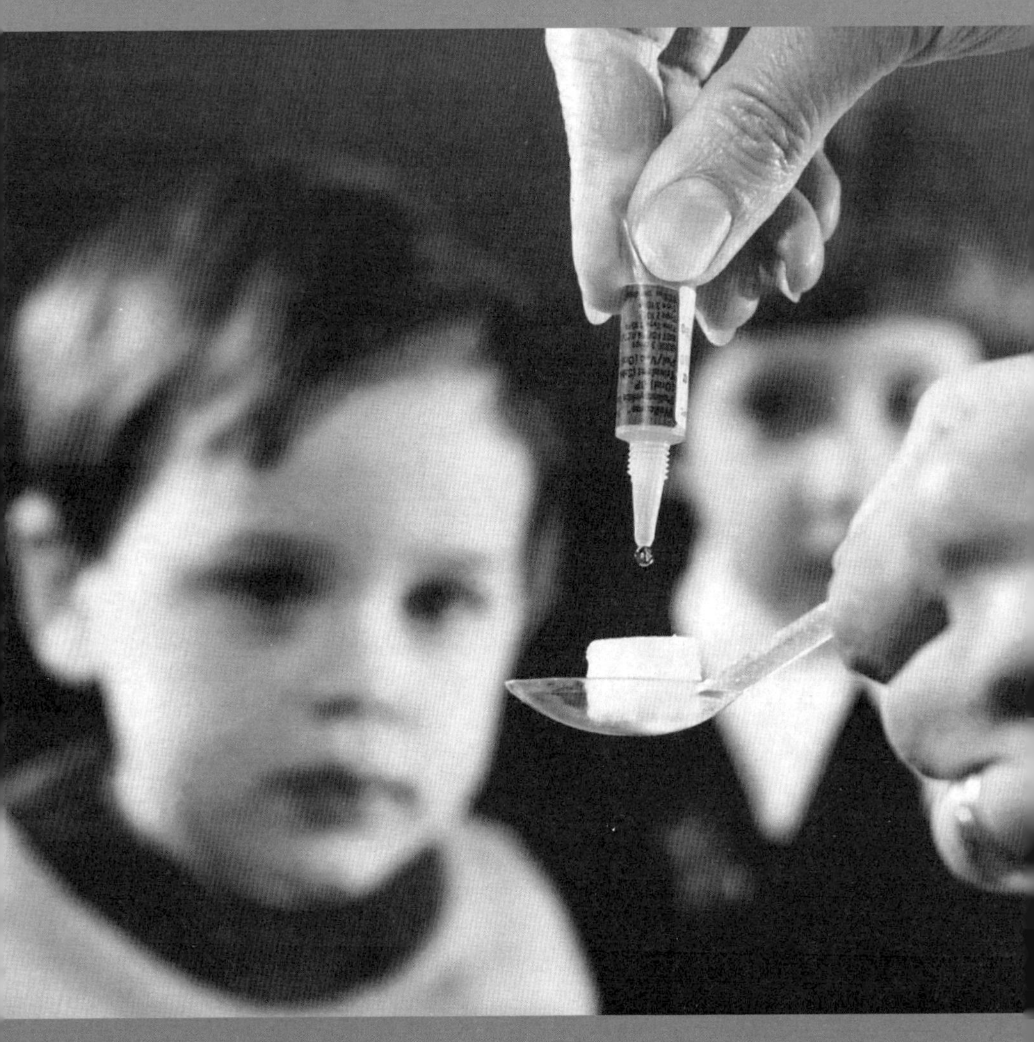

有些疫苗（此处为脊髓灰质炎疫苗）可以随糖块服用，无须打针
（资料来源：韦尔科姆脊髓灰质炎疫苗，伦敦韦尔科姆收藏馆，知识共享许可协议 4.0 授权使用。）

开辟鸿蒙之后的人类在应对不断扩大的传染病难题时，依赖的不仅是他们自身的免疫系统和在前文明时代的疾病影响下形成的本能反应，而且还有一个工具箱，里面既有基本上没啥用处的治疗方法（鼻烟、献祭），也有少数几项很有效的卫生干预措施（烹饪、清洁水），最后还有，对可能生病的人敬而远之。在历史上大部分时间里，医生的建议在杀死微生物、缓解症状方面往往不仅毫无用处，甚至反而雪上加霜。

古代最伟大的医生也许是希波克拉底。公元前460年左右，他出生在希腊的科斯岛。[1] 他被尊为“西方医学之父”，很大程度上是因为他坚信，疾病往往有世俗的原因，而不是只归因于怪力乱神。希波克拉底也是历史上最早提出可以用白杨树的提取物来止痛的人，堪称今日阿司匹林之先声。[2]

希波克拉底的“体液说”认为人体由血液、黏液、黑胆汁和黄胆汁四种体液构成。主导了西方医学2 000多年的健康和疾病理论，里面就有“体液说”的成分。他坚持认为，人体健康与否取决于这四种体液之间是否平衡。如果失去平衡，疾病就会接踵而至。所以，有一种治疗方法是放血——切开静脉血管，让体液重新平衡。

既然把人送到流血致死的路上就是最先进的治疗方法，似乎也不必奇怪，医生在面对流行病时往往看起来束手无策，无力回天。记录了查士丁尼瘟疫的历史学家普罗柯比这样写道：“赫赫有名的医生预言这些人会死掉，结果这些人染病之后没多久就出人意料地脱然痊愈了；然后又宣布那些人会得救，结果那些人简直如命中注定一般马上就被死神带走了……人类没有发现任何可以自救的技能。”尽管人们一直在多方寻找疾病的自然原因，但普罗柯比指出：“无论是用语言表达还是仅仅在脑子里构想，我们都完全不可能得出任何解释，除了听天由命，别无他法。”[3]

查士丁尼瘟疫过去 800 年后，也是希波克拉底的时代过去 1 800 年后，诗人彼特拉克针对黑死病期间的江湖游医和权威专家激烈控诉道：“没有哪种药物是完全对症的，他们也没有带来任何安慰。现在不仅有积重如山的灾难，而且还得加上对这种万恶疾病的病因和来源一无所知。因为无论是无知，还是瘟疫本身，都没有某些人的胡言乱语、谎话连篇更可恨，他们自称无所不知，实际上却一无所知。”[4] 关于如何预防和治疗这种疾病，医生的建议是把食物烤着吃而不是煮着吃，别喝牛奶别吃肉，要吃生菜，诸如此类。

教皇克雷芒六世的医生肖利亚克，就是曾在著作中详细描述了汉森氏病并起到了非常积极的作用的那位，在与黑死病较量一番后幸存了下来。1363 年，他撰写了一部医学教科书，题为《外科医学汇编选录》，回顾了第一次鼠疫暴发时的情形。他写道：“为了保命，没有比在被感染前逃离这个地区，用芦荟药丸把自己弄干净，以及用静脉切除术放血更好的办法了。”他回到了放血疗法上。至于疫情背后的原因，肖利亚克认为，土星、木星和火星在 1345 年 3 月 24 日连成一线是主要因素：“这个现象对气和其他元素产生了这样的影响，就像吸铁石能移动铁一样，它把浓稠的体液变成了烤焦了的、有毒的东西。”[5]

并非所有人都会同意当世顶尖医学专家的观点。同时代的历史学家穆西斯就记录道，这种疾病是由受到感染的水手带着“传染性的瘟疫”在港口之间传播的。[6]各城市颁布了法令，意在降低与病人接触的风险。这表明，他们是在认真对待瘟疫通过接触传染的可能性。但面对这种疾病，医生仍然束手无策，既无法治愈，也无法预防。

全世界大体上都是同样的情况。1102 年，中国启动了一项惠及全民的福利计划，在全国各大城市建造医院*。其目标很明确，就是要控制疾病的传播。这些医院有官方批准的药物清单，而且这些药物通常是免费分发的。当时的批评家就对此举百般挑剔，也确实没有证据能够证明，这个做法总体上显著降低了麻疹、天花、流感和痢疾等疾病的死亡率。[7]

在西方，16 世纪的解剖学家维萨里从解剖中了解到了很多关于人类体形的知识，并借此向盖伦的声誉发出了挑战——后面这位可是罗马最受尊敬的倡导体液说的人。65 年后，英国医生威廉·哈维出版了《心血运动论》一书，展现了整体血液循环的情况。这一发现彻底颠覆了盖伦和希波克拉底的理论模型。1637 年，法国哲学家笛卡儿在他的《谈谈方法》中写道，希望这样的进步能够带来结果：

* 当指崇宁元年宋徽宗下令在各地建造的安济坊，用于“以病人轻重，而异室处之，以防渐染”（《宋会要辑稿》食货六十之三），是宋代隔离传染病人的措施。——译者注

> 在现今的医学当中，有显著疗效的成分确实很少，可是……医学上已经知道的东西，与尚待研究的东西相比，可以说几乎等于零；如果我们充分认识了各种疾病产生的原因，充分认识了自然界向我们提供的一切药物，是可以免除无数种身体疾病和精神疾病，甚至可以免除衰老、延年益寿的。[8]

笛卡儿写下这些之后不到一个世纪，世界上最早能够有效预防天花但也很危险的方法，终于开始从亚洲传入欧洲。天花是传染性最强的致命传染病之一，而这个方法的传播，一定程度上还要归功于某种科学实验。

最后一个死于天花的人（希望永远不会再有下一个），是来自伯明翰的医学摄影师，名叫珍妮特·帕克。1978 年，全世界的天花病毒已经只剩下一些样本还保存在几个实验室中，帕克工作的实验室就有这么一份。不知怎么的，样本里的病毒从容器里泄露了。帕克开始感到不适，头疼、背痛、恶心、发冷，还会做噩梦。随后，又大又红的脓疱开始在她周身蔓延，她的皮肤那时候的感觉肯定像被火烧一样。到她虚弱得都没法站起来的时候，她被收治入院。与此同时，世界卫生组织官员迅速为所有跟她接触过的人打了疫苗——一共有 500 人。

帕克的病情恶化了——她两眼浑浊，近乎全盲，还遭受了肾功能衰竭和肺炎的袭击。很快，她就对别人没回应了。亨利·贝德森教授是她所在实验室的负责人，因内疚而痛苦不堪，最后选择了自杀。5 天后，也就是 1978 年 9 月 11 日，帕克也撒手人寰，成为在她之前，在这种可怕的疾病面前举手投降的数亿（甚至可能更多）人中的一员。[9]

1 600 多年前的中国文献中描述过跟天花类似的一种疾病。[*] 天花可能也曾出现在古罗马，还有人认为，它于 10 世纪抵达地中海沿岸，到 13 世纪已经蔓延到南欧。基因证据表明，这种疾病可能是在更晚的时候才进化出来的，但肯定 16 世纪时就已经到处传播了。[10]

这位杀手对谁都一视同仁，无论穷人还是富人，都会遭殃。以 17 世纪的英格兰王室为例。国王查理二世小时候就出过水痘并大难不死，但有两个兄弟姐妹因这种疾病而丧命。悲剧也降临在下一代人身上。1660 年，他们一家被流放到欧洲时，查理二世唯一的子嗣死于天花。这样一来，查理二世的弟弟詹姆斯，也就是约克公爵，就成了顺位继承人。詹姆斯于 1685 年成为英格兰国王。而詹姆斯这个国王当得基本上跟他爹一样失败，他爹查理一世是在英国内战结束时被砍了头，而他自己是在“光荣革命”中被罢免，随后奥兰治的威廉和詹姆斯的女儿玛丽登上了王位。

但是，32 岁的玛丽也不幸被天花击倒。美国医生唐纳德·霍普金斯在自己的著作中写道，威廉的“父亲在威廉出生前的那个星期死于天花，妈妈在威廉 10 岁时死于天花，他自己小时候也出过一场非常严重的天花，而现在，他准备亲手安葬的娇妻，同样也是这种残暴疾病的受害者”。[11] 威廉去世后，继位者是玛丽的妹妹安妮，而安妮女王唯一的儿子也死于天花，斯图亚特王朝的世系就此终结。

最早能够有效预防天花感染的方法，在玛丽去世前一个半世纪

---

* 当指晋代医学家葛洪《肘后救卒方》中所记载的“比岁有病时行，乃发疮头面及身，须臾周匝，状如火创，皆带白浆，随决随生。不即治，剧者多死；治得差者，疮瘢紫黑，弥岁方灭，此恶毒之气”。——译者注

甚至更早就已经被发明了。中国至少从1549年起就已经开始天花接种。通常的办法是把长了一个月的天花结的痂晒干磨成粉，吹进接种者的鼻孔中。（如果不可能等上一个月，就把结痂吊起来用草药熏蒸。）虽然采取这种做法的人根本不知道，他们这么做起到了杀灭或削弱大部分病毒的作用，降低了患天花的风险。

1662年到1722年（在斯图亚特王朝世系被天花抹得一干二净的同时）统治中国的康熙皇帝夸耀说，他让全家人和军队都接种了天花疫苗，他们也都安然度过了轻微的天花症状。这个时期的印度也在广泛接种，不过印度人用的方法是将针头扎在天花脓疱中，然后再刺进接种者的皮肤，最后传到西方的也是这种方法。[12]

英国皇家学会1714年的《自然科学会报》中记录了奥斯曼帝国所用的天花疫苗接种方法，结果读者来信如潮水般涌来。马萨诸塞殖民地清教徒牧师科顿·马瑟就写信给皇家学会说，他有个奴隶名叫奥尼西姆，是在利比亚南方出生的，他就这样接种过天花疫苗。在土耳其，疫苗接种则需要将天花脓疱里的脓放在接种者划破的皮肤上。这么做通常会让接种者出现相对较轻的天花症状，因为这种微生物最喜欢的传播途径是由肺侵入。

1715年，英国贵族玛丽·沃特利·蒙塔古夫人染上了天花，但最后活了下来——只是没了眉毛。就在同一年，她丈夫被任命为大使，派驻奥斯曼帝国，于是她和丈夫一起去了土耳其，在那里目睹了一次疫苗接种。身在国外的她给朋友们写了一大堆妙趣横生、引人入胜又极其自信的信，其中一封信里描述了这个接种过程：

> 天花，那么致命，在我们中间又那么普遍，在这里则因发

> 明了移植技术而变得完全无害了……一位老妇人带着长到最熟的天花的痂壳前来，问你愿意切开哪条静脉。她立即把一根粗大的针头扎进你说的那条静脉里……针头上能装多少毒液，就把多少毒液都注入那条血管里……没有任何人因这个移植技术而死掉。你可以相信，我对这个实验的安全性非常满意，因为我都打算在我小儿子身上试试了。我也非常爱我的祖国，所以打算让这么有用的发明也在英国流行起来。[13]

蒙塔古夫人对这项手术的成功率和风险都有些过于乐观，不过她还是让自己的儿子接种了疫苗，也在英国努力推广了这项手术，就这两方面来说堪称言出必行。威尔士王妃卡罗琳是大不列颠国王乔治一世的儿媳，而乔治一世是因为天花导致斯图亚特王朝灭亡之后才登上王位的。1720 年，好友蒙塔古夫人劝说她试一下给孩子们接种疫苗。看到在 6 名罪犯和 6 个孤儿身上的实验都成功了之后，卡罗琳照办了。在卡罗琳此举的推动下，接受这项手术的人越来越多。

天花疫苗接种可能是 17 世纪到 18 世纪英国王室儿童存活率大为提高的原因之一。1600 年到 1699 年出生的王室成员有 40% 活不到一岁，而 1700 年到 1799 年，这个比例下降到了三十五分之一。但普通人生下来的孩子的死亡率还是基本上没变，大概四分之一的婴儿活不到一岁。[14] 那时候，人们对医疗体系普遍不太信任，加上费用昂贵，风险也很高（有些人接种的是毒性并未减弱的天花，因此丧命的人可能高达五十分之一）。因此，这种预防措施的传播还是比较有限，而天花的镰刀上仍然经常鲜血淋漓。

能够创造一种真正安全、廉价而且更可靠的天花疫苗接种程序，是帮助世界走出传染病的马尔萨斯陷阱的一系列举措中的第一步。让人哭笑不得的是，黑死病居然跟这种疫苗的发现颇有渊源，因为在“大死亡”之后，人们通过观察发现，招来照料动物的那些女工似乎在感染天花的风险面前更受命运眷顾。

爱德华·詹纳是一名乡村医生，但他的科学兴趣非常广泛，总是一副求知若渴的样子。他花了10年时间研究布谷鸟的自然史，并把研究结果发表在皇家学会的《自然科学会报》上，也就是报道过天花疫苗接种的那个期刊。詹纳的研究包括长期的观察和无数次的解剖，他把布谷鸟的胃寄到伦敦以供进一步分析，还曾在不同鸟巢之间交换鸟蛋。但这只不过是他进行的科学探索的一小部分。我们可以看到，他的科学探索让他的工作室里到处是标本，比如白嘴鸦、雨燕、狗、猪、宽吻海豚，还有无数颗刺猬头，以及人类的心脏（詹纳是最早研究心绞痛成因的人之一）。他成了辨认鳗鱼性别的专家，还制造过一个氢气球，让它飞过了伯克利城堡。[15]

但是，让詹纳在全世界享有盛誉的，还是他对预防天花的观察。他注意到，很多挤奶女工在她们工作的地方感染了牛痘，这种病也会带给人类小小的烦恼，但似乎她们也因此对天花免疫了。1796年，詹纳从一名挤奶女工身上的牛痘里提取了一些东西，并注入自家园丁8岁的儿子詹姆斯·菲普斯体内。然后，他用接种技术让这个小男孩暴露在天花病毒面前20余次，但一次也没有出现通常预防接种时会伴随着的轻微天花症状。这表明，小男孩已经免疫了。

这位医生把自己的成果写成《关于牛痘预防接种的原因及后果》一书，并于1798年出版，书名中“牛痘”一词用的不是cowpox，而是拉丁文的 vaccinae，意谓“牛的脓疱”，由此也就有了“疫苗”（vaccine）一词。尽管跟詹纳同一时代的马尔萨斯还是会认为，除非疫苗跟减少性行为相结合，否则基本上不会对欧洲人的生活产生什么影响，但其他人还是因詹纳的发现而莫名兴奋。1802 年，英国议会奖励了詹纳 1 万英镑（1807 年又追加了 2 万英镑）。1810 年，丹麦开始强制接种疫苗，俄国和瑞典分别于 1812 年和 1816 年如法炮制。瑞典死于天花的人数，从 1801 年的 1.2 万人，下降到 1822 年的 11 人。[16]

詹纳的发明还引发了有史以来第一次全球范围的公共卫生运动。1803 年，西班牙国王查理四世用“玛丽亚·皮塔号”把 22 名孤儿运到了大西洋对岸。7 岁的比森特·费雷尔和 3 岁的帕斯夸尔·阿尼塞托在起航时感染了牛痘。在他们身上的牛痘长熟之后，船上的医生把他们牛痘里的脓液抽出来，注射到另外两个孩子体内，这样两两相传。

用小孩子来做这个实验，是因为他们不太可能已经接触过天花，这整个过程可以确保在横渡大西洋之后仍有孩子身上有长熟的牛痘，可以用来给美洲人提供疫苗。在每一站，他们都征用更多孩子来加入这项事业。在兰萨罗特岛，探险队的记录中写道：“有五个穷人家的孩子被送来，就为了让他们能接种完疫苗回去。”“玛丽亚·皮塔号”向委内瑞拉和墨西哥提供了疫苗。在到达墨西哥港口阿卡普尔科之后，疫苗接种队伍又招募了一批新的孩子，继续参与牛痘接力，横跨太平洋。这支队伍将疫苗从菲律宾的马尼拉一路接种到中国的澳门和广州，然后才打道回府。[17]

西班牙陆军外科医生何赛普·德·塞尔瓦尼带领探险队翻越安

第斯山，前往厄瓜多尔，将委内瑞拉毒株的疫苗送到了南美洲。塞尔瓦尼身体不好，不但患有糖尿病、疟疾、白喉和结核病，还缺了一只手，少了一只眼睛，但他还是继续南下，把疫苗一路送到了布宜诺斯艾利斯，1810 年又来到了玻利维亚。在那里，他一病不起，享年 36 岁。在去世前，塞尔瓦尼写道：

> 没有道路，还有我们一路上遇到的悬崖、大河和荒凉之地，这些困难一刻也没能阻拦我们的脚步，栉风沐雨、忍饥挨饿就更不用说了。正是我们头几步所经历的这种残暴的传染病，其严酷之处激励我们为这个崇高的人道主义任务树立了一个辉煌的目标。

他这样俱怀逸兴壮思飞的自我抒发肯定可以说是当之无愧：这场运动一共让 150 万人接种了疫苗。只是那些带着牛痘穿过大西洋的孩子被扔在了墨西哥城的救济院，这不能不说是这场运动在道德上的败笔。即便如此，詹纳称这场远征是“一项光荣的事业”，仍然当之无愧。[18]

关于詹纳的发现的消息 1803 年传到了日本，“玛丽亚・皮塔号”也是在这一年离开的西班牙。但日本没有牛痘，因此想接种牛痘疫苗，必须像美洲一样进口。问题在于，外国小孩不允许进入日本。

1821 年到 1826 年，再加上 19 世纪三四十年代，每一年都有荷兰船只带着瓶装的牛痘淋巴和柳叶刀从东印度群岛长途跋涉来到日本长崎，但在抵达目的地时，疫苗总是已经失效。日本医生也有一些用过天花接种疗法的，他们知道天花结的痂可以保存，于是在

1849 年的时候叫荷兰人送天花的痂过来。有个孩子接种了牛痘痂，长了痘。长崎的官员就将住在附近的孩子都带来接种疫苗，然后这些孩子又一个接一个地将疫苗传给其他人。到那年年底，疫苗接种诊所已经在全国遍地开花。[19]

詹纳的发现及其应用拯救了数百万人的生命。在 18 世纪末的伦敦，天花造成的死亡占总死亡人数的 9%。到 19 世纪下半叶，这个比例下降到了 1% 左右。[20] 但这并不足以扭转工业革命早期城市居民身体状况每况愈下的局面。詹纳的工作仍然跟那个时代有些格格不入。他的突破并非基于完整的传染病学理论，也没有更广泛的实验基础，能让其他疾病也沾上这昙花一现的成果的好处，发明出其他有效预防和治疗不同疾病的方法。

19 世纪初，水蛭养殖成为欧洲不断发展壮大的产业，因为用水蛭来施行放血疗法很是时兴，而这一产业的勃兴，也可以看成是在更广泛的医学方法上的进步实在有限的标志。每年需要用掉的水蛭多达数千万条。[21] 或者也可以看看美国开国元勋乔治 · 华盛顿的例子。1799 年 12 月 14 日，他因喉咙感染而发烧，病倒在床上。他的医疗团队给他的治疗方法是，抽掉了他 2 夸脱 * 血。他们鼓励华盛顿吸入醋和水，接着用醋和鼠尾草茶混在一起漱口，还给他服用了一定剂量的氯化亚汞（一种泻药）和酒石催吐剂来催吐。他烧得都起泡了，还被灌了一次肠。就在叫来医生的那一天，华盛顿终告不治。[22]

说到感染的根本原因，虽然细菌理论有其拥趸，但微生物传播

* 夸脱，容量单位，主要在英国、美国及爱尔兰使用。1 英制夸脱 =1.136 5 升，1 美制夸脱 =0.946 升。——编者注

到新宿主身上有各种各样的途径，这就让因果关联变得很模糊，也似乎跟任何普遍的因果理论都矛盾。天花好像表明是人与人之间的接触传染在起作用，但其他疾病又并非如此：黄热病似乎是季节性的传染病，而并不是人传人（要是医生们知道黄热病是靠蚊子传播的，那就全都说得通了）。无论是（通过跳蚤和老鼠传播的）瘟疫，还是（通过被污染的水传播的）霍乱，对穷人的影响都比对富人大得多。这表明，环境比人与人之间的接触更重要。[23] 18 世纪和 19 世纪初，“瘴气说”相较于“接触传染说”明显回潮，尤其是在那些建造了下水道以消除臭味的公共卫生专家中间。之所以如此，上述结论也是原因之一。

19 世纪，“瘴气说”究竟有多强大，我们从人们对一位医学专家的反应中可见一斑。这位专家名叫约翰·斯诺，他在某种程度上也支持疾病传播的细菌理论。在 1854 年伦敦霍乱流行期间，这位麻醉师注意到，在用过苏豪区布罗德街某个水泵的人中，感染霍乱的人特别多。他设法说服当地政府拆掉水泵上的柄，阻止人们去那里打水，因为那个水泵流出来的液体极为致命。在向议会提交证据时，斯诺解释了那里的水为什么那么毒：盥洗室里到处都是患者的霍乱弧菌，人类粪便也从这里冲进老旧的下水道系统，再从下水道渗入供水系统。国会议员对此嗤之以鼻：“经认真调查，我们没有发现任何接受这种看法的理由。”他们的结论是，霍乱“是在空气中，而非水中繁殖的”。[24]（不用怀疑，很多国会议员也都支持一种常见的霍乱治疗方法：用甘汞，一种强效泻药。而这种所谓的疗法除了加速脱水，把人更快推向灾难的深渊之外，不会起到任何别的作用，相当于无意为之的杀人。）1858 年，斯诺去世了，而他的理论仍然不是很流行。

前面我们已经看到，德国医生罗伯特·科赫对炭疽、结核病和霍乱的研究扭转了趋势，让细菌理论看起来更有说服力。跟他同一个时代的路易·巴斯德利用这些认识，发明了全面而有效的医学工具，以应对传染病的威胁。

巴斯德本人发现了一些微生物，还证明刚煮沸的肉汤只有暴露在空气中的时候才会变坏，这表明令肉汤腐败的东西是靠空气传播的，而不是肉汤里面本身就有什么东西会让它变坏。他也证明了微生物在奶变酸、葡萄酒变醋的过程中的作用，以及通过加热（巴氏杀菌）就可以把这些微生物消灭。但巴斯德对人类福祉最大的贡献，是弄清楚了大部分常见疫苗最根本的概念。这让他能够把詹纳昙花一现的奇迹，变成更广泛的廉价疫苗接种的基础。

巴斯德偶然发现，在实验室里培养出来的陈旧的鸡霍乱病毒并不会让鸡死亡，而新鲜的鸡霍乱样品是会让鸡死掉的。于是，他试着给鸡先注射一针旧的霍乱病毒，然后再注射一针新的，结果这些鸡都没生病。这让巴斯德想起了天花疫苗，也就是说也许有意“减毒”（减弱毒性）过的细菌可以用来给人和动物接种，预防这种细菌的变种所导致的疾病。他也琢磨出了好多种可以让鸡霍乱杆菌减毒的方法：加热、老化，以及让一系列不同的动物接连感染这种细菌。

1881 年 3 月，巴斯德把同样的技术用在了炭疽疫苗上面。[25] 4 年前，罗伯特·科赫首次在实验室中培养出了炭疽杆菌，而今巴斯德提取了炭疽样本，并通过老化和氧化减弱了这种细菌的毒性。

他还把自己培养的减毒炭疽杆菌接种到 24 只绵羊、6 头牛和 1 只山羊身上，过一段时间，又有意让它们和另一组没接种过的动物一起感染完整毒性的炭疽。两天后，巴斯德把这两组动物都展示在法国默伦农业协会成员和媒体来宾面前。

接种过的那组动物都还活得好好的。而没接种过的那一组，有些已经一命呜呼，有两只在众目睽睽之下倒地不起，剩下的也很明显已经奄奄一息。科赫并没觉得有什么了不起的，他写道，这位法国同行的实验结果不过是撞大运罢了，巴斯德做到的这些事情里面没什么新玩意儿。那些把他当成“詹纳第二”来鼓与呼的人，是忘了“詹纳的发现带来的好处可不是带给羊的，而是带给人的”。[26]

但是，巴斯德的实验开启了一场革命：1885年，他把感染了狂犬病的兔子的脊髓取出来干燥10天，制成了狂犬病疫苗。他给约瑟夫·迈斯特接种了这种疫苗。这个小朋友被一条患狂犬病的狗多次咬伤，他妈妈心急如焚，就把他带到了巴斯德的实验室。跟詹纳对自己的小被试詹姆斯·菲普斯做的比起来，巴斯德这个实验做得更加忐忑，也更加诚惶诚恐，但迈斯特痊愈了——巴斯德的发现救了一条命，让他不用痛苦万分地死去。

不知道究竟是出于嫉妒、民族优越感，还是对巴斯德工作中合乎情理的缺陷有看法，科赫可没有消停。他说，这位法国佬的实验结果“没有用显微镜检查”，“用的实验动物也不合适”。但狂犬病疫苗问世后没几年，就拯救了成千上万人。[27]

20世纪20年代，法国研究人员利用从白喉和破伤风中提取出的毒素来研制针对这些疾病的疫苗。1940年，有位美国研究人员用鸡胚培养流感病毒，然后用甲醛将病毒杀死，制成了流感疫苗。20世纪50年代，美国病毒学家乔纳斯·索尔克在猴子的肾脏中培育出了脊髓灰质炎疫苗，改变了这个世界。而接下来的那些年，美国制药公司默沙东（美国默克）的科研人员莫里斯·希勒曼领导了疫苗研发工作，先后研制出了针对麻疹、腮腺炎、风疹、水痘、甲型和乙型肝炎、肺炎球菌、脑膜炎球菌和乙型流感嗜血杆菌（HiB）的疫苗。[28]

美国儿科医生保罗·奥菲特本身也是一位很著名的疫苗发明家，他描述了日本医生、病毒学家高桥理明用来让水痘病毒的毒性减弱的方法，希勒曼则将这种方法变成了可用的水痘疫苗。高桥将取自三岁儿童的病毒样本在低温下输入人类和豚鼠的胎儿细胞内，这个过程中出现的病毒经过了多代进化，跟自然环境中的水痘比起来毒性更弱，因此人类的免疫系统可以战胜。但这个减毒病毒跟原始病毒非常接近，免疫系统在与之做斗争之后，也会产生能对抗原生水痘的免疫力。在发明这种疫苗之前，单是美国每年就有 400 万名儿童感染水痘，其中有些还会特别倒霉，因水痘而患上肝炎、脑水肿和致命的肺炎。而自从有了疫苗之后，美国因水痘而死亡的人数下降了 90%。[29]

在对抗传染病的斗争中，第二种产生巨大影响的卫生技术是抗生素，这种药物可以把有害细菌统统杀死。1929 年，亚历山大·弗莱明爵士在英国率先发现了青霉素。他发现青霉素会产生一种能杀死葡萄球菌的物质，而葡萄球菌能导致肺炎、皮肤感染、食物和血液中毒等疾病。随后，弗莱明证明青霉素对人体无害。但直到第二次世界大战结束时，这种抗生素才开始大规模生产。1941 年，全球总产量只够用来治疗 200 名病人。到 1949 年，美国已经能生产 76 000 磅[*]青霉素。15 年后，这个数字增加到 170 万磅。也是在这 15 年间，青霉素的价格也从每磅 1 114 美元一路下降到 49 美元。[30]

* 1 磅≈0.45 千克。——编者注

抗生素的问世对传染病产生了巨大影响——不只是对伤口的感染，对接触传染的疾病来说也是如此。抗生素可以帮助治疗乃至治愈麻风病、鼠疫、霍乱、斑疹伤寒、梅毒和坏疽。美国的梅毒病例已经因避孕套的广泛使用而大为降低，那还是在第二次世界大战期间，盟军终于开始在军中发放避孕套之后。因此，在1946年之后仅仅10年，梅毒的发病率就已经从每10万人70例下降到仅仅4例。抗生素治疗不仅能将患者治愈，而且能预防他们未来的性伴侣以及那些性伴侣的性伴侣患上这种疾病。性交带来的风险大为降低，这也是20世纪60年代性解放的刺激因素之一。[31] 而斑疹伤寒，让拿破仑的俄国远征军败北的罪魁祸首，在抗生素的全面帮助下，也已经收缩到只有在秘鲁、北非、埃塞俄比亚和俄国的一些山区才能见到了。[32]

卫生革命带来的不只是新药，还有新的分发药物的工具。有些青霉素和大部分疫苗需要使用注射器来将其注射进人体内。20世纪前60年，注射技术同样取得了突飞猛进的发展。1900年，手工制作的玻璃加金属的注射器价格约为每支50美元，而第一次世界大战前出现的机器制造技术让注射器的价格在1950年时下降到了每支10美元左右。20世纪50年代，批量生产一次性塑料注射器的技术出现了。到1960年，注射器的价格已经下降到每支18美分，到2000年更是降到了1.5美分。[33] 最后，天花疫苗用上了一种很简单的双叉针——两道金属尖的针头——来注射。

当注射器的价格还很昂贵的时候，就必须大量重复使用。1917年到1919年，在法属赤道非洲的一次疫苗接种中，注射9万剂睡眠病疫苗只用了6只注射器。[34] 这显著增加了疫苗接种本身成为感染源的风险。就算在一次性注射器遍地都是的今天，这个问题也没有完全消失：世界卫生组织2014年资助的一项研究估计，全球每年因不安全的注射而感染乙肝病毒的人多达170万，同样原因感染艾滋病病毒的人也多达3.38万。[35] 但无论如何，廉价的注射方法加上廉价的疫苗，确实改变了全球的卫生状况。

在跟疾病的对抗中，我们取得的一次最重大的胜利是在全球范围内根除了天花。1801年，詹纳提出，他的发明的最终结果应当是“彻底消灭……这种对人类来说最致命的祸害”。[36] 但是，这个目标仍然需要时间和运气。1966年，第十九届世界卫生大会呼吁各国加紧努力，以根除天花。“冷战”期间的国际合作并不多见，但关于天花的合作就是其中一例：苏联每年捐出1.4亿剂以上的疫苗，而美国不但提供了更多疫苗，还提供顾问和设备，在20多个西非国家快速展开消灭天花的工作。在三年半的时间里，这种疾病就从这个地区消失了。新的双叉针技术也让任何人只需要经过几个小时的训练就可以胜任接种疫苗的工作：把针头浸入疫苗瓶里，两个针尖之间就会附上适当的剂量。[37]

但是，参与这场全球工程的美国流行病学家唐纳德·亨德森却说，根除天花的目标“最后差点儿功亏一篑”。运动进展“在大获成功和一败涂地之间摇摆不定，往往完全取决于不切实际的机缘和现场工作人员非同凡响的精彩表现”。[38] 因为不可能达到百分之百全球免疫的目标（就算是在50多年后的今天，每年还是有数百万名儿童没有接种过天花疫苗），所以运动能否成功，取决于能否最快抵达出现感染的地方，并给周围（几乎）所有人都打上一针，阻止疫情蔓延开来。疫苗接种团队就这样一次次奔赴偏远地区，以最快的速度为最多的人接种疫苗，使天花得到控制。

即使在世界卫生组织认为所有天花病例都已经被根除之后，印度仍然在继续监测天花——这个行动也体现了全球根除这种疾病的努力达到了何种程度。在一个月的时间里，115 347 名工作人员调查了 668 332 个村庄，走访了 300 多万个家庭。这项排查工作发现了 41 485 例水痘，但一例天花都没有发现——于是印度宣布，天花已经绝迹。[39]

1977 年，索马里摩加迪沙一家医院的厨师阿里 · 马阿林碰到一名带着两个生病的孩子的男人，问他去医院怎么走。马阿林跳上面包车，开始给他指路。这位父亲提醒他小心，这两个孩子得了天花。马阿林答道："别担心。"但他一直很害怕打针，所以还没接种过疫苗。他说："就像受了枪伤一样。"结果，马阿林也染上了天花。

虽然只是 20 世纪就有数亿人感染天花，死亡人数也是第二次世界大战的 5 倍多，但是跟很多天花病人不一样的是，马阿林活了下来。不仅如此，他还是最后一个在实验室之外染上天花的人（因为伯明翰实验室的泄漏而染上天花的珍妮特 · 帕克是最后一个死于天花的人，她妈妈也有天花的轻微症状，但后来痊愈了）。马阿林染疫 3 年后，全球宣布天花已经被根除。旧大陆多少个世纪以来的梦魇，也是哥伦布之后新大陆的破坏者，终于被彻底击败。

马阿林的余生都在致力于给别人接种疫苗。2006 年，马阿林说，如果碰到拒绝给孩子接种疫苗的父母，他会告诉他们自己的亲身经历："我告诉他们这些疫苗究竟有多重要。我告诉他们，别跟我一样傻，居然连疫苗都不打。"[40]

从很多角度来看，要在全球范围把天花根除还算是较为简单的任务。这种传染病没有动物储存宿主（比如鸟类或蝙蝠），只需要在人类身上把天花根除，这种疾病就绝迹了。你只要得过一次天花，或是接种过一次疫苗，就能终身免疫。如果你染上了天花，症状也会很快显露出来，所以通过监测显示出症状的人并迅速为他周围的所有人接种疫苗（叫作“环状免疫接种”），这样的策略能够成为阻止疫情蔓延的有效方法。同一种疫苗在全球任何地方都有效，而且又便宜又稳定——不需要冷藏，也不需要很复杂的注射技术。其他疾病就没有这些特点：疟疾到现在还没有疫苗；脊髓灰质炎患者很多几乎没有症状；埃博拉病毒有动物储存宿主。感染新冠肺炎病毒之后，很久才会显现出症状，而且还会有很多无症状感染者。另外，蝙蝠也是这种病毒的动物储存宿主。因此，抗击天花的完全胜利，很难在过去复制到其他疾病上，在新冠肺炎上也很难实现这个目标。

不过，在抗击其他传染病上取得的进展也还是非常了不起的。在对抗脊髓灰质炎的全球战役中，马阿林成了一名马前卒。他说：“我是世界上最后一个天花病例，我想致力于确保我的祖国不会成为最后一个根除脊髓灰质炎的国家。”2020 年，至少头 3 个月，索马里没有出现任何脊髓灰质炎病例。

1952 年，仅在美国暴发的一次脊髓灰质炎疫情就让 5 万多名儿童瘫痪。1981 年，全世界只报告了 6.5 万例新病例。到 2011 年，这个数量减少到 628 例。[41] 2016 年，3 种脊髓灰质炎灭活毒株中的一种被从疫苗名单中移除了，因为可以确认这种毒株已经绝迹。2020 年年初，只有巴基斯坦和阿富汗 [42] 两个国家还能找到自然状态下的脊髓灰质炎病毒。

这只是全球疫苗接种工作取得长足进展的又一个例子。目前在美国，使用中的疫苗对应着 26 种不同的疾病，包括炭疽、霍乱、流感、麻疹、脊髓灰质炎、天花和结核病。它们并非全都百分之百有效，但都能提供很好的保护。[43] 美国定期为儿童接种的疫苗覆盖了 15 种疾病，在全世界范围内，接种这些疫苗的孩子也越来越多。

20 世纪 70 年代初，全球结核病、白喉、脊髓灰质炎、破伤风和麻疹的疫苗接种率都不到 5%。到 70 年代末，这个比例已经接近 20%。10 年后，这个数字上升到了 70%。而到 20 世纪行将结束时，全世界有五分之四的孩子接种了全部疫苗。这个数字还在不断上升。

疫苗和抗生素是另一个更宏大的叙事的一部分。詹姆斯·赖利在《提高预期寿命：一部全球史》中指出，公共卫生、医药、收入增加、饮食改善、行为变化以及受教育水平提高，这些因素都在改善全球卫生状况方面起到了一定作用，其贡献大小因时因地而异。[44]

我们用一种重要疾病的最简单的疗法——口服补液疗法来举个例子。发明这种疗法的是一位印度医生，名叫迪利普·马哈拉纳比斯。他是一位专门研究消化道传染病的儿科医生，也在一个研究腹泻治疗方法的团队中工作。在印度，以及全世界所有发展中国家，腹泻都算得上是头号杀手。前面我们已经看到，有很多传染性疾病都以腹泻为致命传播工具。

马哈拉纳比斯的临床研究因战争而中断了。1971 年，东巴基斯坦——后来很快被重新命名为孟加拉国——宣布脱离西巴基斯坦而独立。在接下来爆发的斗争中，血流成河，900 万名难民跨过东巴基斯坦边境逃往印度。印度西孟加拉邦的本冈，是一个收容了至少 35 万人的难民营所在地。马哈拉纳比斯医生被任命负责这个难民营的卫生事务。在那个年代的难民营，腹泻很常见，本冈难民营也是如此，因为它的卫生条件十分恶劣。受感染病患的死亡率在 20% 到 30%。

马哈拉纳比斯回忆道："我到那里的时候，真是被震惊得倒退了几步。本冈难民营的医院有两个房间满是得了霍乱、病得很厉害的病人，直接躺在地上。为了治疗这些人……你真的只能跪在他们的粪便和呕吐物里。到那里不到 48 小时，我就认识到这场恶战我们输了。"他只有两个会静脉滴注的医护人员，他们可以把一袋袋糖盐溶液用输液管加针头输到病人的静脉血管里，这是治疗急性腹泻的标准手法。而且，静脉滴注的药品也快用完了。[45] 于是，这位医生只好尝试了他在加尔各答一直在研究的方法。

马哈拉纳比斯找来一只大桶，装满水，把一袋袋盐和糖加进去，然后搅拌。他告诉腹泻病人的家属，用瓶瓶罐罐把这种溶液装回去喂给他们患病的亲人喝，一直喝到他们对这种味道深恶痛绝为止。

这种"口服补液"的方法——直接喝盐水，而不是通过针头进行"静脉补液"——任谁都可以抱着水桶来做，并不需要经验老到的护理，也用不到无菌针头。就连干净的水都不是必需的，不过有的话自然更好。病人自己也可以知道什么时候吞下了足够多的溶液，从脱水中恢复了。对脱水的人来说，加了糖和盐的水就如同玉液琼浆，而对我们其他人来说，它们就像是加了糖的海水。马哈拉纳比斯用这种简单的办法，不仅让在盐水补液用完之前来到诊所的少数幸运儿得到治疗，而且让整个营地的病人都得到了帮助。腹泻患者的死亡率从 20% 以上下降到了 3%。[46]

从 1971 年开始，口服补液疗法成为腹泻疾病全世界通用的标准疗法。这样应对这个在世界各地都杀人无算的恶魔，非常廉价，也非常简单。但要让这个方法发挥全部潜力，就需要所有人都对它有所了解。在印度喀拉拉邦，95% 左右的父母都知道给患腹泻的孩子补水非常重要。但在西孟加拉邦，也就是马哈拉纳比斯医生 40 多年前救活无数人的地方，还是有一多半的父母会在孩子腹泻时不让他们喝水，这种错误很可能会致命。西孟加拉邦的儿童死亡率仍然比喀拉拉邦高，这也是原因之一。

仍需强调，细菌会导致疾病，勤洗刷可以去除细菌。这些认识不仅对医生来说，而且对我们所有人都非常有用，就算是在清洁水和高质量的卫生设施很稀缺的地方也同样如此。在不同国家进行的研究指出，提高供水质量可以降低腹泻风险，但提供卫生实践方面的教育并同时提供肥皂，可以让腹泻风险降低的幅度是前者的两倍。[47]

若是想好好了解一下疫病在全世界究竟减少了多少，我们可以看看麦地那龙线虫病的例子。在非洲、中东、印度和中亚地区，这种病曾经很盛行，自 20 世纪 30 年代起消退，而这个结果得益于美国前总统吉米 · 卡特长期以来坚定不移的努力。1995 年，他通过谈判在南北苏丹之间达成了“麦地那龙线虫停火协议”。[48] 停战让志愿者得以进入这个国家，就隔离和治疗技术跟各个社区展开协作。到 20 世纪 80 年代中期，每年仍有 300 万人患上这种疾病，但最近这些年，全球感染人数已经下降到不足 50 人。所采用的方法甚至根本不需要疫苗和打虫药，只需要人们用布或是滤网过滤一下他们的饮用水，外加避开被感染的水源或是为其消毒就可以了。[49]

要减轻疫病的负担，有时候一些行为习惯的改变也很重要，比如对于疟疾来说，睡在蚊帐里面，排干积水；对于艾滋病来说，用避孕套。这个现象也有助于解释，母亲的教育水平和孩子的健康状况之间为什么有那么显著的关联。[50] 读完了小学的妈妈的孩子，就比从没上过学或是小学都没读完的妈妈的孩子更有可能活下来。

虽然药物和行为改变一直以来都至关重要，但应用更为广泛的对抗传染病的传统方法也做出了很大贡献。今天，世界上有三分之二以上的人口能享受到世界卫生组织认为“最基本”的卫生服务设施。[51] 还有墨西哥最近开展的一项对城市供水进行氯化处理的项目，18 个月内将墨西哥消毒供水的人口覆盖率从略高于一半提高到了 90%。此举将全国死于腹泻疾病的儿童数量减少了三分之一以上，也就是说，每年挽救了 6 000 条生命。[52]

同时，世界各地的人们也都吃得更好了，所以也没以前那么容易受感染了。非洲人平均每天摄入的热量已经从 20 世纪 60 年代初的每人 2 000 卡路里上升到今天的 2 600 卡路里以上（不过，世界上仍有多达 20 亿人不能摄入足够的维生素和矿物质）。[53]

但医疗革命真正的力量，是通过生活在极端贫困中的人体现出来的。尽管无法得到经过改善的供水和卫生设施，但他们的健康水平也得到了显著提高。例如，今天的肯尼亚只有不到五分之一的城市家庭跟污水管网是联通的。尽管如此，今天肯尼亚的婴儿死亡率只有 3% 左右，是卫生革命以前伦敦的三分之一。[54]

疫苗接种、抗生素、口服补液、蚊帐、避孕套和滤水网的共同之处在于，它们的成本都非常低廉，使用也非常简单。实际上，在上一章中，我们就已经看到，在卫生革命中，医生所起到的作用相对有限，而 20 世纪的情况其实也相去不远。诚然，全球抗击传染病能取得这样的胜利，在很大程度上要归功于研究人员和医疗技术，但这些技术中最强有力的并不需要有执业医生和医院组成的广大网络。即使在今天，一个国家医生和护士的数量，也仍然与这个国家的健康水平，比如预期寿命和儿童死亡率的关系不大。[55] 如果说19世纪对抗传染病所取得的进步主要是工程学和城市管理的功劳，那么20世纪的进步就可以说主要是由疫苗工作者、社区志愿者、药剂师、研究人员和制药产业取得的。

1900年到1970年，发展中国家死亡率的降幅约有70%是因为传染性疾病的发病率降低了。贡献最大的是呼吸系统疾病发病率下降，像肺炎、结核病这些，其中抗菌药物发挥了巨大作用，还有就是疟疾，其中更好的卫生条件、蚊帐以及奎宁相关药物都起到了很好的效果。1970年以来，可以用疫苗来预防的疾病的发病率降低起到了更大的作用，这就要归功于免疫接种的推广了。[56] 鼠疫和斑疹伤寒在各自的时代都曾大杀四方，如今则已经沦入了“差等生”联盟。我们看到，再也没有人死于天花，尽管仅在20世纪就有数亿人死于这种疾病。[57] 麻疹、腮腺炎、风疹、白喉、百日咳、破伤风——跟几十年前比起来，这些疾病现在能感染的人数都只是九牛一毛。

也就是说，我们已经看到在全世界都发生了向现代死亡形式的转变。这个转变在发展中国家要比发达国家开始得晚一些，但现在任何地方都比以前先进多了。[58] 在1951年的墨西哥，流感、肺炎、支气管炎以及腹泻造成的死亡人数仍然占总死亡人数的将近三分之一，其他传染病加起来也几乎占到了三分之一。[59] 而在今天的墨西哥，坐上死因排行榜前三把交椅的是心脏病、卒中和糖尿病。

最近几十年的某个时候，全世界整体跨过了一个转折点：（至少）自从文明开化以来，全球死于非传染性疾病的人数历史上第一次超过了死于传染病的人数。这个进步非常快：2010 年，在全球总计 5 300 万死亡人口中，死于传染性疾病的只有 1 100 万，也就是五分之一多一点。在整个地球上，死于心力衰竭、卒中等心血管疾病的人比所有因传染性疾病死亡的人加起来还要多。[60]

传染性疾病对（此前未接触过这些疾病的）年轻人打击尤其严重，所以受感染率下降影响最大的是儿童死亡率。21 世纪头 10 年，据估计只是基本的疫苗接种这一个原因，每年就有 250 万名儿童免于死亡。在 1800 年出生的孩子，全世界范围内没有活过 5 岁的占 40% 以上。即使在最富庶的国家，死亡率也仍在 30% 以上。今天，世界范围的平均值是不到二十五分之一。[61]

在全世界的很多传统文化中，出生没满一周的新生儿都不会有名字。按照犹太人和伊斯兰教的习俗，割礼会在出生后第八天举行（《利未记》12:1-8）。加纳人的习惯是等到第四十天才会给孩子起名字，埃塞俄比亚的孩子只有得过麻疹之后才会起第三个，也是最后一个名字。[62] 但是，因为小孩子的健康状况得到了改善，习俗也在发生变化。

在美国，甚至在孩子出生之前就把名字起好了的父母越来越多，还会在预产期前几个月精心策划一个婴儿送礼会。[63] 微软创始人比尔·盖茨的慈善基金会在支持全球疾病对抗的行动中厥功至伟，他曾讲起有一次去埃塞俄比亚，遇到了一个名叫塞布塞比拉·纳西尔的女人——这个女人出生好几个星期之后才有名字，她的第一个孩子也是出生后等了一个月才起名字，但她对自己最小的孩子能够活下来非常有信心，所以一生下来就取了名字，叫作阿米拉。[64] 这也确实合情合理——1971 年，在埃塞俄比亚出生的孩子将近四分之一没活过 5 岁，但是到阿米拉出生时，这个死亡率已经下降到 6%。

我们来看看总体的预期寿命。1900 年在这个地球上出生的人，平均预期寿命为 33 岁。到 2000 年，这个数字翻了一番。今天，预期寿命已经超过 70 岁——古来稀之年。[65] 中非共和国是世界上最贫穷的国家之一，大概有三分之二的人每天生活费不到 1.9 美元，但是国民的预期寿命还是达到 51 岁——这个数字当然需要提高，但一个世纪以前，这个星球上绝大部分人都会对此羡慕不已，这也可以看成是进步的一个标志。[66]

现在发展中国家控制传染性疾病发病率的水平，远远低于富裕国家早就达到了的水平。尽管如此，这些国家正在经历的非传染性疾病风险也更高。心脏病和高血压的死亡率在上升不仅是因为传染病的死亡率下降，人们总得有个死因，而且也是因为垃圾食品和死宅的生活方式已经在全球风行。

在中国，有很多人的工作是站着或坐着不动，他们也买得起烟，买得起富含盐、脂肪和糖的饮食以及加工食品，而中国多达一半的非传染性疾病负担跟这些可预防的因素有关。[67] 45 岁到 54 岁的中国人，有 40% 超重，而墨西哥人和俄罗斯人的这个比例是四分之三——美国的水平也差不多。[68] 全世界有将近 15 亿成年人要么超重，要么过度肥胖。[69] 全世界五分之二的人有高血压。[70]

后工业化时代的健康问题面临着各种各样的挑战，而像新冠肺炎这样的挫折还会继续出现。尽管如此，人类在对抗传染病方面取得的进步也已经改变了这个世界。因文明而出现的疾病风暴已经被降服。有史以来第一次，城市化和全球化成为促进健康和生活质量进步的稳定力量，而不是通常糟糕透顶，最多也只能算是祸福相倚。健康方面的巨大进步，对于女性在社会中以及劳动力角色、婚姻习俗、受教育程度、平等、暴力减少和全球经济权力中心的转移，也都有非常积极的间接影响。

第八章

全球化、城市化与传染病

如果必须在历史上选择一个出生的时刻，但是无法事先知道生而是男是女，会生在哪个国家，会出身于哪个阶层，那么最好是选择现在。

——

巴拉克·奥巴马

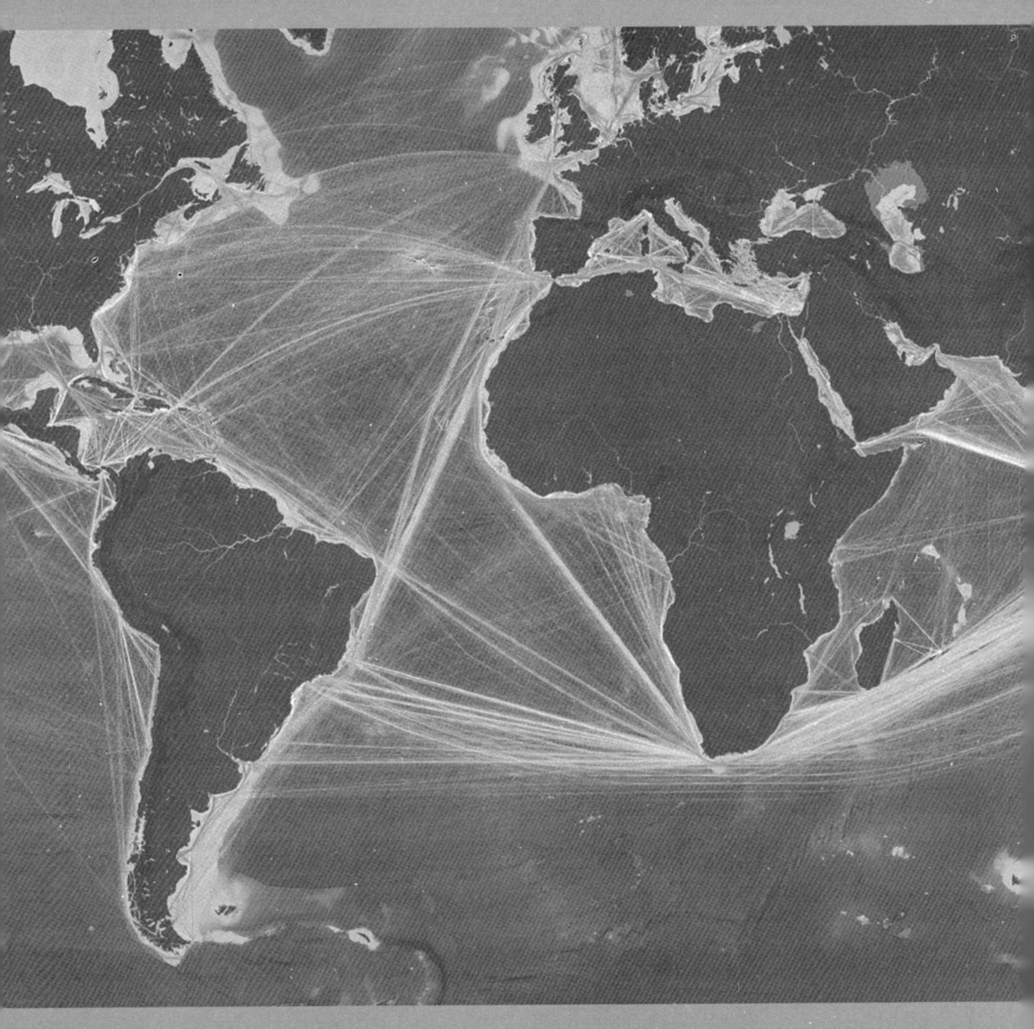

全球商业船队的航行没有受到检疫隔离带来的延误的影响（每条线都是一条航线）
（资料来源：shipmap.org，Kiln.digital 版权所有。）

卫生和医疗革命的最初阶段带来了帝国主义的最后一次伟大胜利。虽然拿破仑称雄全球的野心因疾病而搁浅，但他的军队也是最后遭受那么剧烈的痛苦的人。随着19世纪缓缓展开，欧洲人用对抗传染病的工具益寿延年，让他们有了足够长的时间去征服。但是，枪指在头上的全球化对于被殖民的人的健康来说，仍然是坏消息。

帝国主义在热带的扩张用到了所有三种策略：隔离、卫生措施和药物。帝国主义者认为主要是白人受到当地原住民的感染，甚至是只有白人被感染。就这样的认识来说，隔离确实会起到一些作用。“热带医学之父”万巴德爵士认为，种族隔离是“卫生第一定律”。[1]卫生措施则包括抽干城镇和营地周围的沼泽，让殖民者搬到建在山上的城镇去住。这些都是对瘴气威胁做出的反应，倒也确实降低了感染的风险。

然后是1820年，两位法国化学家分离出了奎宁——金鸡纳树皮中的活性成分。历史上，人们就经常用这种树皮来治疗疟疾，所以也称之为“解热之树”。6年后，英国皇家海军“北极星号”的20名船员来到塞拉利昂，这里是疟疾的“死亡区”。除了他们的上尉，所有船员每天都会用葡萄酒送服金鸡纳树皮，他们也都没有生病——仍然是上尉除外。1858年，英国伦敦皇家植物园领衔了一项全球工程，将金鸡纳树的植株和种子从安第斯山脉运到位于邱园、加尔各答、印度的尼尔吉里丘陵、新加坡和爪哇等地的种植园。

再然后是 1880 年，奎宁的产量已经足够 1 000 万名患者每天服用。[2] 英国人还很快发明了一种奎宁“汤力”水，跟杜松子酒和酸橙汁一起服用。这种饮料比我们今天喝到的更辛甜，也更烈，所以也是全球在时间长河中继续进步的又一证据。[3]

1830 年，法国军队占领了北非的一段海岸线，今天那里属于阿尔及利亚。跟非洲大陆上的其他欧洲军队一样，法国军队死于疟疾的死亡率一开始居高不下，但在采取了排干沼泽和服用奎宁的方法后，死亡率开始下降。每年死于疟疾的人，从每千人 60 人下降到每千人不足一人。[4]

1898 年，人们证明了蚊子和疟疾之间的关联。1900 年，美国陆军军医沃尔特·里德又证明了蚊子和黄热病之间的关系。从那以后，欧洲人在热带的死亡率进一步下降了。（后者的证明还要归功于一些勇敢的志愿者以身饲虎，他们同意让刚咬过黄热病患者的蚊子叮咬自己，随后这些人生了病，就证明了这一传播路径。）而在那之后，喷洒杀幼虫剂也成了预防热带疾病的干预措施中的一项。[5]

效果立竿见影：1875 年，也就是英裔美国探险家亨利·莫顿·斯坦利沿刚果河顺流而下开始探险的那一年，只有三个欧洲帝国在非洲大陆上建立了殖民地，而且基本上局限在沿海地区。到 1914 年，非洲大陆 90% 以上的领土已经被殖民者占领。[6] 1900 年时，光是阿尔及利亚就有 50 多万名殖民者。[7]

在印度次大陆，从 100 年前的沿海地带开始，英国人的控制范围一直在扩张，到 1914 年已经控制了整个印度次大陆，从今天的巴基斯坦到孟加拉国和缅甸，一直延伸到马来西亚和巴布亚新几内亚。在非洲，大英帝国占领了大片领土，从今天的埃及和苏丹，一直到肯尼亚、南非、津巴布韦、赞比亚、马拉维以及尼日利亚和加纳。美帝国也在扩张，不过他们前进的步伐严重依赖于对蚊子的控制。美国人能够完成巴拿马运河的建设，而不是像25年前的法国人一样在死伤惨重之后不得不半途而废，有个重要原因就是他们在那里喷洒了大量杀虫剂。

在印度和非洲，奎宁和沼泽排水还是太花钱了，所以欧洲帝国主义国家并未考虑用这些办法来降低本地原住民的死亡率。[8] 殖民者受到"防疫警戒线"的保护，在蚊帐下面喝着杜松子酒和汤力水，对于印度人和非洲人面临的被迫劳动和大迁移会产生的死亡数字和疾病风险，完全可以视而不见。[9]

据说刚果河的探险家莫顿·斯坦利在坦噶尼喀湖附近碰到自己的探险家同伴时，说了一句很有名的话："我想，您就是利文斯通博士吧？"* 不过，这句话也有可能是后来斯坦利为《纽约先驱报》的读者编出来的。斯坦利因对待非洲搬运工的方式而饱受诟病，这也让他跟比利时国王利奥波德成了完美搭档，因为这位国王在刚果盆地（今刚果民主共和国）的私人帝国为了开采、出口橡胶，也在大规模运用奴隶制和暴力。但这位探险家带给非洲大陆的最大苦难，倒也许只是无心之失：他把睡眠病带到了非洲的中心地带。

睡眠病是通过吸血的采采蝇传播的，这种苍蝇在受感染的人或

---

* 指英国探险家、传教士戴维·利文斯通。在尼罗河上游探险期间，利文斯通与外界失去联系整整六年，而且其中后两年里大部分时间病得很厉害。1869年，《纽约先驱报》派斯坦利前去寻找利文斯通。1871年11月10日，斯坦利在坦噶尼喀湖附近一个小镇找到了他，据说当时便发生了这样的问候，但此句未见于两人的原始记录中，而是首见于1872年《纽约先驱报》的一篇文章，后又经《大不列颠百科全书》等引用。这句话之所以会出名，是因为其中蕴含的幽默：利文斯通是方圆数百英里唯一的白人，斯坦利的这种贵族式的问候语则有装腔作势之嫌。——译者注

动物携带者身上饱餐一顿的时候，也带走了会导致睡眠病的寄生虫（一种原生动物）。这只苍蝇再嗡嗡嘤嘤地飞向下一个不情不愿的宿主时，会把成千上万只寄生虫注入这个人的血液。寄生虫在患者体内繁殖，患者就会感到昏昏沉沉，情绪受波动，极度疲惫。到最后，这个受感染的人可能会陷入睡眠障碍，再然后是昏迷，最后死亡。

这种疾病早在 14 世纪就已经在西非的部分地区出现了，健康经济学家玛塞拉·阿尔桑认为，这种疾病对动物的致命影响，是农业和中央集权国家发展道路上的重大障碍，因此也对现代经济表现构成了严重威胁。[10] 但非洲大陆上大部分地区（包括大津巴布韦这样的前殖民时代的帝国）直到 19 世纪末才受到这种疾病的影响。这些地方早就有采采蝇，需要的只是足够多的被感染者前来开启疾病循环。

而被利奥波德国王雇用的斯坦利就提供了所需要的宿主。19 世纪 80 年代初，斯坦利在刚果河沿岸建起了驿站。越来越多的探险家、种植园管理者和买卖人带着他们的搬运工和护卫队，开始沿着大河上上下下。1904 年，《纽约时报》报道，在维多利亚湖周围的村庄有 3 万人死于睡眠病。该报道倒是很好地抓住了重点，说这种疾病是“可怕的恶魔，在……热带非洲的殖民事业……面前竖立了一块巨大的屏障”。[11]

与此同时，在法属西非，“全民皆兵”和“强制劳役”（通过接受临时服劳役向殖民地政府缴税）也让疫病池进一步被搅浑。成千上万名自愿和非自愿的移民，在接触到当地的各种传染病（包括疟疾）之后都死去了。而回到家乡的劳工也带回了新的传染病，让更多人死于非命。[12]

在印度，散布霍乱的是铁路，以及前来修建铁路的工人。迁移到茶园工作的农场工人让钩虫变得到处都是，而大片大片的稻田滋生了可以传播霍乱的蚊子。到矿上做工的人尤其容易患结核病，他们回乡当然也把疾病带了回去，让结核病遍地开花。[13]

只有在控制传染性疾病的新技术逐渐铺开，而且后殖民时代的政府终于把大多数人的健康放在首位之后，发展中国家国民的预期寿命才真正开始提高。有个很重要的红利是，城市生活和全球旅行对所有人来说都变得更安全了。对抗传染病取得的胜利让这个世界变得越来越紧密，事实证明，这也是创新的重要推动力。但是，这些胜利也从根本上改变了人口结构，将马尔萨斯对于人们变得更富有、更长寿之后会发生什么的预测驳斥得体无完肤。

随着20世纪医学的进步，世界各地的城市居民终于不再饱受疫病之苦，城市也可以开始扩张了。在今天世界上最贫穷的城市里，市区人口增长的主要原因并不是移民，而是城市居民生的孩子有更多活了下来。诺贝尔经济学奖得主阿比吉特·班纳吉和埃丝特·迪弗洛研究了最近的调查数据之后发现，在世界上最贫穷的人——每天生活费不到1美元的人——中间，就她们能得到数据的国家来说，有三分之二的国家，城市地区的婴儿死亡率比农村地区的要低。[14]很多发展中国家贫民窟里的生活比农村生活更健康，这跟一个世纪以前全球的情况刚好相反。

这也可以解释全球各地的城市为什么都在增长。1960年，全世界有10亿人住在城市里。今天，这个数字接近40亿，也就是全世界有一多半人口是城市人口。特尔蒂乌斯·钱德勒的城市人口数据显示，1800年，只有一个城市的人口超过100万，就是北京。到

1900 年，这样的城市有 16 个。1950 年，联合国列出了 77 个这样的城市，其中位于当时可以被视为发展中国家的远远不到一半。到 2015 年，联合国指出，有 501 个城市的人口超过 100 万，其中绝大部分位于发展中国家。[15]

一直以来，城市化是经济发展的关键动力。将经济活动集中在城市，让商品从生产者运到消费者手中可以更容易。有很多人在同一个地方生活，也让工人可以更加专业化。经济学家爱德华·格莱泽就拿黄页举了个例子：如果你想找一家专门修领带的店，肯定是在一个大都市更有希望找到；或者，如果你想找一个专门治疗罕见病的医生，那就得去一个病人可能足够多的地方看看。

城市地区同时也是技术进步的中心，因为在这里，创业者和发明家可以互相切磋，取长补短。在美国，96% 的产品创新发生在大都市，其中将近一半集中在纽约、洛杉矶、波士顿和旧金山这几个城市。聚集起来确实有其优势，这也有助于解释为什么生活在雇用人数超过 50 万的城市附近的工人，比大都市生活圈以外的工人多挣三分之一。[16]

并非只有美国如此。世界上生活在城市地区的那一半人口创造了全球 80% 以上的产出，有 600 座城市集中了全球五分之一的人口，而这些城市的产出占全球产出的 60% 以上。[17] 城市生活对环境来说也更加健康，因为城市里一般来讲更少出门旅行，住房面积也更小。[18] 此外，城市居民跟农村居民在思想观念上也大有不同，他们相对来讲更自由化、国际化，更喜欢做生意和迁移，支持性别平等和同性恋权利，保护环境，对宗教信仰问题也更开放。[19] 城市代表进步，也确实是进步发生的地方。

在城市中，人们越是紧密，就会催生越多专业化和创新，全球互相联通，也让国家之间得以实现专业化和创新。

想了解卫生革命和医疗革命在多大程度上改变了全球交流互动所面临的风险的话，可以看看现在身在海外的美国人都有哪些死因：像是心脏病这样的心血管问题占总死亡人数的 49%，受伤也要占 25%，而除了肺炎以外的传染性疾病仅占 1%。当然，大部分美国人出远门去的，都是那些对美国人来说传染病风险一直很低的地方，但就算是去有很多病原体的地方，也比以前安全多了。有项研究关注的是美国和平队志愿者的 185 例死亡案例，他们去的都是世界上卫生状况最差的国家，而在这些人中间，因意外伤害和自杀而死的比死于传染病的要多得多，占到了 80% 以上。[20]

去马拉维帮当地人修路的中国工程师，以及飞去老挝签署商业协议的巴西高管，也都是同样的情形。虽然从霍乱到新冠肺炎这些疫情表明，旅行仍然会传播疾病，但每个单独的旅行者面临的被新一轮疫情波及，或成为新疫情传播源的风险，都非常小。现代医学，再加上卫生条件改善，让跨国旅行变得几乎跟待在家里一样安全——跟 200 年前比起来，这个变化不可谓不大。

全球化背后，一直有这样一股巨大的力量。我们已经看到，感染风险很高的环境会滋生封闭的社交网络，人们也难以对陌生人产生信任。类似地，感染风险降低也会让人们更加开放，例如心理学家黄韵如发现，跟没接种过疫苗的被试相比，接种过疫苗的被试在想到疾病威胁时，对移民群体表现出偏见的可能性更小。[21] 不足为奇的是，如果人们基本上不用担心会生病，他们会更愿意出门和做生意，对陌生人会更欢迎，也会更愿意尝试新鲜事物。

我们来看看美国的数据。1820 年，从美国出发远洋航行到国外旅行的人，大约有 2 100 人，也就是美国总人口的万分之二。到 1960 年，这样的人再加上长途航班，总人数仍然略低于美国总人口的 1%。2000 年前后，美国年度国际旅行总人数占到了美国人口的 9%，这些人进行了将近 2 500 万次国际旅行。[22] 就全世界来看，近年来，每年都有 12 亿人出国旅游。[23]（当然，悲剧得很，2020 年是个例外。）

交通技术的进步让旅行变得便宜多了，但这种水平的人员流动，也只有在对外国人的恐惧和拒人于千里之外的本能反应都在减退的情况下才可能出现。每年有两周假期的游客，如果需要三倍于此的隔离期才能出远门，多半就会裹足不前，想去参加国际会议的商务旅行者和科学家也同样如此。这还没提到人们因为旅行可能会让他们丧命而闭门不出。此外，在一个传染病不成其为隔离理由的世界里，永久移民会更容易一些。这对富裕国家的医疗服务来说尤其是好事儿：美国的内科医生和外科医生几乎有三分之一是在美国以外出生的，还有四分之一的医护助理、五分之一的实验室技术人员和一半的医学科学家也是如此。[24]

旅行更安全，人们寻找机会、做交易、做买卖也会更容易——就算是在视频会议的时代也是如此。比如，想想在 70 个国家经营 2.4 万余家星巴克门店，或是管理全球 6 万亿美元的美国外国直接投资需要做些什么。[25]

贸易也是同样的情况：没有水手、飞行员、营销和销售人员等的全球流动，就不会有贸易。1820 年，英国出口的商品价值为人均 53 美元。到 2003 年，这个数字达到了 5 342 美元——整整增长了 100 倍。美国这两个年份相应的数字分别是 25 美元和 2 762 美元，增长率甚至比英国还要快。[26] 在美国，工作岗位直接依赖于出口的工人有将近 1 000 万人。在美国人购买的所有商品中，约有六分之一来自海外。[27] 美国是世界上全球一体化程度最低的国家之一。

贸易让世界各国都能更加专业化，医疗用品的供应就是这种情况。例如，美国是世界上最大的个人防护装备进口国，这个国家进口的呼吸器、手套和护目镜，远远超过出口的数量。但是，美国出口的洗手液和口罩比进口的要多。[28] 而很多成品，比如呼吸器或呼吸机，则是由在很多个国家生产的配件组装生产的。是贸易，让美国和世界上其他国家能够以比每个国家都自己生产要低得多的成本得到重要的医疗设备。之所以说 2020 年一开始针对医疗设备的贸易限制对所有国家来说都大错特错，也是这个原因。

贸易同样也让各个国家都能进口自己国内根本无法生产的东西。即使美国曾经是个能够自给自足的国家，现在也早已经不是了。例如，美国消耗的钴，就大部分是进口的。[29] 就算是大型经济体，有些年份可能也会无法生产出足够的粮食，于是需要进口：过去 100 年间，饥荒在全球各地都在减少，贸易功不可没。

小一些的国家一般没那么大的市场规模，也缺乏生产能力，无法让大量商品都实现国产。以制药业为例：2004 年，世界卫生组织估计，全球只有 27 个国家有能力生产创新药，其中 10 个国家的制药行业很先进，在进行重要的药品研发工作。还有 13 个国家能够生产活性成分和成药。剩下的 126 个国家要么完全没有制药业，要么生产的药完全依赖于进口的成分药。[30] 如果没有医药产品的国际贸易，这些国家就得不到任何疫苗和抗生素，而只能处于 19 世纪的卫生水平。尽管全球化在过去推动了疾病的传播，但今天，它已经成为全球福祉的真正核心。

感染风险降低促进了全球联通，而全球联为一体也加快了创新。我们来看看2015年在开发针对埃博拉病毒的疫苗时展开的全球合作：美国参与这项研究的机构有耶鲁大学、陆军医学研究所、沃尔特里德陆军研究所和美国国立卫生研究院。但是，德国马尔堡病毒学研究所、德国疫苗生产商IDT生物技术公司、加拿大国家微生物实验室和世界卫生组织也发挥了重要作用。还有9个不同的国家参与了临床试验，以确定疫苗是否有效。[31]

诺贝尔奖得主、经济学家迈克尔·克雷默和保罗·罗默均指出，长期来看，紧密关联的人群规模与技术发展的速度之间有直接关系。[32] 较小、较孤立的社会会经历技术停滞，而人口众多、协调一致的地方则会催生快速创新。技术进步是全球生活质量在过去200年得以大幅提高的重要原因，而在技术进步的背景下，传染病发病率下降也是人口得以增长、人类空前紧密的重要推动力。马尔萨斯担心人口增加会让人们更加贫困，但就全球范围来看，事实证明，他根本是在杞人忧天。

同时，尽管马尔萨斯担心健康状况改善的结果只能是让更多人生活在痛苦中，但感染率的下降却对出生率产生了积极影响，那就是出生率的降低。

英国格拉斯哥大学的经济学家路易斯·安赫尔研究了过去数十年世界各地的死亡率和生育率数据，发现了如下规律：随着儿童死亡率下降，女性生育孩子的数量也在下降，不过其间有大概10年的滞后。因为有这 10 年滞后，也因为儿童死亡人数减少，死亡率下降的短期影响是人口增长。这也是为什么直到 1950 年这个星球上都还只有 25 亿人口，而现在四海之内已经有了 70 亿人。但从长期来看，这个趋势会发生逆转：随着年龄较大的孩子和成年人的健康状况继续改善，生育率进一步下降，人口增长速度会放缓，甚至出现逆转。[33]

以中东为例：1960 年，这个地区有大概四分之一的孩子活不到 5 岁，而这里的妇女一生中平均要生育 7 次。1980 年，儿童死亡率已经下降一半，但生育率大体上没什么变化。但是到 2000 年，生育率迅速下降，到了每个妇女生育 3 个孩子的水平。这些变化带来的一个结果是，中东女性会有孩子在 5 岁前夭折的可能性，已经从遍地都是变成了偶然可见：1960 年，大约 85% 的妇女有过痛失爱子的经历，而今天这样的人只占 10%。

联合国的数据表明，从 20 世纪 50 年代初到新千年的头 10 年，在拉丁美洲和亚洲，妇女生育孩子的平均数量从 5.8 个降到了 2.3 个。非洲没有跟上这个步伐，但尽管如此，那里妇女生育孩子的平均数量在这期间也从 6.6 个降到了 4.9 个。[34]

生育率和幼儿死亡率双双下降，都会推动人口老龄化。1980 年，全球平均年龄是 23 岁。到 2050 年，这个数字将达到 38 岁。哈佛大学经济与人口学教授戴维·布鲁姆在其著作中指出，在人口结构发生这些变化的过程中，可能存在“人口红利”。[35] 出生率下降后，处于劳动年龄的人口比例就会上升（因为学龄儿童减少了），但是到最后，这个比例还是会转而下降（因为退休人员增多了）。在这个中间阶段，工人更多，靠他们养家糊口的家属更少，就会出现更高的投资率和增长率。

但是，只有所有这些年轻人都有活干，能够把他们的生产力发挥出来时，人口红利才会实现。20 世纪最后几十年，这些年轻人涌进东亚的工厂，制造玩具、服装和电子产品，标上“泰国制造”“中国制造”等字样，再出口到欧洲和美国。布鲁姆指出，在东亚地区奇迹般的增长率中，可能有高达三分之一要用这群年轻人的生产力得到了充分利用来解释，这也推动了韩国等国家迈入高收入国家的行列，还让中国变成了世界上最大的经济体之一。

其他地区，比如中东，在将卫生革命转化为经济革命方面做得就没有那么好。在这些地方，为数不多的几家大公司靠政府合同和监管机构的优惠政策维持业务，而不是生产在全球都有竞争力的产品。中东没有“现代”或是“联想”那样能够向全世界出口汽车或电脑的公司。所以，这里也没有什么好工作，怀才不遇的求职者倒是有很多。他们无处可去，只好上街。对于仍然在向低出生率过渡的非洲来说，经验教训可能是利用良好的人口红利可以带来东亚那样的增长率，而管理不善的年龄结构转变则会带来“阿拉伯之春”，乃至后来发生的一切严重后果。

人口结构变化不仅会让劳动年龄人口数量激增，也意味着女性可以把更多时间花在工作上。在美国，1900 年出生的普通女性，在 23 岁到 33 岁会有三分之一以上的时间用来怀孕，哺乳的时间超过三分之一。女性死于妊娠或分娩并发症的综合风险约为 3%，而且有一半以上的女性因怀孕或分娩而落下了某种残疾。好在今天因怀孕而严重致残的风险跟那时候相比要小很多，而且现在女性怀孕的频率也大大降低了。当然也不必奇怪，这个变化对她们外出工作的能力产生了极大影响。1890年，已婚女性只有3%左右加入了劳动力大军；到1990年，这个数字达到了70%。[36] 患病风险下降已经开始扭转数千年来“文明”对女性的压制。

受益于传染病发病率下降，得到了一定程度的自由的，并非只有女性。很久以来，患传染病的风险一直是给两性行为立规矩的诸多常见理由——至少也可以说是借口——之一。世界上那些病原体较多的国家往往更愿意规范滥交行为，也更有可能存在“万恶淫为首”的观念。[37] 但随着感染风险下降，采取某些限制的必要性在人们看来也在降低。20世纪五六十年代的性解放运动，就发生在传染性疾病开始消退之后，而且与出生率的下降背道而驰。在那之前，已经有两代人的时间，因为开始使用抗生素，包括大量性传播疾病（比如梅毒）在内的传染性疾病在慢慢偃旗息鼓。其结果是出现了一种新的观念，认为性行为可以是为了乐趣和亲密关系，而不是仅仅为了生儿育女——同性恋和手淫自然也包括在内。实际上，全世界认为同性恋不合法的国家，已经从1960年的150个，下降到了2017年的72个。[38]

健康状况改善和生育率下降，也是教育投资增加背后的动因之一。经济学家丹尼尔·科恩和劳拉·莱克指出，过去几十年，小孩子出生时的预期寿命每增加1岁，会让父母愿意多送孩子去读3个月的书，这在各个国家都是如此。[39] 这个关系背后的原因是，如果孩子能活到学以致用的年纪，那么对孩子的教育投资当然更有意义。

不幸的是，艾滋病的流行让我们目睹了健康与教育的关系反向运行的例子。经济学家谢布内姆·卡莱姆-奥兹坎研究了多个非洲国家人口结构的变化趋势，认为艾滋病促使父母多生孩子，好保证有孩子能活下来。这就使对每个孩子的教育投资变少了。[40] 1985 年到 2000 年，跟艾滋病发病率较低的非洲国家相比，在刚果等艾滋病很流行的国家，妇女平均会多生两个孩子，而每个孩子会少受三分之一以上的教育。

一般来讲，更好的健康预期也会影响我们在面对新的疾病威胁时的反应。芝加哥大学经济学家埃米莉·奥斯特通过研究艾滋病病毒对非洲异性恋男性和美国同性恋男性的性行为有什么影响证明了这一点。尽管这两个群体患这种疾病的风险都相对较高，但只有美国同性恋男性出于对这一风险的回应，改变了自己的行为——1984 年到 1988 年，短短 4 年间，他们的性伴侣数量就减少了 30%。

奥斯特认为，其中的原因在于，非洲男性无论得不得艾滋病，预期寿命都比较短，因此就算保护自己不得艾滋病，得到的回报也没有多高。她发现，较富裕的非洲男性，如果没染上艾滋病，预期寿命会比较长，也会更有可能减少自己的性伴侣数量——一夫一妻制带给他们的回报要高一些。她认为，如果非洲男性的预期寿命跟没染上艾滋病以前一样长，也跟美国的同性恋男性一样有钱，他们的行为估计也会有那么剧烈的变化。奥斯特的结论是，健康前景不佳，更有风险的健康行为就会受到促动。[41]

如果你明天就可能会死于传染病，那么你对今天甘冒矢石冲锋陷阵可能也会更处之泰然。这表明，在这个已经走出马尔萨斯陷阱的世界中，暴力之所以会减少，健康水平提高、病原体压力减小可能也是其中的原因。新千年以来，全球死于战争的人，是 20 世纪 50 年代的十分之一。[42]

健康和财富以及更广泛的幸福之间的总体关联并没有那么简单，也不是那么直接和确定。即使是在世界上最不开化的一些地方，健康状况的显著改善，也没法把尼日尔和中非共和国变成韩国或新加坡。

困扰着一些国家发展前景的问题，仍然非常棘手，难以被去除。例如，发展经济学家之间有一场激烈的辩论，就是传染病压力很大的热带地区为什么到现在仍然很贫穷。一方认为，当前疾病的影响足以解释为什么他们会越来越贫困，疟疾、腹泻、艾滋病和登革热等疾病影响了他们工作、学习和投资等能力。哥伦比亚大学的杰弗里·萨克斯和美国前财政部长、哈佛大学的劳伦斯·萨默斯，就是很看重传染病对经济在当代的影响的两位经济学家。[43]

而另一方的经济学家有麻省理工学院的达龙·阿西莫格鲁和芝加哥大学的詹姆斯·罗宾逊，他们更重视历史的作用——疾病对殖民制度产生了影响，并进而影响了现代的政治和经济制度。[44]

双方各有一些道理。疾病对经济成功的影响，既有历史证据，也有当代证据。热带病带来了双重负担：既有不平等制度的残酷历史，也有疾病和死亡的严酷现实。哈佛大学经济学家菲利普·阿吉翁指出了两者之间显而易见的关联：跟刚开始就健康状况很差，也一直保持这个局面的国家比起来，健康状况好的国家不但会变得越来越好，经历的经济增长也会快得多。[45]

尽管如此，人类战胜传染病还是在全球范围内大大减少了建立连接的障碍，增加了人们可以与之产生联系的人数，也确保了新近建立连接的人有能够充分利用机会的技能和可能性。我们这颗星球在马尔萨斯的年代有 10 亿人生活，但大部分人只能勉强混个温饱，而两个世纪之后，有 70 亿人在这颗星球上栖居，而且平均收入比 200 年前高 12 倍以上，上面的一切都是原因所在。[46]

虽然基本上可以肯定，2020 年的最终数据会表明全球贫困人口因新冠肺炎带来的大萧条而有所增加，但每天生活费不足 1.9 美元的极端贫困人口数量的下降——从 1970 年全球 60% 的人口到 2017 年的不到 10%——仍然可以看成全球正在向更健康、更富庶，也更幸福的生活转变的一个迹象。传染病偃旗息鼓不仅让普通人免于遭受文明扩张带来的损失，而且帮助人类纵身一跃，达到了前所未有的生活水平。

这一转变也重塑了全球经济秩序。工业革命让各国健康状况和经济水平出现了分化，中国和印度就此被西欧、日本和美国超过，落在了后面。但在过去几十年取得巨大进步之后，这两者之间出现戏剧性的趋同。1950 年，中国的经济体量略微超过英国的三分之二，不到美国的五分之一。[47] 在 2014 年年底的某个时候，中国的产出按购买力平价水平计算，超过了美国，由此成为世界上最大的经济体。

过去 500 年，传染病在全球的分布决定了哪些国家会被殖民以及被谁殖民，而过去 50 年也是一样，仍然是由抗击传染病的斗争改变了世界强权的面貌。

可以肯定，死灰复燃的传染病仍然会带来极大危害。我们这个世界将永远面临这样的风险，最近的新冠肺炎就是最好的证明。风险有三个方面：城市化和全球化仍然是疾病发展和传播的强大推动力，我们拒人于千里之外的古老本能只隔了一层窗户纸。而为了让传染病乖乖就范，我们也在滥用我们手上的工具。2020 年，在新冠病毒的传播中，在我们应对新冠肺炎的行动中，我们可以看到，这三方面的问题都显露出了自己的力量。

第九章

传染病的复仇？

我们现在正在经历第三次流行病学转变的阵痛。在这次转变中，不但会看到我们已经很熟悉的传染病死灰复燃，也会看到一系列全新的疾病横空出世。而在全球化的帮助下，这些疾病全都有可能迅速传播开来。

——

克里斯廷·哈珀、乔治·阿梅拉戈斯

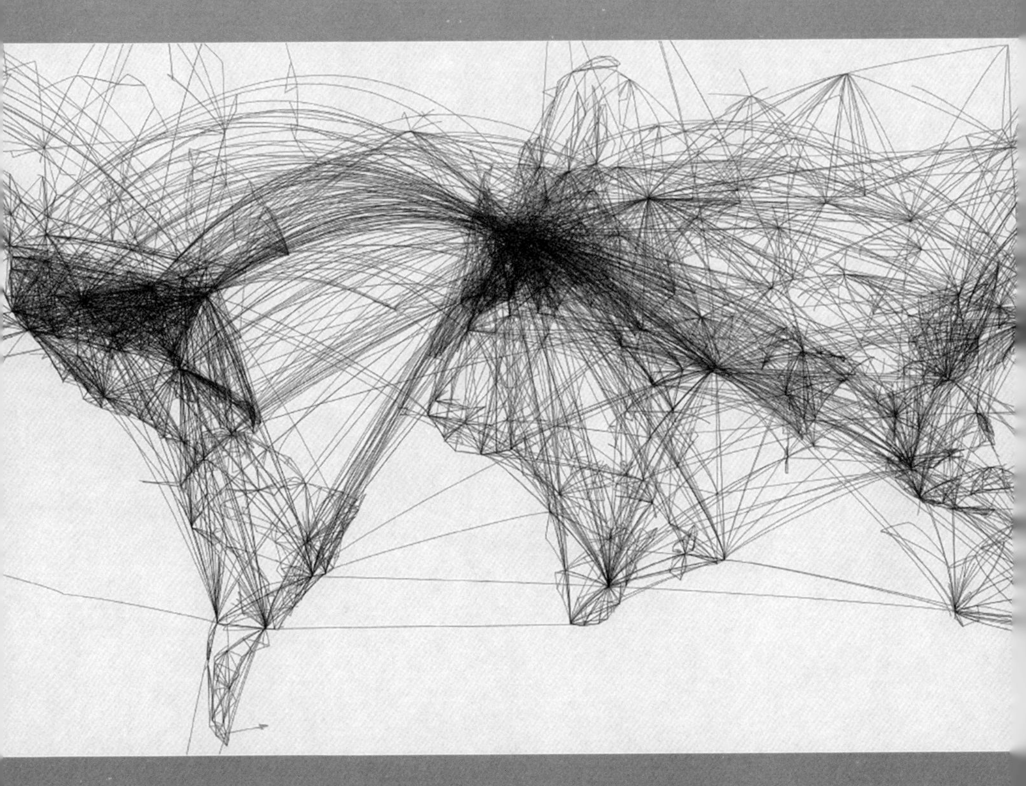

全球航线。在正常年份，每年有 12 亿人到外国旅游
（资料来源：马里奥·弗雷泽。）

新千年伊始的伦敦人口略高于 700 万，其中 27% 出生于国外，有 18 个不同来源国贡献了 3 万名以上居民。而纽约的 800 万居民中有 33% 来自国外，贡献了 1.5 万人以上的来源国有 30 多个。[1] 毫不意外，这两个地方都是旅行枢纽：伦敦的希思罗、斯坦斯特德和盖特威克这三大机场每年的客流量总计通常能达到 1.44 亿人次，而纽约的肯尼迪、拉瓜迪亚和纽瓦克机场每年的客流量也有 1.32 亿人次。

伦敦和纽约这两个全球大都市住的一直是世界上平均寿命最长、最富有的人。但是，两地也都很早就受到了新冠肺炎的打击，而且都非常严重。这两个地方都既展现出这个让紧密关联的城市更安全的世界的好处，也证明如果不能对持续的疾病威胁一直保持警惕，我们需要付出多大的代价。

1855 年，英国探险家戴维·利文斯通来到维多利亚瀑布。这一发现标志着陆地勘察的大发现时代到此结束。一个世纪以后，能够走遍世界各地的人比比皆是。似乎有理由认为，到这时，人们会遇到一种完全没见过的疾病（而不是让一种早就有的疾病传播开来）的风险也降低了。1962 年，诺贝尔奖获得者、澳大利亚病毒学家弗兰克·伯内特爵士指出，为传染性疾病著书立传“基本上就是在写一些已经进入故纸堆的东西……关于传染病的未来，我们最容易预见的就是，它会乏味得很”。[2]

我们知道，事实并非如此。实际上，就在伯内特写下这些文字的时候，就有一种疾病已经在刚果盆地传播，后来也是这种疾病，粉碎了传染病的未来会乏善可陈的预言。没过多少年，这种疾病就传到了美国。1981 年 6 月 5 日，位于亚特兰大的美国疾病预防与控制中心发布了一份新的发病率和死亡率周报，关注对象是肺孢子菌肺炎。1980 年 10 月到 1981 年 5 月，这种“几乎只在免疫功能受到严重压制的患者身上出现”的疾病，感染了 5 个年轻的男同性恋者。这些病例表明，“同性恋生活方式的某些方面，或是通过性接触染上的疾病”与“可能是某种细胞免疫功能障碍的疾病”之间，有可能存在关联。[3]

这些患者染上的疾病表明，他们的免疫系统——包括用来攻击侵入人体的细菌和病毒的白细胞——存在缺陷。有正常免疫应答的人根本不会得这些患者得的这种肺炎。而无论他们的免疫系统出了什么问题，都可以肯定不是遗传问题，而是获得性的——在这之前，这些病人的身体一直很好。到 1982 年 9 月，疾控中心已经收到了 593 例这样的病例，这种疾病也终于有了一个正式的名称：获得性免疫缺陷综合征。

人类免疫缺陷病毒（HIV）就是导致艾滋病的元凶。艾滋病病毒早在 20 世纪 20 年代就已经作为类人猿身上一种病毒的变种而出现了，地点可能是刚果民主共和国的首都金沙萨。但艾滋病作为流行病是在 50 年后才在金沙萨第一次暴发，其传播可能还得到了免疫接种运动中重复使用针头的帮助（病毒可能借由针头在多次注射之间传播开来），实在是既让人伤心，又让人哭笑不得。[4]

1980 年根除天花时，人们还不知道艾滋病也是致命的。但 80 年代初，南部非洲很多地方都暴发了这种疾病，症状是日渐消瘦，所以当地人称之为“消瘦病”。[5] 几年后，也就是 1989 年的时候，有一阵子我在津巴布韦布拉瓦约乡下的一所学校教书，校方鼓励所有学生都去献血。津巴布韦是世界上最早对所有献血者都做艾滋病病毒检测的国家之一，而检测结果回到学校里每一个学生手上时，阳性结果就是宣布他们就此被社会遗弃、只能等死的判决书——那时候没有任何有效的治疗方法。[6]

黑死病和霍乱都是沿贸易路线传播的，艾滋病也同样如此。芝加哥大学的埃米莉·奥斯特研究了艾滋病在非洲的传播情况，发现出口越多的国家，感染率也越高，病例也都集中在公路网络很发达的地区。她提出，运送出口货物的司机在送货的同时，也将艾滋病病毒传播开来。[7]

1990 年前后，全球每年约有 30 万人死于艾滋病，而到 2010 年，年度死亡人数达到了 150 万。到现在，每年死于艾滋病的人数，等于自杀、他杀、过失杀人和战争的总和。尤其是在撒哈拉以南的非洲，世界上大概三分之二的艾滋病患者生活在这里，艾滋病病毒成了让国民健康和国家全面发展走下坡路的巨大推动力。[8] 就因为这种疾病，有些国家的国民预期寿命下降了 10 年甚至更长时间，几十年来已经取得的进步都因此化为乌有。

不过，全球每年死于艾滋病的人数到 2005 年前后达到了一个平台期，而现在已经在下降——这在很大程度上需要归功于发展中国家的抗反转录病毒药物产业的日益发展（这种药物能让艾滋病病毒感染者活下去，也能防止他们再去感染其他人），以及包括美国在内的捐助国对抗反转录病毒疗法的支持。[9] 在治疗和预防方面，我们取得了巨大进步，有希望在未来数十年，会有未感染艾滋病的新一代人出现。2013 年，全球艾滋病新感染人数少于在服用抗反转录病毒药物的人数，这还是历史上第一次。

全球抗击艾滋病的努力，在历史上还从来没有过——尽管规模太小，也晚了 20 年，但跟以前对抗鼠疫的努力比起来，还是相当浩大，也富有成效。而我们在对抗艾滋病上面取得的进展，也是今天我们在对抗传染病的战斗中，形势比 50 年前、500 年前乃至 5 000 年前都有利得多的明证。艾滋病危机既展现了新威胁的凶险之处，同时也凸显了强大的国家卫生系统、科研能力和步调一致的国际应对措施在对抗疾病时能够多有效。

新冠肺炎大流行的早期阶段预示了应对迟缓、错失良机的类似组合，同时也激发了前所未见的响应。希望下一次，我们的动作可以快些，也能挽救更多生命。因为从艾滋病到新冠肺炎这 40 年间，我们理应学到的另一个教训是，在农业不断扩大、人口日渐稠密、全球联系日益紧密的今天，肯定会有下一次。

美国布朗大学进化生物学家凯瑟琳·史密斯和同事们研究了 1980 年以来全世界记录到的超过 1.2 万起疫情，并得出结论，无论是疾病的种类还是疫情暴发的次数，都在随着时间增加（不过也有个好消息，就是每次暴发的病例数在减少，这要归功于更好的检测、预防和治疗）。[10]

1970 年以来，已经出现了很多新的传染病，比如严重急性呼吸综合征（SARS）、禽流感、尼帕病毒、亨德拉病毒、埃博拉、马尔堡热、拉沙热、变异型克–雅病、隐孢子虫病、环孢子虫病、白水阿罗约病毒、汉坦病毒，当然还有新冠肺炎。更不用说还有正死灰复燃、卷土重来的疾病，比如耐多药结核病、猴痘、登革热和黄热病、耐药性疟疾乃至鼠疫。[11]

有些新疾病和艾滋病一样，是从森林里出现的。1998 年发生在马来西亚的尼帕病毒疫情，展现了日益扩大的人类活动是如何让我们接触到新的人畜共患疾病的：携带这种病毒的果蝠因森林砍伐而失去了自己的家园，最后只能跟在果园附近的大猪圈里挤来挤去的猪争抢水果。猪会踩到果蝠的粪便并使之雾化，吸入自己体内。猪就这样感染了尼帕病毒，接下来又传给了人类饲养员。这种疾病会导致脑水肿、昏迷和死亡，有时是在接触这种病毒好些年之后。[12]

另一些疾病是从人类以及家畜身上现有的传染病品系变异和进化而来的。人类只有在长到 15 岁以后——常常是远远超过 15 岁以后——才开始繁殖后代，而病毒一般只需要一两天就能繁殖成千上万的后代。[13] 也就是说，那些微生物进化的速度远远超过它们的宿主。[14] 而就算是最小小不然的突变，也可能会带来巨大的变化。快速进化也是先前相对来讲威胁不大的传染病突然间变成大杀器的原因。[15]

我们来看看另一起疫情。2009 年 4 月 13 日那周，南加州有两名并无瓜葛的孩子都生病了，咳嗽、打喷嚏，还发烧。这两家的父母分别把孩子带去了不同的诊所，两个孩子都做了检测，发现他们患上了一种毒株不明的流感。孩子们跟往常一样，带着五花八门的药回家了。不到一周，两人也都有所好转。但根据标准流程，美国疾控中心收到了警报。4 月 17 日，也就是两个孩子去诊所四天后，疾控中心宣布他俩感染的是一种以前没见过的流感病毒——甲型 H1N1 流感病毒。这种流感也叫猪流感，因为这种毒株是从猪身上通过跨物种传播让人类患病的。疾控中心在报告中写道：“让人担心的是，……很大一部分人可能很容易感染，而季节性流感疫苗……可能无法提供针对这种猪流感变种的保护。”[16]

4月底，世界卫生组织宣布甲型流感已经形成全球大流行。疫情中心墨西哥报告了949例实验室确诊病例，其中有42人死于这种疾病。这个国家关闭了学校，并禁止大型公众集会。[17] 5月第一周，共有21个国家报告出现病例，在亚洲、欧洲和美洲都有分布。尽管研发出了针对这种流感毒株的疫苗，但流感死亡人数还是大幅上升了——据估计，截至2010年4月，仅美国就有12 469人死于这场疫情。[18]

到了工厂化养殖的时代，被家畜感染的风险就更大了。1961年，全世界每年“不过”宰杀3.76亿头猪，到2012年，这个数字已攀升至14亿，[19] 养这些猪的养猪场也越来越大。1964年，美国普通的养猪场存栏生猪通常不到50头。今天，这样的养猪场存栏生猪超过1 100头。[20] 我们消耗的猪肉和熏肉大部分是大型农场生产的，而这些农场的规模更是上述普通养猪场的好多倍。不仅猪肉如此，全世界养的鸡也从1961年的39亿只攀升到了今天的217亿只。在所有鸡肉中，出自工厂化养殖的超过四分之三。[21]

能够出现这种农场，某种程度上也证明我们在控制家畜疾病方面取得了成绩，但这么做同样也在增加病毒和细菌进化形成新威胁的机会。以马来西亚的尼帕疫情为例，这个国家于20世纪80年代经历了经济的急速增长，国民收入的增加也拉升了对肉类的需求。马来西亚的农业部门急剧扩张，家庭养殖也被工厂化养殖取代了。成千上万头猪在封闭区域中挤成一团，以前只是会很零星地由蝙蝠传给猪的一种疾病现在可以在关了几千头猪的猪圈中繁殖，然后再传到人身上。

马来西亚政府的回应是大规模宰杀了 100 万头猪，尼帕病毒也确实消停了。但从那时起，这种病毒时不时就会在亚洲某地重新出现，似乎也变得更加致命，受感染的猪 70% 会毙命，有时候还会直接人传人。[22]

由动物传给人类的疾病从农场或森林里的村庄传到外面来的可能性也大大增加了，因为现在这个世界比以前任何时候都更加紧密关联。[23] 纽约地铁一辆挤得满满当当的车厢就能装下 250 人左右，而在人类历史上大部分时候，大部分人的生活圈子都还不到这个规模。在机动交通工具或像样的道路出现以前，多少人一辈子也没怎么离开过自己的村庄。我们已经看到，这种死守在家门口的做法是一种保护措施，可以让自己免受各种大大小小的疫情波及，包括鼠疫。

但今天，这个星球上就连最贫穷的人也不再是足不出户了。1960 年，全世界的路网上约有 1.22 亿辆机动车。今天，全世界机动车的数量是这个数字的 10 倍，路网也比那时候大得多，尤其是在发展中国家。[24] 今天，全球人口数量至少是 4000 年前的 250 倍，人们生活的有些城市的规模也是 4 000 年前乌尔城的 500 倍以上，所以疾病在退出舞台之前找到新宿主的可能性也大了很多。

以前的疾病传播机制在长距离上也加速了。1519 年 8 月，由四艘西班牙船只组成的船队在麦哲伦的带领下开始了人类史上第一次环球航行。1522 年 9 月，只有一艘船回到了母港。1873 年，儒勒 · 凡尔纳写了一部小说《八十天环游地球》，里边那位伦敦佬斐利亚 · 福克先生一路行经苏伊士、孟买、加尔各答、香港、旧金山和纽约，最后回到自己的家乡。16 年后，《纽约世界报》的记者内利 · 布莱当真用 72 天完成了环游世界的壮举。1976 年，泛美航空的一架波音 747 客机载着 96 名乘客，用 46 小时环绕地球飞了一圈。跟麦哲伦的环球航行比起来，这趟旅程花的时间只有五百分之一。[25]

如果旅人只需要一两天就可以环绕地球，他们身上带的疾病当然也可以。如果哥伦布的船员带回了梅毒的说法是真的，那么梅毒在 16 世纪就已经创下了用 6 年时间从美洲来到印度的纪录。500 年后，微生物环游世界需要的时间只是几周，而不再是几年。2002 年，SARS 在中国广东的菜市场出现，那里出售的食用动物有的是活的。这种病毒是从某种动物（可能是果子狸）身上跨物种传播到人身上的。[26] 三个月后，一名感染了这种疾病的广东医生在香港一家酒店待了一天，在此期间感染了 16 名酒店客人。其中三人随后分别乘飞机飞往多伦多、新加坡和越南。不过几个星期，这种传染病就感染了 26 个国家的 8 000 人，在五大洲都有分布。[27]

2019 年年底，新冠肺炎疫情开始出现。12 月 30 日，武汉市政府开始追踪病例。2020 年 1 月 5 日，上海一家实验室检测确认，致病元凶是一种新型冠状病毒。1 月 11 日，出现了第一例死亡病例。13 日，泰国出现第一例确诊病例。20 日，美国也有了一例确诊病例。截至 1 月 31 日，全球共有 12 个国家总计报告了约 1 万例病例。[28]

想想看，有多少传染病是我们人类和动物都会得的，有多少动物身上的疾病也许只需要一两次突变就可以感染人类，再想想病毒和微生物突变并在这个紧密连接的世界上传播开来的速度究竟有多快，就知道新的全球大流行肯定会继续向人类发起猛攻。

亚特兰大埃默里大学人类学系的罗纳德 · 巴雷特和同事们甚至提出，全球化和抗生素抗药性导致疾病威胁不断反复出现，标志着我们正在进入“第三次流行病学转变”，而前两次分别是文明伊始传染病的兴起，以及过去一个半世纪传染病的衰落。[29]（希望）这么说有些言过其实，但这个说法也确实指出了我们需要面对的风险究竟有多大规模。与疾病的斗争让我们这个现代化、城市化、紧密关联的世界成为可能——但农业、城市化和全球化在面对新的传染病威胁时一直存在的风险并没有因此得以去除。

如果新传染病的风险仍然是一个令人担心的主要问题，那么在这种风险出现时，我们的应对也会是一个同样重要的问题。这是因为，我们对传染病最早的本能反应，已经越来越不适合这个联系日益紧密的世界。

在日本天花的例子中，我们已经看到，尤其是新出现的，或出现时间并无规律的疾病，会带来恐慌和拒人于千里之外的本能。每年死于流感的人远远超过历年死于埃博拉的人数总和，但除非我们给新变种取了个新名字（比如说猪流感），否则也不会引起太多关注。这种心理也许有助于我们理解，为什么在2014年11月美国的一项调查中，埃博拉病毒被评为这个国家面临的第三大最迫在眉睫的健康问题——排在医疗费用问题的后面，而癌症和心脏病都瞠乎其后。伴随恐慌而来的还有很多人对禁止旅行的呼吁，尽管美国国内只出现了两例埃博拉病例，这两例都没有性命之虞，而且所有专家都表示蔓延开来的风险很小。[30]

在这里，我们仍然可以看到，对他人敬而远之的本能是以进化事实为基础的。在面对未知的传染病威胁时，远离陌生人的反应合情合理。如果不清楚究竟谁是病人，那么唯一有效的办法就是减少跟所有人的接触。

然而，今天，世界上大部分人生活在城市，而且在食品生产（或其他用品的生产）方面，这个星球上只有极少数人能够以某种方式做到自给自足，因此，完全与世隔绝根本不可能实现。检测病人并将其隔离，外加追踪病人的接触者，这个策略在 2014 年应对埃博拉时取得了成功，2020 年应对新冠肺炎也同样会奏效。然而，2020 年，在不知道谁受到感染的情况下，就只能退而求其次，采取“社交距离”这个虽有必要但代价也会很高昂的策略了。

保持社交距离和居家的命令可以将新冠病毒携带者继发感染的平均人数降低到 1 以下，也就是说感染率会下降。但有项初步估计显示，新冠病毒封锁措施对美国经济造成的影响，仅仅是 2020 年 4 月这一个月，就让每个家庭平均付出了 5 000 美元的代价。（对有些家庭的影响还要大得多：还是在 4 月，全美国有 2 000 多万人失业。）[31]

而早期对冠状病毒的响应产生的相关健康影响在全球范围也都相当大。身患新冠肺炎之外疾病的人被医院拒之门外，常规的免疫工作陷入瘫痪，数百万人陷入贫困和营养不良的境地，而对他们来说，生病不过是家常便饭罢了。初步估计表明，在一些发展中国家，因新冠病毒的应对措施而丧命的人，恐怕比死于这种传染病本身的人还要多。

封锁从来都不是单凭自己就能成事的解决方案，而只是一种短期策略，可以为更好的策略争取时间，也可以防止医院因病人过多而不堪重负。值得再次强调的是，如果有一种新疾病在到处传播，又没有办法治好，出于理智和本能，人们就会希望跟别人都离得远远的。新冠病毒刚开始传播时，人们不再去餐馆，也减少了购物的次数，这并非出于由上而下的行政命令。但是，对接下来会出现的任何一种传染性极高、经常会有无症状感染者的新型传染病，所有国家都需要有效利用封锁措施争取到的时间，拿出限制更少的解决办法来降低传播速度，让国民建立信心。比如说大规模检测和追踪，以便选择性隔离，就是这样的方法。

尤其是，在一个以全球大交换为基础的世界上，在边境设立隔绝措施不但成本极其高昂，效果也极为有限。检疫隔离和边境控制也许曾有助于减少鼠疫的传播，但 19 世纪已经证明，这些措施对霍乱和黄热病收效甚微。今天，尽管把患病的旅客一个个隔离起来也许是行之有效的紧急策略，短期旅行禁令有时候也确实能争取到一些额外时间来应对新的大流行，但这个世界的相互关联已经过于紧密，就算是最想筑墙的幻想家，也没法认为关闭边境就真的能关门大吉，可以长长久久地把疾病关在门外。

我们来看看艾滋病的例子。1986 年，根据美国移民法案，艾滋病被列入禁止永久入境的传染病名单。如果是游客带有艾滋病病毒，要入境也必须申请豁免。如果获批，他们的护照上也需要加盖一个无法擦除的印章，表明他们艾滋病病毒携带者的身份。尽管世界卫生组织于 1987 年得出结论，筛查乃至禁止国际旅客并不能有效减轻艾滋病压力，但这项政策一仍其旧。我们可以看到，旅行限制并没有阻止艾滋病传播，因为这种疾病最早是在美国而非刚果盆地确认的，也很快传到了那些断绝国际旅行和商业往来最决绝的国家，就连军政府统治下的缅甸也概莫能外。

同样，在关于甲型流感的国际警报发出后，实施的旅行控制让出入墨西哥的航空运输量下降了40%，但并没有影响到疾病的传播。流行病学家保罗·巴贾迪和同事们指出，甲型流感疫情的证据表明，就算是全面禁止旅行，最多也只能将疾病的传播推迟20天。[32]

在面对一种往往没有症状、传播也非常迅速的疾病时，旅行禁令的效果十分有限，这一点在新冠肺炎上暴露无遗。尽管在努力减缓疾病传播时，让人们尽量不要在机场、飞机上乃至火车上、工厂里聚集会很有好处，但并没有国家之间的证据能够证明，2020年头几个月，在实施了旅行禁令的国家，新冠病毒的感染率有所下降。[33] 对旅行禁令总体影响的初步估计表明，这些措施对减缓病毒传播起到的作用，最多也就是延迟了两三周，最少的一点作用都没起到。[34]

1月31日，美国政府开始实施第一个部分旅行限制的措施。从新冠疫情在中国出现到美国颁发旅行禁令的这段时间，已经有39万人从中国飞来美国。有证据表明，新冠肺炎可能是在1月7日到10日在拉斯维加斯消费电子展上传播开来，而这个展会有17万人参加。[35] 1月20日，美国有了一例新冠肺炎病例。2月6日，加州至少有一例死亡病例。这表明，有人在两周前就已经感染了。[36]

即使在美国旅行禁令开始实施后的两个月里，也仍有4万人（包括美国公民和绿卡持有者）从中国前来美国。[37] 从1月到4月初，全世界有将近1 100万人从已经有新冠肺炎确诊病例的国家飞到美国。[38] 在更严格的旅行禁令的威胁下，数百万人赶在禁令实施前，如潮水般匆匆赶回自己的家园。移民局和海关大厅人满为患，成千上万人挤在狭小的空间里，一挤就是好几个小时。纽约的疫情之所以一开始那么严重，肯尼迪机场和纽瓦克自由国际机场汹涌的人潮可能是原因之一。[39]

当然，并非只有美国如此。2019 年 12 月底，法国一家医院治疗了一个肺炎病人。当时采集的血样后来做了新冠病毒检测，结果呈阳性。3 月中旬，法国实施旅行禁令。

对于一个跟全球都紧密关联的国家来说，在 1 月初或更早的时候实施旅行限制可能会有好处，但没有哪个政府那么早就采取了行动。世界上最早因新冠肺炎实施国际旅行禁令的政府是马绍尔群岛共和国，发布于 1 月 24 日。[40]（但是，短期旅行禁令可能也就是对小岛国最有用：2020 年 3 月中旬，新西兰开始禁止外国人入境，这时该国已经有 28 例新冠肺炎确诊病例，随后没多久也实施了全国封锁。在跟针对疑似病例的严格的“检测—追踪—隔离”政策结合起来后，刚开始的疫情很快得到了控制。[41]）

即使在没有希望起到任何作用之后，旅行禁令仍然一直大行其道，这只会让局面更加糟糕。2020 年上半年，美国一直在实施旅行禁令，尽管这个国家的新冠确诊病例大部分时候比任何国家都多。

禁止旅行往往会让政府在应对新的疾病威胁时面对的情况更加复杂——减缓了工作人员、物资和设备抵达抗击疫情的国家的速度。贸易和合作、货物运输、人员流动、想法交流，这些都是支撑卫生系统、开发和进行检测和治疗手段的核心要素。我们无法单独做出有效应对，必须联合响应。

而长期来看，有理由认为旅行禁令反而有可能进一步增加风险：2006 年有一项针对从英国前往美国的艾滋病病毒呈阳性旅客的研究，他们当时也在服用抗反转录病毒药物，结果发现他们大部分人都选择了非法入境，而不是报告自己的病情从而面临被拒绝入境、被曝光的风险。受调查人员有将近五分之一停止或推迟了服用抗反转录病毒药物，因为他们担心在抵达美国时被搜查从而发现他们的病情。[42] 这么做不仅会增加他们自己的健康风险，考虑到抗反转录病毒药物也是帮助减少艾滋病病毒的传播的，停药也增加了在美国跟他们发生性关系的人被感染的风险。

因为全球互联互通对生活质量来说至关重要，所以到目前为止，近年来对于包括新冠肺炎在内的很多全球传染病威胁，最重大的经济代价是政府和人民对威胁的反应，而不是疾病本身。我们已经看到，黑死病可能杀死了欧洲大陆上三分之一的人，但直接的社会和经济影响竟然都极为有限。而且对于旅行和贸易在全球经济中所占比例微不足道的一个时代，控制货物和人员流动的法令对本地经济的影响其实相对不大。在杜布罗夫尼克将检疫隔离的概念引入这个世界时，全球贸易在产出中最多占几个百分点。

但今天，全球一体化的程度让我们能够理解，为什么就连最微不足道的疾病威胁也能产生巨大的经济影响。例如，全球死于非典的不到 800 人，但全球应对措施的经济代价高达 1 400 亿美元。[43] 数年前，世界银行曾有个估算，对于像 1918 年大流感那样严重的全球大流行，全球需要付出的代价可能要达到全球生产总值的 5%，也就是 3 万亿美元。[44] 新冠疫情很快证明，这个估计太乐观了。

另外，我们身处的早已不是马尔萨斯的时代，因此大流行甚至连仅剩下的能够促进平等的这道金边都已经没有了。国际货币基金组织的经济学家研究了过去 20 年的流行病，结果表明，穷人不仅更容易在疫情期间病故，也更容易失业，在收入上跟富人拉开更大差距。[45]

在应对疾病威胁时，长期与世隔绝和边境管控以前通常最多只能起到部分效果。而今天，我们根本承担不起这些政策的代价。它对人身健康有极大的危害，也会毁掉我们的生活质量。唯一的解决方案是，利用全球紧密关联、城市化的世界留下来的巨大的创新和生产能力，研究并采取更有效的应对措施。

有一种方法以快速开发和提供检测、治疗为基础，能够显著减少未来我们对新型疾病的担忧，因为在过去，就算是面对最致命的传染病，这种方法都能管用。第三次鼠疫大流行（黑死病最后一次出现）的一个结果就是，所有大陆上都生活着一些携带鼠疫杆菌的野生啮齿动物，包括美国西部地区。2012 年，美国出现了四起人类感染鼠疫的病例。[46] 但我们并没有在密西西比河东岸筑起一道墙，把黑死病的潜在携带者挡在另一边。为什么？因为我们有疫苗，而且通常能用抗生素杀死这些细菌。

但是，这个世界在新的疾病威胁面前，应对仍然非常糟糕。我们既没有在风险出现之前就通过更好的卫生设施和更强大的卫生系统防患于未然，也没有在疫情发生时通过更好的检测、筛查、隔离和研究来消灭疫情，而是在惊慌失措中亡羊补牢，而且经常会做一些极端残忍、侵犯人权的毫无必要的事情。2020 年，我们再次认识到，在这个以大交换为基础的全球化和城市化的世界上，我们如果无法提高应对水平，就需要付出巨大的代价。

第十章

滥用抗生素

我也发现，儿童退行性行为障碍（RBD）跟麻腮风三联疫苗接种有关。

——安德鲁·韦克菲尔德

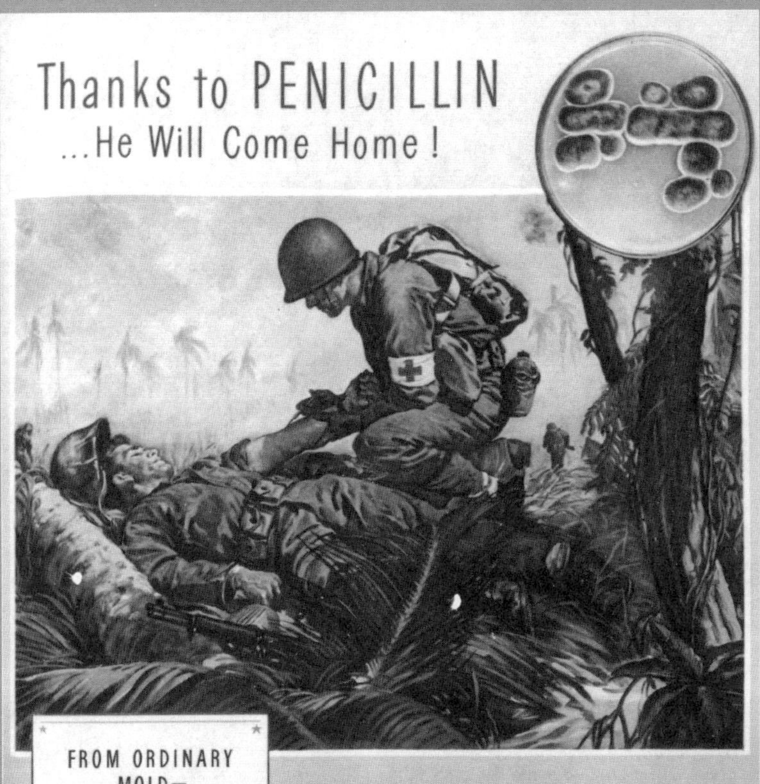

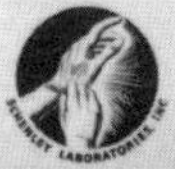

《生活》杂志的青霉素广告

（资料来源：伦敦科学博物馆，知识共享许可协议 4.0 授权使用。）

第十章　滥用抗生素

2015 年 8 月，巴西大西洋海岸城市累西腓的儿科医生报告了一些小头畸形的新生儿。这些新生儿出生时头部异常小，这让人深感不安。小头畸形可能导致发育迟缓、智力和学习障碍，在运动、听觉和视力方面也会出现问题。病因是一种靠埃及伊蚊传播的病毒，叫作寨卡病毒。对没怀孕的人来说，寨卡病毒只是个小麻烦，它只会导致关节疼痛、眼睛充血和头痛。但如果感染的是孕妇，那么这种毒株会对胎儿造成严重损害。作为回应，世界卫生组织告诫孕妇不要前往寨卡病毒肆虐的国家，此外也警告所有妇女，不要跟曾经去过有寨卡疫情国家的男性发生无保护措施的性行为。[1]

里约热内卢是 2016 年夏季奥运会的举办地，要求将赛事推迟或移往他处举办的呼声日益高涨。但完全有理由认为访客的风险并没有那么大，因为届时南半球正值冬季，里约热内卢跟疫情中心也相距遥远。世界卫生组织同意赛事如期举办，最后也确实如期进行了。没有任何一例寨卡病例能回溯到奥运会的参赛者和观众身上。[2]

奥运会结束后，群体免疫（如果人群中对某种传染病已经免疫的人口比例足够大，就能抵御这种传染病的传播）让疫情的传播力大为降低：2016 年，巴西有 205 578 例疑似寨卡病例，但 2017 年截至 7 月只出现了 13 253 例，而且都发生在 5 月以前。[3] 从那时候起，就再没有什么新病例了。对疾病威胁的过度反应造成的破坏可能比这种疾病本身大得多，这也是一个例子。

但在不到几十年前的一段时间里，巴西完全没有这样的风险。1955年，巴西运用杀虫剂滴滴涕和另一些控制技术，消灭了传播寨卡病毒的埃及伊蚊。到20世纪70年代末，埃及伊蚊又开始在该国大量出现。没多久，登革热也卷土重来。它也是由埃及伊蚊传播的，经常会引发关节疼痛、出血，情形严重时还可能导致休克。[4] 现在，黄热病再次肆虐的风险越来越大，因为这种疾病也是靠埃及伊蚊传播的。过去10年，常用来对付埃及伊蚊的杀虫剂效果越来越差，这让局面变得更加糟糕。[5]

埃及伊蚊的例子表明，尽管过去80年，我们在对抗旧有传染病及其携带者方面取得了巨大进展，但结果并不是单向发展的。在这个全球各国你追我赶誓言消灭某些传染病的时代，我们也在滥用我们手里对付传染病的武器，甚至造成了新的威胁。每年仍有数百万人因可预防的疾病而死于非命，部分原因是我们一边过度使用抗生素，一边又未能充分利用卫生设施和疫苗接种，甚至还在有意研发新的疾病来当作武器。

在全世界，仍然有三分之二的儿童死亡是由传染病造成的。在较贫穷的国家中，每年死亡人数的四分之一到三分之一也是因为传染病，而在正常年份的美国，大概有二十分之一的死亡人数要归因于传染病。[6] 同时，每年死于疟疾的人数差不多是遭到谋杀和过失杀人总数的3倍，腹泻疾病造成的死亡人数则能够达到全球因战争而死亡人数的8倍。[7] 另外，尽管每年疫苗和免疫接种在全球可以让200万到300万人免于死亡，但每年仍有150万名儿童死于疫苗可以预防的疾病。[8] 这一切都表明，虽然靠现有工具和技术，我们最终能够战胜传染病，但要取得最后的胜利，仍然任重而道远。

以卫生设施为例：全世界仍有10亿人在公共场所排便，25亿人没有像样点的厕所，还有8亿人用不上清洁水。[9] 由于厕所数量不够，甚至根本没有厕所，很多人只能在附近的田地里大小便，这在人口稠密的印度一直是个特别严重的问题。1925年，“圣雄”甘地就抱怨说，在这个国家，“我们有很多疾病都是因为厕所状况不佳，以及我们随时随地大小便的坏习惯”。调查表明，这个国家每平方千米的土地上有大概180人在户外上厕所，户外排便人数次之的国家是海地和尼泊尔，但是都不到印度这个密度的一半。因此，孩子们经常患消化道疾病，这让他们身体虚弱、发育迟缓。有6 500万名不到5岁的印度儿童明显比正常身高矮。这个发育迟缓的比例，比贫穷得多、也更不稳定的国家，比如刚果民主共和国或索马里都要高。[10]

使用避孕套，朝臂弯里打喷嚏，使用厕所，便后洗手——在世界各地，就是那些有上述条件的幸运儿，有时候也没有遵循这些简单有力的措施。他们在无视这些能减少感染的对策时，不但伤害了自己，也增加了其他人的风险。

然而，可悲的是，医疗技术也面临同样的情形：经常有人拒绝接受最有效的治疗方法，更有甚者还会滥用。更重要的是，阴谋论甚嚣尘上，对于让未接种疫苗的人数保持在应有水平以上功不可没，比如说有些阴谋论大大推迟了脊髓灰质炎被根除的时间。在这些阴谋论里面，有些还有那么一丝真相的成分，更加让人头疼万分。

反疫苗运动的历史和疫苗技术本身一样古老。英国1867年的

《疫苗接种法案》威胁说，要把不给孩子接种疫苗的父母投入监狱。这引发了特别激烈的反对，于是有了1874年成立的全国反强制疫苗接种联盟和1879年的伦敦废除强制疫苗协会。伦敦协会会刊《疫苗问询者》的首任编辑威廉·怀特认为，自詹纳以降，支持疫苗的阵营一直在掩盖、撒谎、捏造证据，并隐瞒关于疫苗的有效性和安全性的真相。他说："事实一次次证明，接种疫苗后死于天花的病人，记录被改成了没接种过疫苗的状态。"同时，他还指出，接种疫苗的人群死亡率上升了，但这个数据也被掩盖了。[11]

天花疫苗终于抵达日本8年后，有位反对者声称，只有十分之一的医生支持这项技术。传统医学的从业者把天花看成一种胎毒暴发，而不是一种传染病。[12] 在帝国鼎盛时期的英属印度，同样有人认为天花疫苗是个阴谋，意在毒害印度国民。"圣雄"甘地在厕所的事情上说得挺对，但在疫苗问题上错得可真是离谱：

> 我们都非常害怕天花，对这种疾病也有非常粗浅的看法……实际上，它就跟其他疾病一样，是因肠道紊乱导致的血液不纯引起的……有些人迷信说这是一种传染性疾病，这就让很多人误以为疫苗能够有效阻止这种疾病……疫苗接种是野蛮的做法，也是我们这个时代的所有幻想中最要命的一种。[13]

面对当地人的反对，大英帝国的回应是仅限在大城市接种疫苗，就这都是相当临时的，说没就没。[14]

过去这些年，本该对此有更多了解的医生也一直在反对接种疫苗。1996年，伦敦皇家自由医院的安德鲁·韦克菲尔德医生跟一位打人身伤害官司的律师理查德·巴尔会面。这位律师代理了很多自闭症儿童的父母，并对韦克菲尔德文章中指出麻疹疫苗可能跟克罗恩病（导致腹痛、贫血和疲劳的一种肠道炎症）有关的观点很感兴趣。巴尔想让韦克菲尔德找找麻疹疫苗跟自闭症之间的关联，还跟他签了一份 8 万美元的合同。于是，韦克菲尔德开始在巴尔的五名委托人身上做文章。两年后，他在医学杂志《柳叶刀》上发表了一篇论文，里面写到的 8 名自闭症儿童中就有这 5 位。文章指出，麻腮风三联疫苗与肠壁损伤之间存在关联，而肠壁损伤会让有害的蛋白质抵达大脑，引发自闭症。

韦克菲尔德并没有比较接种疫苗和未接种疫苗的儿童自闭症发病率有何异同，也没有指出此处涉及的有害蛋白质是什么，更没有讲明白疫苗是怎么导致肠壁损伤的。当然，他也不会提到自己跟理查德·巴尔签过合同，而且是巴尔介绍他跟这些测试对象认识的。

随后几年，14 个各自独立的研究小组评估了 60 多万名儿童的记录，想找到自闭症与疫苗之间的关联。跟韦克菲尔德的研究不同，他们的结果令人信服，毫不含糊，而且一直都一样：两者之间并不存在关联。韦克菲尔德的这篇论文本不应该发表，最后也确实撤回了。尽管如此，这篇文章还是产生了影响。论文发表后几个月，英国有 10 万名父母拒绝给自己的孩子接种疫苗。在英国威尔士的斯旺西，有三分之一的人没有接种麻疹疫苗，在后来的一次疫情中，有 1 200 多人被感染。[15] 麻疹也回到了法国，在一次疫情中就有 5 000 人住院，10 人死亡。爱尔兰的疫苗接种率也下降了，结果有 3 个孩子因此夭折。[16]

没文化的危险并没有局限在欧洲，溢出效应也让这种危险迅速跨越了大西洋。脱口秀节目主持人珍妮·麦卡锡跟美国众议院政府改革委员会的议员丹·伯顿沆瀣一气，揭露了自闭症与疫苗接种之间的所谓关联，疫苗接种率应声而降。就连世界上最有科技素养的一些地方也在发生这样的事情——硅谷的儿童疫苗接种率，在西方世界中有时会排在末位。在洛杉矶，成千上万的父母把自己的孩子送到私立学校，手里攥着“个人信仰豁免表”，声称由于担心接种疫苗会影响健康，因此没有让孩子接种。

健康也确实受到了影响，但这些影响来自没有接种疫苗的孩子。部分学校的疫苗接种率甚至不到40%（南苏丹的水平），这样的学校就成了麻疹疫情的重灾区。[17] 2000年到2015年，在美国的1 416例麻疹病例中，一多半是全国范围内未接种疫苗的那一小撮人里面的。[18] 2010年，因为针对百日咳的疫苗接种率下降，加州暴发了一次百日咳疫情，导致10名儿童死亡。[19]

跟英国一样，美国的反疫苗运动也是由医生促成的。洛杉矶县儿科医生杰伊·戈登建议任何疫苗都推迟到孩子至少3岁以后再接种，因为有父母告诉他，他们的孩子受到了麻腮风三联疫苗的伤害，虽然他也承认，“并没有医学证据证明这一点，也没有研究对此加以肯定”。在附近的奥兰治县，鲍勃·西尔斯医生在回应麻疹疫情时说，没什么好担心的。“随便找个老爷爷、老奶奶，或者随便找个上了年纪的人问问，他们会说：‘麻疹？多大点儿事儿？我们都得过，不就跟水痘一样嘛。’”[20]

部分因为韦克菲尔德、戈登、西尔斯以及跟他们臭味相投的那些人，抵制疫苗的运动在全球范围内强劲复苏，愈演愈烈。45%的法国受访者担心疫苗不安全，在日本，这样的人则占31%。在全球，这个比例是13%——超过十分之一。[21] 如果按照他们的恐惧和怀疑行事的人越来越多，以前的传染病很有可能会卷土重来。

受到伤害的并非只是那些抵制疫苗的人和他们投错了胎的孩子：有些人是真的没办法接种疫苗，传染病传播开来的后果他们也要承担。阿什利·埃科尔斯两岁时做了肾移植手术。移植手术需要给孩子服用抑制免疫应答的药物，这样他们的身体才不会排斥移植进来的器官。这样一来，她也就没法完成标准的疫苗接种方案了。如果让阿什利在身体虚弱时接种水痘疫苗，她反而可能会因疫苗而感染水痘。由于她的免疫系统受到抑制，这种情况可能会要了她的命。但2017年6月，11岁的阿什利在亚特兰大碰到了一个感染了水痘的孩子。她被紧急送往医院急诊室，注射免疫球蛋白。阿什利的妈妈卡米尔·埃科尔斯在脸书上讲述了这段经历，在帖子结尾，她说："她遭受的苦难太多了。这些本来是可以避免的。"

好在阿什利并没有感染水痘，一切安好。但是，因为移植手术、抗癌治疗和类似艾滋病这样的疾病，免疫系统受到抑制的人会越来越多，未接种疫苗的人威胁到他人的风险也会越来越高。根据一项（有些过时的）估计，免疫功能受损的人仅在美国就至少有1 000万。[22]

拒绝给孩子接种疫苗的父母并非对孩子不闻不问的冷血动物。他们是按照在他们看来对自己所爱的人最好的方式行事。光是指责他们于事无补。但强制接种疫苗有其法律约束，我们也不应该容忍那些视公共卫生为儿戏、迎合阴谋论的医生。

全球根除脊髓灰质炎的努力在抵制疫苗的人那里也受到了百般刁难。2003年，尼日利亚卡诺州州长警告称，脊髓灰质炎疫苗会让接种者绝育——这是美国政府的阴谋，旨在减少发展中国家的人口。[23] 2002 年到 2006 年，该国脊髓灰质炎发病率上升了 5 倍。尼日利亚的毒株也传到了以前脊髓灰质炎已经绝迹的国家，使之重新感染。最近，反对疫苗的运动也传到了巴基斯坦。2007 年，巴基斯坦北部脊髓灰质炎根除行动的负责人遇刺身亡，拉开了这一切的序幕。而他之所以遇刺，是因为有人相信疫苗接种运动是为了让穆斯林女孩绝育。

2012 年，塔利班领导人呼吁对所有免疫工作人员发动“圣战”。随后，暴力事件急剧增加。2012 年 12 月到 2014 年 4 月，巴基斯坦有 60 多名脊髓灰质炎疫苗接种人员和安全人员被杀害，[24] 萨勒马・法鲁基就是其中一名受害者。2014 年 3 月 22 日，她整天都在巴基斯坦的开伯尔—普什图省来回奔波，给孩子们接种脊髓灰质炎疫苗，让他们不至于因病致残。23 日晚上，她回到在白沙瓦的家中，跟丈夫和孩子们一起睡了。武装分子冲进她家，殴打她丈夫，把孩子们捆了起来。他们把萨勒马从床上拖起来，百般折磨后又开枪打死，并把尸体丢在离她家几千米的田野上。[25]

因为暴力和恐吓，2009 年到 2011 年，巴基斯坦的脊髓灰质炎感染率翻了一番，而且有一种源自该国的毒株在远至开罗的污水样本中都有发现。此前几年，只有 3 个国家还能见到脊髓灰质炎病例，到 2014 年，报告病例的国家达到了 10 个，其中包括叙利亚、伊拉克和埃及。[26]

2012 年，针对疫苗接种人员的暴力事件激增，其背后也有全球反恐战争的因素。2011 年，追查本・拉登行踪的美国中情局特工策划了一起活动，意在追踪这位恐怖分子的 DNA。他们聘请了巴基斯坦医生沙基勒·阿夫里迪，在阿伯塔巴德发起了乙肝疫苗接种运动，并把用过的针头收集起来。这位基地组织领导人有个姐姐2010年在波士顿去世，从针头的血液里得到的DNA可以用来跟她的样本比对。免疫接种小组获准进入本·拉登大院，但行动还是失败了——原因仍属机密。

中情局策划的这场疫苗接种行动，连保护当地人免受乙肝之苦的附带好处都没有：建立免疫需要的第二针疫苗后来再也没打。但在这次行动被披露后，巴基斯坦疑窦丛生，开始怀疑所有疫苗接种都是西方的阴谋。塔利班针对阿富汗和巴基斯坦的脊髓灰质炎疫苗接种人员发起了行动，拒绝给孩子接种疫苗的父母也越来越多。2014年，白宫宣布中情局再也不会利用疫苗接种发起行动，但伤害已经造成，再难挽回。

全世界相信疫苗安全的人占绝大多数，但即使在这些人中间，也有很多人没有接种疫苗。大部分疫苗是去儿科医生那里就诊自然就会打上的，但如果没这么打，疫苗接种率就会急剧下降。2012年，如果流感疫苗接种率能达到70%，而不是实际的45%的水平，美国因流感而入院治疗的人会减少3万。有些人可能会找借口说，去打一针太费事或者太贵了，另一些人可能是不知道接种疫苗的好处，但对太多人来说（尽管很羞愧，我也必须承认，也包括我在内），没去接受疫苗保护的唯一原因就是太懒、太自私——尽管这么做也会给别人带来好处。

除了未能充分利用已证明有效的卫生设施和疫苗接种技术之外，过度使用我们的一些对抗传染病的武器也是一大问题。过度使用带来的一个相对次要的问题是，消毒湿巾和高效滤网空气净化器可能会让我们对抗传染病的细胞不能做到心无旁骛。如果早年没有接触过足够多的微生物，免疫系统可能会开始跟错误的对象作战，比如对花粉产生过敏反应。这听起来好像有悖常理——或者至少有点儿像玩忽职守的父母——但是，把婴儿扔在地毯上与蟑螂、老鼠和猫的皮屑上的细菌为伍，也许能让他们日后患上哮喘的可能性大为降低。[27] 反之，如果让孩子接触三氯生（抗菌肥皂中的活性成分），也许会增加他们诊断出过敏或花粉热的可能性。[28] 也有证据表明，早年接触抗生素可能会导致肥胖。[29] 这并不是说我们生在传染病大流行的时代会更好，过敏总比染上霍乱好得多。但是，至少让自己有些微感染的风险，可能还是比完全不接触传染病更好。

过度使用更重要的例子，还包括把我们对抗传染病最尖端的武器拿来胡乱部署，削弱它们，增加了发病率回升的风险。这也跟微生物及携带微生物的媒介动物的进化有关，其中最重要的是蚊子。过度使用给我们大量各不相同的对抗传染病的工具设定了时间期限，而我们已经跟这个问题斗争了半个多世纪。

1958 年，艾森豪威尔总统在国情咨文中向一种传染病宣战。他宣布："现在，我们有能力从地球上根除人类这种古老的苦难：疟疾。我们正跟其他国家一道，全力以赴开展一项为期 5 年的运动，以永远消除这个诅咒。"[30]

让美国能够实现这个目标的神奇工具是一种杀虫剂——滴滴涕。喷洒滴滴涕是为了杀蚊子，而氯喹这种药物（一种人工制品，跟金鸡纳树中的奎宁很像）则是用来抑制感染了疟疾的人身上的疟原虫的。这两种药物结合起来，几乎完全解决了第二次世界大战中横渡太平洋去作战的美军士兵死于疟疾的问题。

但是很不幸，滴滴涕并非只是在全球消除疟疾的行动中用来喷洒房屋，而是也在大面积用于庄稼，通过杀死吃庄稼的虫子来提高作物产量。然而，这么做有助于让对滴滴涕有耐药性的蚊子加速进化。（这也同样意味着，这种化学物质进入了环境食物链：在美国，包括游隼在内的很多动物的数量都因此大量减少。）原本用来保护人类健康的强大武器，因为在农业中滥用而不再那么管用，我们会看到，这不是最后一次。而出于治疗不彻底、药物质量不佳等原因，没被赶尽杀绝的疟原虫也会进化，对抗疟疾药物氯喹产生了耐药性。[31] 在世界上一些地区，死灰复燃的疟疾杀死的人甚至比以前更多。[32] 没过多久，全球根除疟疾计划的主要支持者美国撤资了。

世界上大概一半的国家已经根除了疟疾，其中大部分是在第二次世界大战后完成的。在仍然深受其苦的 99 个国家中，有 32 个也正在设法根除这种疾病，包括墨西哥、阿根廷和南非。[33]

我们人类仍有希望消灭这种疾病。[34] 不过，这可能需要我们采用新技术来减少蚊子数量，比如操控这种昆虫的基因。

疟原虫不只是对氯喹的耐药性越来越强，对另一种疗法用到的青蒿素也同样如此，后面这种耐药性最早出现在湄公河三角洲，现在也在扩散开来。根除疟疾的行动需要同时面对这两种耐药性。过去 10 年，我们在对抗疟疾的战斗中已经取得了极大进展，但这也意味着没接触过疟疾的年轻人会越来越多。如果他们不再睡在蚊帐里面，或是喷洒的药物减少或不再那么有效，这种疾病可能就会像以前一样气势汹汹地卷土重来。[35]

表现出很强的耐药性的并非只有疟疾，在欧洲和美国，对至少一种抗反转录病毒药物有耐药性的艾滋病病毒感染了 10%~17% 的患者，即使他们从来没用过抗反转录病毒药物。[36] 耐多药结核病也传播开来——有些人因供应不规律或缺乏医疗监督而没有完成治疗，就会产生这样的结果。[37] 治愈一名几乎什么药都不管用的结核病人所需要的成本，是治疗一名没有耐药性的结核病人的 200 倍。[38] 但关于耐药性，也许最大的问题是那些常用抗生素，如果回到抗生素出现以前的世界，对现代医学来说就是灭顶之灾。

抗生素抗性存在的历史几乎跟抗生素药物一样悠久。亚历山大·弗莱明自己对滥用抗生素的危险也非常了解。1945 年，在诺贝尔医学奖的获奖感言中，他发出警告："在实验室里，让微生物暴露在不足以杀死它们的浓度下，使之对青霉素产生抗性，这并不困难。"[39]

也确实没过多久，耐药微生物就开始置人于死地了。1972 年，墨西哥暴发了一场伤寒疫情，一万多人被感染。患者会感到虚弱、胃痛和头痛，高烧到 40 摄氏度。如果不治疗，死亡率会高达 20%。[40] 伤寒沙门氏菌可以用抗生素杀死。墨西哥的医生开了氯霉素，这是一种强效抗菌药，一般能让死亡率降到远远低于 1%。但治疗未能奏效，细菌就是杀不死。包括链霉素、磺胺和四环素在内的其他很多抗生素也被证明无效，这真可谓雪上加霜。有抗生素抗性的伤寒沙门氏菌是 20 世纪 70 年代初被发现的，发现的地点相距极为遥远，新加坡、印度和英国都有分布。

英国肠道参考实验室的安德森追踪了耐药细菌的传播过程，解释了背后的原因：

> 不幸得很，伤寒杆菌对氯霉素的耐药性上升的原因，真的是太显而易见了，是因为很久以来我们一直在不加区分地把氯霉素和其他抗生素用在人和动物身上。[41]

每次开出抗生素的药方，就有对这种抗生素产生耐药性的风险：有些细菌可能会因为遗传了更强的耐受性，在治疗中存活了下来。如果再次感染，对抗生素抵抗力更强的细菌自然也更有可能存活。抗生素用得越多，产生耐药性的机会就越大。如果病人没有完成他们的抗生素疗程，或是服用的药剂量低或不合格，风险还会成倍增加，因为会有更多细菌存活下来。

所以，胡乱开药是个很要命的问题。美国医生开给病人的抗生素，有一半是毫无必要或并非最有疗效的。例如，美国只有 10% 的急性支气管炎是由细菌感染引起的，但医生在 70% 的情况下会用抗生素来治疗。[42] 甚至不需要处方就可以从网上买到抗生素，比如最近有一项研究发现，有 136 个卖家会把抗生素寄到美国，也就是说，有很多人直接购买抗生素来对付抗生素可能根本不管用的病。[43] 而且，美国可不太能说得上是最糟糕的国家。[44] 每年中国人均消耗的抗生素是美国人的 10 倍，全球人类用掉的抗生素也有一半左右是在没有处方的情况下从私人商贩那里购买的。[45]

耐药性问题还因为动物也在服用抗生素而变本加厉——实际上，大部分抗生素不是用来治疗人的，而是被用在农场里的。20 世纪 40 年代，研究人员偶然发现，给家畜家禽喂掺了抗生素的饲料可以让它们长得更快，于是农民开始让他们养的猪、牛和鸡常规服用低剂量抗生素。在今天的美国，每年生产的抗生素有五分之四会用在农业上，主要用于促进家畜家禽生长。把服用抗生素的事情常规化（尤其是在工厂化养殖中）之后，我们就等于给人类的传染病找到了古往今来最为重要的新来源，并将其发扬光大，还让传染病有了对我们最强大的抗击传染病的工具产生免疫力的完美环境。这个结果并不令人意外。

1976 年，美国塔夫茨大学微生物学家斯图尔特·利维博士在波士顿以西 60 多千米之外的地方建了个养殖场，养了 300 只鸡。他把这些鸡平均分成两组，一组喂正常饲料，另一组喂的是掺了抗生素土霉素的饲料。研究小组收集了两组的鸡粪，并拿到实验室进行检测。实验开始两天后，喂抗生素的鸡排出的粪便中的大肠杆菌对剂量更高的四环素有了耐药性。三个月后，这些鸡排出的大肠杆菌不仅对这些鸡吃下去的抗生素有了耐药性，还对另外很多抗生素，包括磺胺、氨苄西林、链霉素和羧苄西林也都产生了耐药性。

利维的团队还检测了在农场工作的一家人的粪便。在他们的肠道中生存下来的大肠杆菌同样对多种抗生素产生了耐药性，附近农场上没使用带抗生素的饲料的农民粪便里的大肠杆菌，耐药性远远没有这么强。农场工人会吸入雾化的鸡粪，也就接触到了这种细菌。大部分大肠杆菌对人类无害，但有些菌株会导致腹泻、尿路感染、呼吸道疾病和肺炎等。这项研究表明，在农场使用低剂量的抗生素会增加有抗生素抗性的传染病传染给人类的风险。

在这个实验完成 40 年后，利维博士来到美国众议院能源与商业委员会，在听证会上作证。他指出，尽管对这个问题进行了相当多的后续研究，但“在与抗生素抗性的斗争中，我们没能取得任何进展，我们所有人——我和你们，还有你们的选民——接触到耐药性细菌感染，甚至是无法治愈的细菌感染的风险，都在日益增大”。[46]

这是因为，尽管斯图尔特·利维做了那么多工作，提出了那么多警告，我们仍然在把保护人类的药物拿给动物服用，它们能让人类不因割伤而化脓，不因手术而感染，或是治疗肠胃炎。在美国动物饲料用到的药物中，将近三分之二——每年 9 000 吨抗生素——是对人类来说也非常重要的药物。[47]

美国政府检测了超市出售的肉类，结果表明，50% 的鸡肉样品中有对抗生素四环素有耐药性的弯曲杆菌，而且在鸡肉样品中发现的沙门氏菌有一半是耐多药的。[48] 弯曲杆菌可能会让人腹泻整整一周，还经常伴有呕吐症状，而感染沙门氏菌也会导致腹泻、发烧和腹部痉挛。[49]

2015 年 11 月，中国科学家在猪和人身上都发现了变异菌种，比如变异的大肠杆菌，它们对所有可用抗生素都有耐药性。[50] 如果更有害的微生物也获得了完全的耐药性并传播开来，医生和患者面对这样的传染病时，基本上只能束手无策。

全球一共养了 10 多亿头猪，其中很多在喂低剂量的抗生素以促进生长，还有一些猪同类相食，会吃其他猪的内脏，所以我们相当于以猪为培养皿，在全球培育新的超级细菌。早餐时酥脆的熏猪肉也许能让我们食指大动，但如果我们不对抗生素的不当使用加以控制，让人食指大动的熏猪肉也会成为滋生传染性疾病的温床。

能引起尿路和血液感染、肺炎、伤口化脓、脑膜炎和腹泻的耐药微生物正在整个地球上扩散。[51] 传染病中最著名的大杀器——腺鼠疫，已经进化出一种耐药性菌株。[52] 美国疾控中心指出，有 15 种传染病已经对人类构成紧急或严重的威胁，因为这些传染病对多种抗生素有耐药性，比如耐药结核病和耐甲氧西林金黄色葡萄球菌（MRSA，会造成皮肤脓肿，让皮肤里充满能钻进骨头和肺部的细菌）。

抗生素抗性究竟造成多大规模的死亡人数，我们没有准确的数据。瑞安·麦克尼尔、德博拉·纳尔逊和亚斯明·阿布塔利布这几位记者进行的一项调查发现，就算在美国，死亡证明上也普遍低估了抗生素抗性所造成的影响。例如，根据报告，艾玛·格蕾丝·布鲁是在 3 岁时死于肺炎，但死亡证明中并没有提到她在医院出生时感染了耐甲氧西林金黄色葡萄球菌，让她的心脏和肺都非常虚弱。约书亚·纳胡姆因跳伞事故住了一个月院后准备回家，但他感染了耐药性细菌，从而引发脑水肿，最后死于非命。死亡证明中只是轻描淡写地列举了他受伤后的“延迟并发症”。美国各州很少要求医院通报耐药性情况，医院本身也没有动力去报告这样的事情，有部分原因是医院工作人员对卫生不够重视。[53]

但根据最准确的估计，光是在美国，每年就有 1.8 万人死于耐甲氧西林金黄色葡萄球菌。[54] 在欧洲和美国，每年因抗生素抗性而死的人合计约有 5 万。[55] 而在全球，耐药细菌每年能让多达 70 万人丧命，是霍乱致死的 7 倍，是死于麻疹的 6 倍。[56] 而且，耐药性问题还有愈演愈烈之势。

从很多角度来看，后抗生素时代都会是一场灾难——尤其是它可能会让外科手术回到 19 世纪的水准。2013 年，时任美国疾控中心主任汤姆·弗里登曾提出警告：

> 不再有效的治疗方法不仅会破坏我们对抗常规传染病的能力，而且会给有其他医疗问题的人带来严重的困难和影响。例如，关节置换和器官移植、癌症化疗和糖尿病治疗，还有类风湿关节炎的治疗等。所有这些治疗方法都有赖于我们对抗感染的能力，而这些治疗方法本身会让这些感染加剧。如果抗生素不再有效，我们就再也不能有效对抗传染病了。[57]

虽然外科医生立誓要加倍认真地清洗他们的手、胳膊和手术器械，但术后感染的风险还是会越来越高，每一场外科手术也会变得极其凶险。比如说，如果抗生素对感染了的伤口不起作用，外科医生就不得不使用 20 世纪 30 年代最为盛行的先进治疗方法：清创术。这就需要试着切除所有受到感染的组织，跟用青霉素比起来要凶险得多，也更有侵入性。[58] 由于过量使用抗生素，制造了大量有抗生素抗性的超级细菌，我们也许会很快倒退到一个只有（会以腐肉为食的）蛆才能对抗坏疽的世界。实际上，这个办法已经被实际应用于治疗抗生素作用不大的伤口。[59]

由英国政府发起、经济学家吉姆·奥尼尔领衔的一项对抗生素威胁的评估预计，如果我们未能成功应对这一威胁，到 2050 年，全球每年可能会有 1 000 万人死于愈演愈烈的抗生素抗性。这比全球每年死于癌症的人还多。世界卫生组织估计，2030 年到 2050 年，每年因气候变化造成的死亡人数将增加 25 万，[60] 但是这跟抗生素威胁比起来就小巫见大巫了。全球每年死于恐怖主义的人数，不过是可能死于抗生素抗性的千分之一。[61]（我们可以比较一下报纸、有线新闻或总统辩论对这三个问题的关注程度：恐怖主义排在首位，气候变化紧随其后，而抗生素问题只能敬陪末座。）

与此同时，新的抗菌药物获批数量一直在下降，而抗生素药物上市和出现抗药感染之间的时间似乎也在缩短。从抗生素四环素投入使用到确认对四环素具有耐药性的志贺氏菌，花了九年时间。而从头孢洛林出现到发现对头孢洛林有耐药性的葡萄球菌，花了一年时间。[62] 我们用起抗生素来毫无节制，这就增加了寻找新的替代药物的研发成本，同时治疗成本也在稳步上升。但我们在新药研发方面投入的预算，几乎一点也没增加。

还有一件事情让情形变得更加糟糕：有不少正在进行的军事研究以让传染病威胁变得更加致命为目标，以便将传染病当成武器来用。

很久以前，人类就一直在战争中对寄生虫的威力大加利用。罗马时代的希腊作家普鲁塔克描述了一种古老的酷刑，利用蛆喜欢吞食恶心的东西，把受刑者绑在两条船中间，让蛆慢慢蚕食。[63] 前面我们已经看到，早年有记载称，鞑靼人将黑死病病人的尸体抛射到被围困的卡法城中。17 世纪的威尼斯医生米歇尔·安杰洛·萨拉蒙也在用同一种方法，不过，他的更加复杂，他从鼠疫患者的脾脏、腹股沟淋巴结和痈里收集汁液并蒸馏，想当成生物武器来用。[64]

生物战在历史上还有一次更有效的尝试，是英国殖民者把沾满天花病毒的毯子送给了印第安人。华盛顿将军担心英国人会对自己进军波士顿的军队如法炮制，于是下令让整个军队都接种了疫苗。[65]

当然，微生物在 20 世纪也曾被当成武器用在战争中。中国浙江省江山市大陈乡的姜春根是一名农民，出生于 1930 年。12 岁时，他不幸卷入了日本和自己祖国之间的残酷战争。他对美国曼哈顿研究所的朱迪斯·米勒说，有一次，在日本士兵经过他们村子之后，他们全家都感染了“烂脚病”。他的妈妈和弟弟都死于剧痛，但他活了下来，只是右腿一直溃烂肿胀，直到60年后还留着腐臭的开放性伤口。[66]

据米勒报道，姜春根是生物战的受害者，罪魁祸首是日本帝国陆军731部队，不过日本军方美其名曰“防疫给水部”。1932年到1945年，731部队在战俘身上做实验，故意让战俘感染，或是做研究性质的手术。此外，该部队还开展了涉及鼠疫、炭疽和斑疹伤寒的细菌战。在哈尔滨附近，日本士兵往上千口井里倒入了伤寒杆菌，还向当地儿童分发注射了斑疹伤寒的瓶装柠檬水。在南京，他们把注入炭疽的巧克力和蛋糕发给孩子们吃。他们的实验做得足够多，甚至发现了新的病媒：美军关于731部队罪行的一份报告指出，他们“最大的成果之一”，是在常德用人蚤把鼠疫直接传染给别人。这证明，不需要老鼠也能传播黑死病。[67]

但731部队也采取了更传统的做法，他们把感染了鼠疫杆菌的跳蚤混在一袋袋大米和麦子中，于1940年10月在浙江衢州进行了空投。吃掉这些谷物的老鼠，身上也就带上了染有鼠疫的跳蚤。不知道是什么原因，自从黑死病之后，鼠疫杆菌就没那么管用了——也许是因为战争时期的中国卫生条件比中世纪的欧洲要好。只有121人在随后的鼠疫疫情中死去。[68]

美国将军麦克阿瑟在看到这样的尖端科技创新后，对它十分认可。细菌战的始作俑者从未面临战争罪指控，研究团队中的很多人甚至加入了美国的生物战计划，以换取战争罪豁免。姜春根这样的受害者从来没有因为自己的遭遇而得到过任何赔偿，日本政府也一直拒绝承认有过 731 部队，尽管他们用细菌战袭击了 70 个城镇，可能有成千上万人因此丧命。

2001 年，美国的一些参议员和媒体收到了带有炭疽孢子的信件，信中说明了这些孢子是什么，以及收信人可能需要去趟医院云云。这些信件显然并非想让死伤人数最大化，但也确实展现了生物武器的风险，以及要想暗中生产生物武器有多么容易——到现在都还没有抓到任何跟这起犯罪有关的人。在纽约上空释放 1 千克炭疽气溶胶，估计就能杀死数十万人——美国和苏联还都研发了有抗生素抗性的炭疽杆菌。[69]

2003 年，美国国务卿科林·鲍威尔向联合国安理会提交了关于伊拉克拥有大规模杀伤性武器的证据，并举了炭疽事件的例子。在举证过程中，他说："2001 年秋天，装在信封里不到一调羹的干炭疽……就让美国参议院关门大吉。"据他透露，萨达姆·侯赛因可能已经生产了 2.5 万升炭疽。"我们有第一手证据表明，生物武器工厂正在连轴转……工厂里可以生产炭疽和肉毒毒素。实际上，他们一个月就能生产出足以杀死成千上万人的干性生物制剂。"[70]

现在我们知道，虽然伊拉克以前有过一个生物武器计划，但要么从来没生产过炭疽，要么生产出来的也在美军入侵之前被销毁了。但是，生物战的风险仍然存在。实际上，未来对绝大多数人威胁最大的传染性疾病，可能就是大规模杀伤性的生物工程武器。

我们可以跟制造核武器做个比较。制造核武器需要有个核电厂或是复杂的基础设施，外加先进的工程和传统的爆炸技术，而生物武器制造起来就简单多了。第二次世界大战中研发原子弹的曼哈顿计划，人力和资金成本跟美国战前整个汽车工业的规模不相上下。今天，单独的大学实验室都经常能造出生物武器来，不过有时候是出于偶然。微软前首席技术官内森·梅尔沃德说，分子生物学操控技术很简单，这就意味着“造成大规模杀伤的办法已经平民化。以前只有超级大国领导人这样的精英阶层才能做到，而现在，几乎任何人只需要有一定资源就都可以做到”。实际上，美国威斯康星大学麦迪逊分校有个病毒学家组成的团队指出，要将一种致命的禽流感毒株变成很容易在哺乳动物之间传播的病毒，只需要做出一些很简单的改变。

1972 年，苏联与美国立约禁止生产生物武器，但之后苏联仍在暗中继续进行大规模的生物武器生产计划，就是因为一个个实验操作都可以小规模进行。制备这些致命病原体已经简单到让人大吃一惊了，但更加令人大惊失色的是，一枚核弹就算达到投在广岛的那枚那么大，也不过是在一个地方散布放射性物质，然而合适的生物制剂却能够传播到全球，在所有大陆上大开杀戒。[71] 意在防止世界各国拿传染病威胁做文章的国际条约《生物武器公约》缺乏有效的核查机制，这个世界只能靠各缔约国的好心好意苟延残喘。

但仍需强调，威胁不仅来自风险本身，也来自我们对风险的反应。最近历史上发生的生物恐怖主义事件表明，恐怖分子制备有效生物武器的能力受到了极大限制：1984 年，俄勒冈州的邪教组织罗杰尼希教用沙门氏菌去污染餐馆里的沙拉，但并没有人因此身亡；在 2001 年的炭疽邮件事件中丧命的人也很少。[72] 鲍威尔在联合国的讲话只不过是在为入侵伊拉克拼命找借口，事实也证明那个理由根本站不住脚。

就像自然出现的传染性疾病经常被拿来当成剥夺自由的借口，生物恐怖主义的风险也经常被用来证明美国越来越深沟高垒的合理性。例如，军费逐年上涨，定点暗杀用得越来越多，为收集情报而大刑伺候，无所不用其极，并要求入境美国的人都得经过复杂、昂贵的签证和筛查程序等。凡此种种，谁也不知道搞这些最后是不是能让美国变得更加安全（就更不用说全世界会因此如何了）。[73] 这些做法肯定会产生相当大的溢出效应，比如说让对抗传染病的效率大打折扣。在根除脊髓灰质炎的例子中，我们已经看到了这一点。

有很多种疾病就算最后能被消灭得一干二净，也不太可能在短时间内做到，比如新冠肺炎、埃博拉和鼠疫这些有动物储存宿主的传染病，以及像流感这种变异特别快、传播起来也特别迅速的疾病，我们一直只能跟在后面亦步亦趋。而新型疾病还会继续出现——希望只来自自然界，但人为威胁也还是有可能发生。只要我们这颗星球上仍然有 70 多亿人栖居，不但人口密集，而且到处旅行，喜食肉蛋奶，传染病就会一直是我们生活中挥之不去的一股力量。

唯一的问题是：“规模会有多大？”我们有技术和资源来限制传染病，让传染病对全球来说只是个小小不然的烦恼——会有几个人一命呜呼，也会有些人暂时一病不起，但在死亡率排名中只能敬陪末座。但是，也有一些人的看法很悲观：我们有技术——传染病本身也有这样的天然潜力——让传染病成为造成全球大规模死亡和衰退的巨大力量。而如果我们反应迟钝，并以牺牲自由为代价，我们还可以让未来变得更加黯淡无光。选择权在我们自己手中。

第十一章

放缓瘟疫周期

到 2030 年，让新生儿和 5 岁以下儿童不再因可预防性疾病而死亡……

——

联合国可持续发展目标

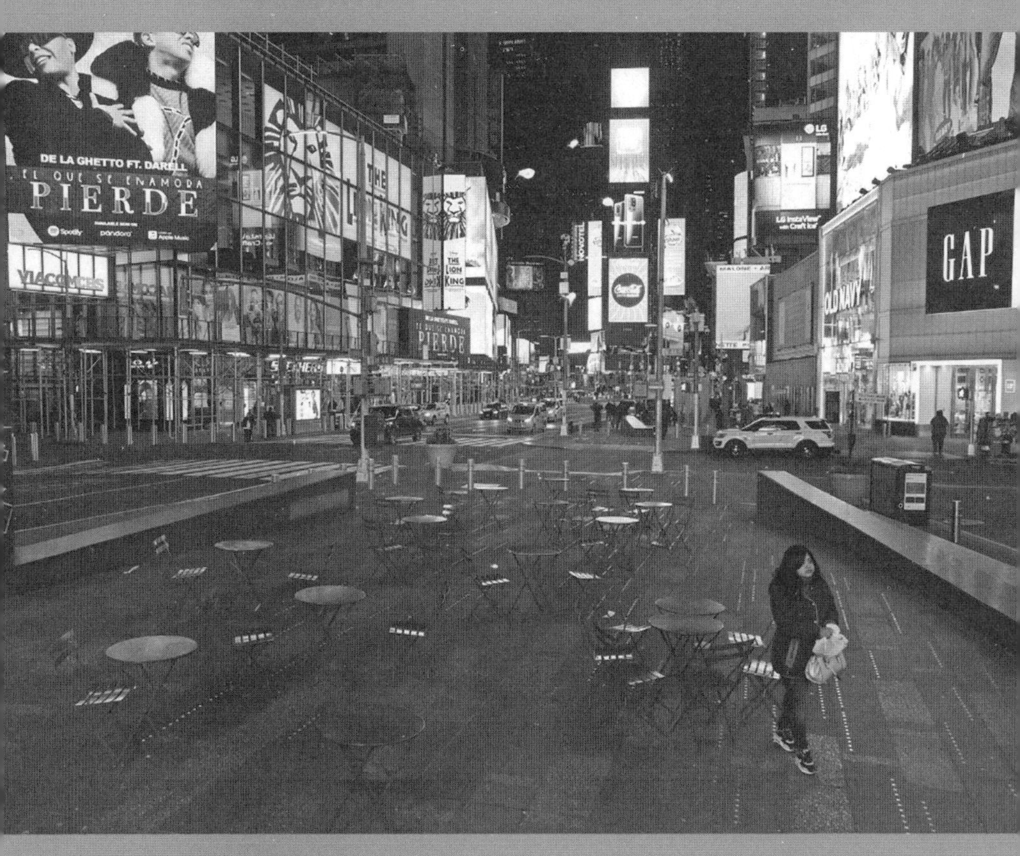

新冠时代的隔离让纽约时代广场门可罗雀
（资料来源：美联社，塞思·韦尼希。）

对抗传染病的斗争是群众性的斗争，单打独斗的人能做到的非常有限，因此应对传染病威胁越来越需要政府介入。1868 年，伦敦市的卫生官员约翰·西蒙爵士颇为自豪地列举了维多利亚时代的英国政府为应对疾病而发展出来的扩展权力。他说：

> 这个国家介入了父母和孩子之间，不但对孩子在工业劳动上的作用强制做出了限定，而且要求孩子必须接种疫苗。这个国家也介入了雇主和雇员之间，坚决要求必须满足特定的卫生条件……商贩和主顾之间……将出售掺假食品、饮料或药品的行为定性为公开违法……同时还规定，对出现任何流行病的紧急情况，将要求地方政府组织医疗救助，而且并非只提供给穷人。[1]

多萝西·波特认为，维多利亚时代早期的人将公共卫生干预措施看成是“中央政府的威权和家长式权力的增长……也是某特定职业——医疗职业——的专制影响力在增长”。[2] 尽管如此，威权、家长和专制者还是占了上风。从那以后，（必要的）干预只会越来越多。

但是，还有很多事情要做。2017 年，全球约有 1 000 万人死于传染病，但这些病例中有很大一部分可以预防。我们需要将卫生和医疗革命的所有益处发扬光大，也需要改进我们对新型疾病威胁的响应，而这两方面的努力都必须是全球性的。就像无论是一个人还是一个家庭都无法独自面对传染病的威胁一样，在全球化的世界里，任何国家不可能单枪匹马就取得胜利。

尽管所有人都要面对传染病的威胁，但会被这种威胁真正夺走生命的，仍然主要是身在贫穷国家的穷人。这是因为，虽然在穷国治疗疾病的费用比在富国要低，但是穷国的国民收入也实在是低得可怜，有时候就算最简单的预防措施对他们来说也遥不可及。

我们可以看看应对艾滋病病毒的例子。前面我们曾经提到，2013 年，全球新感染艾滋病的人数首次低于正在服用抗反转录病毒药物的人数，[3] 而这些抗反转录病毒药物的价格也大幅下降了。但是，因为研发新药的公司有垄断权（专利权），价格的下降姗姗来迟。而就算在仿制药（非专利药品）生产商也进入市场后，抗反转录病毒药物对非洲来说仍然是非常昂贵的救命方式：要用这种药物拯救一条生命，每年要花 350 美元。相比之下，给成年男性做包皮环切术（可以减少艾滋病病毒传播）的计划每人每年只需要 42 美元，提供蚊帐预防疟疾的成本是每人每年不到 24 美元，提高疫苗接种覆盖率每人每年只需不到 5 美元。[4]

在世界上最贫穷的国家，每年在医疗卫生方面的人均支出只有 10 美元——其中大概一半自付，另一半来自政府。（美国年人均医疗卫生支出接近 6 000 美元。）如果你是卫生部长，手里的预算平均到每个国民头上只有 5 美元，而你需要满足的既有打预防针，也有治疗癌症，简直无所不包，那么你该怎么花这笔钱？是花很多钱去让少数艾滋病人活命，还是花在蚊帐上，用同样的钱救活更多人？在像我们这样富足的世界里，不会强迫任何人做这样的决定。

2013 年，由美国前财政部长劳伦斯 · 萨默斯担任主席的“柳叶刀”全球卫生委员会宣布，到 2035 年，全世界能够而且应该普遍得到一系列廉价而有效的、重点关注传染病的全球卫生服务，这样就能让被世界银行评为低收入或中低收入国家的世界上最贫穷的 82 个国家每年少死 1 500 万人左右。委员会估计，大部分国家都能自行为这些干预措施提供资金，但那些最贫穷的国家可能需要合计 90 亿美元的援助资金。这个数字大致相当于目前全球援助总量的十五分之一，也就是说完全负担得起。

当然，更大的困难可能是确保在护理水平明显不达标的国家，承诺的资金能够真正带来护理水平的改善。[5] 最近有一项由世界银行赞助的关于尼日利亚的诊所和医院执业情况的调查，调查在患者主诉一些常见病的症状时，医生和护士有没有按照临床准则提出基本问题，是否正确诊断出是何种疾病，以及是否拥有治疗这些疾病的基本医疗工具和基本药物。调查结果表明，全国平均有 32% 的医护人员遵守了临床准则，36% 的医护人员诊断准确，44% 的药物可获得。在所有诊疗机构中，至少有一支温度计能用的略高于三分之二。在撒哈拉以南非洲，尼日利亚可说不上有多特殊，而全国平均水平也掩盖了乡村医院更糟糕的调查结果。[6]

但是，令人沮丧的是，富裕国家的捐赠者一直到现在只关注针对特定疾病的活动，例如疟疾、脊髓灰质炎和艾滋病，而对支持卫生系统正常运转的需求基本上不闻不问。尽管这些国家在防治天花和脊髓灰质炎方面取得了巨大成功，在抗击疟疾和艾滋病方面也已经有重大进展，但也只有在更全面的卫生网络能发挥作用时，这些改善才能维持下去。[7] 卫生网络需要得到更多支持。

在医疗部门以外，基本的卫生设施体系发挥的作用越大，本身需要就诊的人就会越少。世界银行估计，从现在起到2030年，每年需要花费280亿美元才能让全球普遍用上清洁水、公共和个人的基本卫生设施，也就是让人们在步行15分钟范围内就有清洁水，并至少有个还算可以的蹲坑当厕所用。要确保各家各户都有清洁水入户，也都有一个可以安全解决粪便问题的厕所，每年要花掉1 140亿美元。[8]

这可是好大一笔钱（当然，也不是光有钱就够了）。但是，想想全球疾病负担有多少是因卫生条件欠佳而产生的，就会觉得这笔交易很划算了。

也许技术可以提供帮助，降低成本。盖茨基金会正在资助研发一种厕所，不需要水和下水道就能将尿液和粪便转化为没有病原体的肥料或者电能，而且成本低至每位使用者每天5美分。[9] 发展中国家正在试行很多不同模式，如果这些模式都能奏效，就会极大简化提供卫生设施的事情，也能极大降低世界各地的贫民窟和城市中与粪便有关的感染风险。

要想使全球传染病发病率进一步降低，我们还需要改变行为习惯：医生能准确诊断和治疗，更多护士前去上班，但最重要的还是人们能用上基本的卫生技术。我们也知道怎么才能做到这些：2001年，印度政府发起了全民卫生运动，以前政府修的厕所要么被闲置，要么被改造成了储物间，所以这次政府着力促进厕所的使用。在有些地方，如果村子里完全没有了露天大小便的情况，村长还能得到现金奖励。这个项目取得了一定成功——2001年到2011年，露天排便的家庭从64%降到了53%。而在村子里完全消灭露天排便的现象，对儿童的身高产生了巨大影响，发育迟缓的现象显著减少。[10] 但要历经 10 年艰辛才能让露天排便的比例减少六分之一，这表明要取得进步是多么艰难。

世界各国政府也需要共同努力，才能根除那些最严重的传染病威胁，比如脊髓灰质炎、麻疹和疟疾等。这样的努力是我们能得到最高回报的投资。根除天花自从 20 世纪 70 年代以来在全世界拯救了 4 000 多万人的生命。[11] 不仅如此，光是在美国就每年节省了 20 亿美元的疫苗接种和住院治疗的费用。对于一个只花了大概 3 亿美元的全球计划来说，也是对一种在全球根除计划开始前，美国就已经几乎完全消除了的健康威胁来说，这个回报率真是让人叹为观止。[12] 美国相当于每 26 天就能收回一次在全球天花根除行动上的投资。[13]

至于说如何保护一些最有价值的对抗传染病的工具，那就在很大程度上取决于围绕药品质量和抗生素使用问题所制定的一系列新的全球协议了。以在动物身上使用抗生素为例，需要全球真正行动起来的经济原因非常紧迫，也势不可挡。这是因为事实证明，将抗生素用于农业的好处其实很有限：跟改善农场的卫生条件比起来，抗生素起到的作用最多只能算是勉强有效。另外，经济分析也表明，如果不用抗生素，猪的生长速度虽然会略微放缓，但农场出栏价格也可能会上升 1%。[14] 另一方面，牲畜相关耐药性的害处不但相当大，而且是全球性的。

作为第一阶段，关于抗生素用于动物的国际协议，也可以要求迅速减少抗生素在人类身上的使用，然后逐步停止所有用抗生素促进生长的情形，并帮助贫穷国家的农民，鼓励他们更多使用卫生措施和其他替代方案。也可以有致力于逐步停止使用多用针头，或要求收紧抗生素用于人类的类似协议。

世界各国政府也应该联合起来，一起资助新疫苗、新抗菌剂和病媒控制的研究。说到药物研发，有个特别大的问题是，市场只关注现在有钱人都生什么病，因此治疗主要影响穷人的疾病的药物基本上没有人关心。比如说，我们有很多治疗勃起功能障碍的药物，但一种疟疾疫苗都没有。[15]

全球所有疫苗的市场规模加起来，也只有一种降胆固醇药物立普妥的市场规模的三分之二。[16]抗生素市场虽然对健康来说也至关重要，但也同样没什么市场地位。这件事跟富裕国家的自身利益息息相关：如果我们想降低在发展中国家某种很常见的疾病在全球暴发的风险，最好的办法是积极研发相关药物，而这么做也需要全球各国通力合作。

2009 年，全球疫苗免疫联盟对这个研发问题做出了回应。这是个由多位捐助者组成的，会为世界上最贫穷的国家购买疫苗提供资金的联合财团。联盟希望能促进人们研发出一种疫苗，针对在发展中国家很常见的肺炎球菌菌株，这种细菌能导致肺炎、脑膜炎和脓毒症。在比较贫穷的国家，每年有 160 万人死于肺炎球菌引发的疾病。在所有的儿童死亡案例中，也有四分之一是由肺炎球菌引发的。[17]不过，该联盟并非直接资助研发工作，而是保证如果制药公司能制造出这么一种疫苗，他们会投入 15 亿美元，以 7 美元一支的价格购买。

各大制药公司挺身而出。仅仅两年之后，葛兰素史克和辉瑞就推出了合适的产品，还有大量发展中国家的制药厂紧随其后。

除增加研究经费以外，我们也应该赶快就研发新的抗生素和疟疾等疾病的疫苗做出类似承诺。新成立的流行病防治创新联盟背后的捐助国，包括挪威和日本政府，就在资助研发、监管临床试验和储存针对有可能暴发疫情的疾病的疫苗，包括拉沙热、尼帕病毒、中东呼吸综合征和埃博拉等。目前，该联盟也在资助新冠肺炎疫苗的研发工作。[18]

其他办法包括操控蚊子的DNA，使之无法携带疟原虫，并运用基因驱动技术来确保这种蚊子的所有后代基本上会发育出所需要的特征。让全球蚊子的数量大幅减少——或至少令其减少到只是个麻烦的程度，而不再是世界上最致命的动物——会让这个世界受益无穷。

要想控制新的传染病疫情和全球性流行病，第一要务是让公共卫生系统运转起来。以埃博拉为例，这种病毒要想传播，就需要感染者的体液直接接触另一个人身上的创口或体液。我们已经看到，尽管这种病毒极为致命，但基本上不可能引发全球大流行，因为人类千百年来的本能反应——对那些看着好像生病的人敬而远之——是非常有效的预防措施。

2014年在西非部分地区暴发埃博拉疫情，是这些地方的卫生系统有薄弱环节的表现。那一年，尼日利亚有9例经实验室确诊的病例，这些病人很快被隔离了。对接触过病人的近900人，卫生部门不但进行了随访，还观察了21天。疫情就此止步。[19] 尼日利亚的人均收入只有美国的十分之一，这表明，就连贫穷的发展中国家也能控制这种疾病。

这一点对所有传染病来说都一样：只要能找到病人，将其隔离，给接触者消毒，就可以切断传染链。每个国家都应该至少能提供最低限度的医疗保险和防疫措施，帮助人们应对埃博拉这种传染性不强的疾病，这符合所有人的利益。

2020 年，我们了解到，在面对一种非常容易从无症状或症状轻微的人身上传播开来的疾病时，要困难得多。而且要说，大部分能有效应对传染病大流行的措施，我们早在 100 多年前就已经知道了。在应对 1918 年大流感时，美国各城市、各州都发布了关于风险的公共服务公告，并提高了医院应对突发事件的能力，其他措施还包括封锁、检疫隔离、社交距离、疾病监测、疫苗研制和分发等。[20] 1918 年和 100 多年后的今天，我们都在面对的一个问题，并不是不知道该做什么，而是很多国家没做好。

在最早开始应对新冠疫情的时候，包括美国在内的很多国家都没能好好传达信息：领导人淡化了病毒带来的风险，也未着意强调可能需要采取的应对措施；在需要强制执行社交距离和口罩令的时候，他们也未能以身作则，带了坏头，还到处兜售没有科学依据的治疗方法。医院面对潮水般的病人苦苦支撑，还据称什么都缺：隔离设备、呼吸机，就连口罩这种基本防护用品的供应都跟不上。在很多地方，社交距离这一措施实施得太晚了，而在另外一些地方，又取消得太早了；提高检测、追踪接触者和隔离病患的能力，也花了太多太多时间。

但是，还是有些国家取得了初步胜利。2015 年，韩国因抗击中东呼吸综合征疫情时表现不佳而饱受诟病，而现在，他们的应对能力已经大大加强。截至 2020 年 3 月初，该国已经检测过的人数超过美国、英国、法国、意大利和日本检测人数的总和。他们还把病人在医院和宿舍强制隔离，远离家人或集体住房。3 月中旬，美国和韩国死于新冠肺炎的都是 90 人左右。但 4 月，韩国死于这种疾病的只有 85 人，美国却有 6.2 万人失去了生命。[21]

尽管如此，世界各国通过减少接触来限制新冠病毒传播的尝试，从规模来看堪称史无前例——比 7 个世纪前意大利各城市面对鼠疫时达到的封锁范围要大得多。跟美国各城市在 1918 年流感大流行期间实施的关闭学校、禁止公共集会和检疫隔离措施比起来，这一尝试不但范围更加广泛，持续时间也要长得多。[22]

我们已经看到，因为这些措施规模都相当大（但也恰如其分），所以我们也付出了极大代价。如果各国准备更加充分，这一成本本来可以小很多；更重要的是，我们也能挽救更多生命。对于未来的疫情，各国政府都应该增加口罩、基本医疗设备和药物的储备。另外，在很早就对很多国民进行检测的国家，出现的病例更少，对国民生活造成的影响也更小，因此所有国家都应该建好基础设施，备好设备，以便开展检测、追踪和隔离。

根据从新冠疫情中得到的经验，各国政府应该已经了解到，什么程度的隔离能够持续下去，以及能持续多久。1918 年大流感期间的社交距离措施有助于减缓传播，但对总体死亡率没有造成多大影响。[23] 部分原因可能是这些措施很早就被废除了。就现实情况来说，对于哪种程度的封锁和社交距离措施才是可持续的，并没有放之四海而皆准的答案。也就是说，各国政府都需要自行制订单独的计划。

决定人们能保持多久、多远的距离的因素之一是，他们能坚持多长时间。对一些富裕的幸运儿来说，在家办公是很简单的事。但对另一些人来说，需要离开家，去别的地方上班。美国很多集中暴发新冠疫情的地方是大型工作场所，比如肉类加工厂、航空母舰和养老院。用财政手段确保那些不需要上班的人不必上班，并为其余必须上班的人提供防护设备和培训，不但能减少传染病对经济的影响，还能拯救生命。巴西、英国和美国等国在2020年启动的一些计划旨在延长发放失业救济金、发放统一福利救济金，以及向雇主支付费用，以留住工人，都是朝这个方向做出的努力。考虑用金融机制来让每一个人受到的封锁措施的冲击都能得以减轻，是为传染病大流行做准备的一个重要部分。

从新冠疫情中，我们学到的另一个教训是，在面对全球大流行时，我们有多需要加强全球合作。自从全球疫病池融为一体以来，我们就需要全球合作才能好好应对。慢慢地（然而也太慢了），我们培养了一些这样的能力。实际上，最早的国际合作协议有些就跟应对传染病大流行有关，比如19世纪30年代，有一个关于地中海区域的检疫隔离的条约。1866年，国际霍乱控制委员会在伊斯坦布尔召开会议，对来自印度的船只强制实施检疫隔离，这让崇尚自由贸易的英国使节极为不满。[24] 1898年，威尼斯举行了一次国际会议，议题是云南鼠疫的扩散问题。印度政府再次因未对疫病采取行动而受到指责，会议也又一次决定对印度的出口货物实施检疫隔离。[25]

近年来，在世界卫生组织的支持下，全球各国通力合作，追踪、对抗传染病。而我们在应对猪流感、禽流感等疾病时的表现也可以证明，国际条约体系无论多么陈腐不堪，还是能起到一定作用。《国际卫生条例》规定，各国必须在任何可能构成“国际关注的突发公共卫生事件”的事情发生24小时内向世界卫生组织通报。2009年的猪流感疫情基本上就是这种情况。

与此同时，条例要求提高发现和报告卫生事件的能力。[26] 但

2013 年，据世界卫生组织判断，193 个成员国中只有 80 个国家展现出了示警和应对危险所要求的核心能力。世界卫生组织本身的能力也很有限。从 20 世纪 80 年代开始，各成员国对该机构的核心预算就一直持平。1993 年以来，这个方向名义上一直是零增长的，没有把通货膨胀的因素考虑进去。今天，世界卫生组织的预算相当于全球每人每年 30 美分左右。

在应对西非埃博拉疫情的行动中，世界卫生组织的心有余而力不足得到了充分展现。世界卫生组织于 2014 年 3 月 22 日宣布，在几内亚发现了埃博拉病毒。但 4 月中旬，世界卫生组织发言人表示："这次疫情跟其他疫情并没有什么不同。"而疫情总是会很快消失。世界卫生组织与几内亚政府都很担心，公布疫情可能会达到多大规模会带来重大的经济损失。但他们担心得实在有些过头。[27] 到 8 月初终于宣布进入紧急状态时，已经有 932 人死亡，另外还有 1 070 例新增埃博拉病例。[28]

到这时，如果说这跟以前的疫情有什么不同的话，那就是问题已经变成反应过度。各国疾控中心预计，到 2015 年 1 月，利比里亚和塞拉利昂的感染人数可能高达 140 万。全球各地的机构和捐助国匆忙回应，虽然有些晚，但也还算迅猛。好在政府没有理会认为祸由当地起的人要求隔离整个地区的呼声，反而开始大规模空运军队和物资，建立医院。

结果是，这些新病床绝大部分从未投入使用。实际上，截至 2015 年 1 月，只出现了 19 140 起病例，约为早期预测的 1%。[29] 当然，对一个已经在承受重大疫病压力的极端贫困地区来说，这个数字仍然太高。如果全球对疫情更早做出恰当响应，而不是亡羊补牢、惊慌失措，这个数字还可以更低。

世界卫生组织在应对新冠疫情时做得就要好一些。2020 年 1 月 21 日，世界卫生组织开始每天通报新冠疫情，当时全球只有 282 例确诊病例。到 2 月中旬，世界卫生组织向成员国派发了新冠病毒的实验室检测套件，并为急需的发展中国家提供个人防护装备。3 月初，世界卫生组织根据与中国发布的关于该病毒及其流行病学特征的联合报告，制定了控制疫情的指导方针。韩国按指导方针行事，结果相当成功。还是在 3 月，世界卫生组织启动了对新冠肺炎可能有效的四种潜在治疗方法的跨国“大型试验”，规模大到足以快速而准确地展现这些疗法的疗效。

世界卫生组织也建议不要实施有害的应对措施，并起到了重要作用。总干事谭德塞警告称，所有国家“必须在保护人民群众身心健康和对经济和社会造成的影响最小、尊重人权之间进行权衡”。对于新冠疫情，世界卫生组织建议，不要实施长期的旅行和贸易限制。[30]

很多国家没有很好履行他们在《国际卫生条例》中所做出的承诺。尽管世界卫生组织建议不要实施旅行和贸易限制，美国等国家还是对这条指导原则置若罔闻。但如果说这件事说明了什么，那就是需要加强世界卫生组织的领导力量。

《国际卫生条例》规定，各国要将疫情情况上报，并规定如未经东道国允许，世界卫生组织不得独立调查暴发的疫情——这给世界卫生组织监测传染病威胁的能力带来了很大限制。国际原子能机构如果想检查哪个国家的核反应堆，并不需要好声好气地征求意见，也不用先得到邀请才行。《防止核武器扩散条约》授权国际原子能机构核实各缔约国是否在履行不发展核武器的义务，机构中的 2 560 名工作人员也能够进行这样的核查。在疫情此起彼伏的时候，世界卫生组织也应该有这样的权力和能力。（同样，《禁止生物武器公约》的执行支助股也应该得到更多权力和资源，支助股目前只有四名工作人员，真正需要的人比这多得多，公约也需要拥有更大的权力，才能就生物武器的生产情况开展调查。[31]）

联合国不应依赖于无国界医生等非政府组织和超负荷运转的世界卫生组织核心工作人员来应对疫情，而是应该创建一个机构来应对传染病威胁，就像用蓝盔维和部队来应对战争威胁一样。世界卫生组织的“突发卫生事件规划”理应在应对大流行疫情时起到领导作用，但他们长期面临资金不足、力不胜任的局面。世界卫生组织本应接触到各参与国的志愿者名册，这些志愿者能够随叫随到，在几天或几周内就疫情暴发做出响应；世界卫生组织应该有能力召集包机公司争取后勤支持，有必要的话甚至征召同意提供运输的国家的军队来运送后勤物资；最后，世界卫生组织还应该得到全球大量基本医疗储备物资。

2020 年 4 月，世界卫生组织将很多国家召集在一起，要求他们承诺在新型冠状病毒疫苗研究上加强合作，并在全球范围分享相关研究、治疗方法和药物。[32] 以此为契机，也许可以开始为建立更好应对未来传染病大流行的技术基础而群策群力。这些工作可能包括全球共同研发有助于抗击疫情的广谱抗病毒药物和抗生素，以及让我们能更快速检测和研发出疫苗的技术。

此外，全世界作为一个整体，也需要制药业将闲置产能利用起来，迅速扩大疫苗生产。尤其重要的是，需要在确切知道哪些疫苗会被证明有效之前，对工厂进行重组。对于新冠疫情，盖茨基金会为这项工作提供了部分资金，但全世界不应只靠私人慈善组织来保障公共卫生，应该有由世界卫生组织或世界银行等国际组织管理的专门基金来资助传染病大流行应对技术的快速开发和批量生产。

提高全球防疫水平不需要花费大量资金。据“未来全球健康风险框架委员会”估计，每年只需要 45 亿美元，就能让国家卫生体系得以加强，资助研发，并为解决全球卫生安全最紧迫的薄弱环节提供资金。

准备和应对传染病大流行威胁的责任不能推给较贫穷的国家。这不仅不道德，也是不切实际的。迅速传播开来的传染病无论从什么地方起源，到最后都会成为我们所有人的问题，即使这种痛苦往往更多地要由更贫穷的地区承受。我们需要确保所有国家都有应对新传染病威胁所需要的资金和技术支持。鼠疫就是这样终于成为全球范围的小问题，天花也是这样被根除的——而处于新冠疫情以及后续还将到来的传染病大流行中的地球，需要实现的也是这样的目标。

20 世纪取得的医疗和卫生进步改变了这个世界。我们完全没有理由在 21 世纪裹足不前。地球从未像今天这样富有，足以支持更多研究工作，面对疾病也能更好地应对。只需要付出小小不然的代价，在抗击传染病方面保持进步就能让我们得到极大好处。

第十二章

结语：人类最伟大的胜利

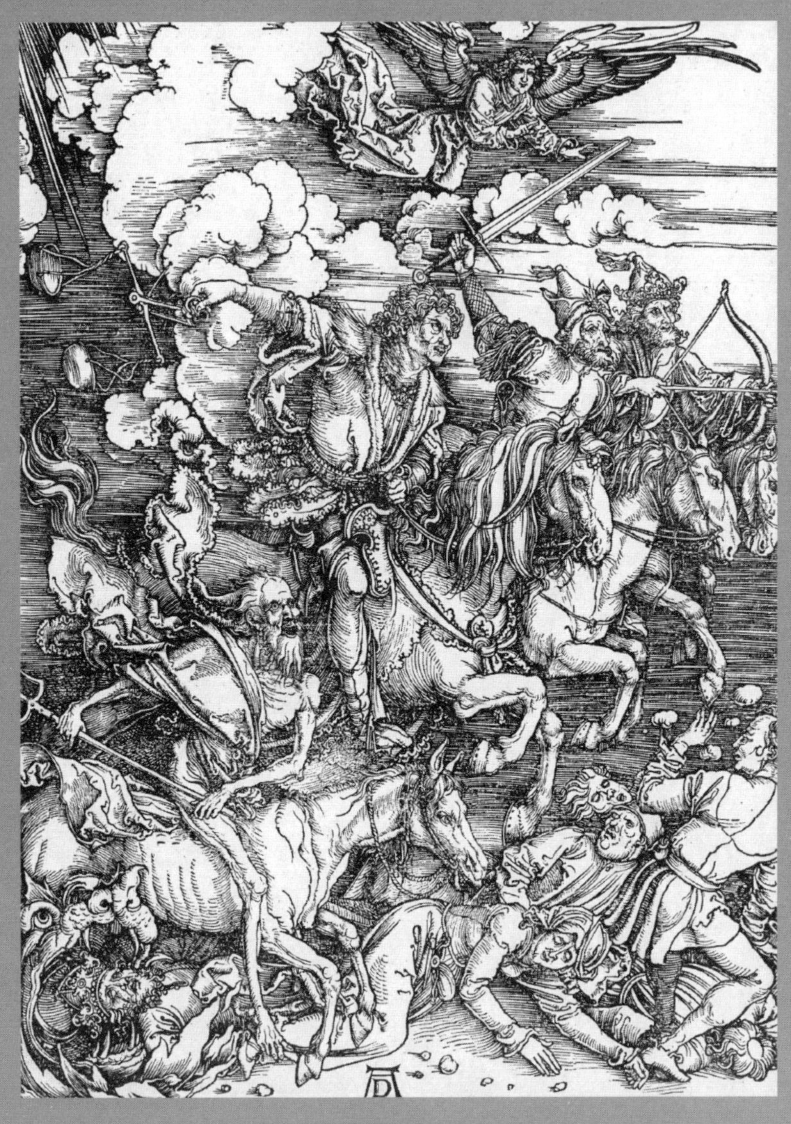

阿尔布雷希特·丢勒作品《启示录》中的一幅，以天启四骑士为主角。手持弓箭的骑手有时会被认为是瘟疫的象征

（资料来源：《圣约翰启示录：天启四骑士》，丢勒，1497—1498 年绘，维基共享资源。）

在《圣经·启示录》中，天启四骑士被派来“用刀剑、饥荒、瘟疫、野兽，杀害地上四分之一的人”。这几位骑士的身份颇有些争议，因为慷慨激昂的诗句很难被破译。其中第四位骑士似乎是死神本尊，第三位骑士普遍被认为是饥荒，第二位骑士是战争。但关于第一位骑士的身份，古今一直争论不已。最近，有些专家提出，这位骑士是瘟疫，但也有另一些人认为他是耶稣基督或正义的化身。

瘟疫居然能在这副有争议的马鞍上占有一席之地，说来也是让人感到有些讽刺。因为尽管在历史上大部分时间里，暴力和饥荒是死神最趁手的两种工具，但在这三者中，能够一举夺走地球上四分之一生命的只有一种，那就是瘟疫。鼠疫给古代世界画上了句号，开启了文艺复兴。在传染病的影响下，全球帝国时代开始成形，而传染病的衰落推动了现代世界的经济滚滚向前。无论是暴力还是饥荒，恐怕都难以望其项背。

暴力、瘟疫和饥荒频发，所以一直到工业革命以前，美好生活理应没有任何悲惨这种想法经常会被说成是白日梦。这几种灾难，是大自然用来让人类陷入马尔萨斯陷阱中不能自拔的工具。但现在，无论是饥荒、暴力还是瘟疫，对人类的影响跟 50 年前比起来都远远不如。这个进步在很大程度上要归功于抗击传染病、夷平瘟疫周期的举措，以及这些举措所带来的连锁反应。

经济和社会关系一直受到疫病严重的影响。多少个世纪以前的传染病大流行仍然对今天谁有钱谁没钱、谁独裁谁民主有发言权。但过去半个世纪也清楚地表明，并非所有趋势都无法改变。我们已经看到，全球生活质量已经得到巨大改善，就算是最苦难深重的地区也同样如此。19 世纪，马尔萨斯式宿命论的经验主义基础渐渐不再站得住脚。而现在，这种宿命论的调调已经完全不成立。

新冠肺炎的悲剧有助于说明，我们已经习惯于栖居其中的世界与过去截然不同。早期最耸人听闻的预测所给出的数据是，如果政府和个人都对这次新威胁不闻不问，美国可能会有多达 220 万人死于新冠病毒，[1] 相当于全国每 1 000 人中要死 6 个人。在这种预测和另外一些因素的促进下，全球出现了适度的大规模响应。但在 1900 年的美国，每 1 000 人中就有 8 个人死于传染病，而 1900 年并不是一个多么特殊的年份。[2] 在人类历史上大部分时期，像新冠肺炎这样的疾病根本没什么机会成为一种新的、独特的健康威胁。

如果我们在远离马尔萨斯陷阱的道路上越走越远（我们也确实知道该怎么远离陷阱），这个世界会有什么不同？随着出生率下降、寿命延长，这个世界毫无疑问会更加年老——但变化不止于此。史前时期，传染病风险和仇外心理之间有天然联系，因此传染病风险降低的世界肯定会更友善、更喜欢合作，暴力也会更少。鉴于在文明兴起之初，传染病风险增加与女性沦落为从属地位关系密切，因此传染病风险更低的世界可能也会更加平等。如果查士丁尼瘟疫、黑死病和大西洋疾病大交换这种规模的大流行悲剧不再重演，那么这个世界也会更加稳定。身体健康也会促进生产力，因此世界各国都会变得更富裕，城市化水平更高——工业国家和发展中国家之间的差距也会继续缩小。这不会是一个完美的世界，但它会变得越来越好。

但是也有可能，新冠疫情只是个先兆，还有更糟糕的事情在后头。也许我们会每况愈下。如果那些到处贩卖能把人害死的虚假信息的反疫苗先知没有任何人反对，如果我们最后的抗生素都浪费在让鸡胸多几两肉上面，如果我们没有采取任何措施去加强全球合作，提高监管覆盖面，改善对疫情的快速响应，我们也知道那个世界将变成什么样子。没有了对抗传染病的最有效措施，这个地球就会回到马尔萨斯预言的悲惨境地。在那个世界，我们越来越认为死亡是纯属私人事情的看法，会因年轻人大量死去而灰飞烟灭。那个世界会更贫穷、更暴力、更老死不相往来——一个偏执、厌恶女性的地方。

疾病在全球事务中扮演的角色对国家安全也有影响：在我们达到将核武器库存降低到接近于零的全球目标之前，能让人类瞬间倒退几十年甚至几百年的最简单直接的工具仍是洲际弹道导弹。但现在，我们这个世界无疑已经认识到，瘟疫更有可能造成上千年的全球大灾难——第一位骑士当然会站在恐怖主义、气候变化和粮食生产崩溃前面。

然而，关注地球承载能力的“新马尔萨斯主义者”却在盯着错误的威胁喋喋不休。在他们看来，让我们在劫难逃的是短缺——人口太多，资源太少，于是饥荒降临。如果我们没有转向从环境角度来讲更可持续发展的生产过程，全球大饥荒的危险确实会存在，但即便如此，瘟疫也仍然是更迫在眉睫的问题。鉴于在大部分历史时期，让人们贫困不堪的都是因缺乏技术，而非缺乏用于农业的土地，我们完全有理由认为，只要能保持技术不断进步，我们就能保证 90

多亿人都能在这个地球上和谐共存。

传染病的历史给那些想要从国际合作中抽身而出的人上了特别的一课：如果疾病成为关闭边境、动用武力的借口，全球进步将需要付出巨大代价。我们并不是必须承认新的病原体是上天安排的，我们抵御这种祸害的方法也不是只有逃之夭夭、深沟高垒和囚之阶下。

因为，虽然在应对新冠疫情时，我们经历了那么多失败，有那么多本可以挽回的死亡，但我们日新月异的科学进步、先进的卫生机构和通力合作的全球各国，都让我们在抗击疫情时跟彼特拉克面对鼠疫或蒙提祖马面对天花时比起来处境要好得多。我们仍然面临着极大风险，但我们可以从容应对。如果能巧妙运用我们的工具和技术，那么就不太需要动用史前就有的拒人于千里之外的本能反应，也可以避免随之而来的混乱和贫穷。

我们在抗击传染病上面取得了那么多进步，也并非纯然是好事。想想看，在这些进步加持下殖民和全面战争能够达到的规模，在帝国主义者在新的疾病环境中一命呜呼时，当军队因斑疹伤寒和痢疾而损兵折将、士气低落时，如果没有传染病的威胁，完全不可想象。但是再想想，假设有个小孩子——在我，就是我的两颗掌上明珠之一，在你，也许是某个孙辈、某个表亲，或某个侄儿侄女——想象一下这个孩子在干呕，然后吐了，一次又一次。试想她烧得发烫，腹泻，大哭不止，十分害怕。她越来越虚弱，病倒在床，胸口起伏，呼吸粗重。后来，她越来越安静，这比先前的大哭不止更让人害怕。她眼神呆滞，望向虚空，处于半昏迷状态，向死亡的深渊一步步坠落。

然后，再设想有另一个孩子，把整个过程在脑子里再过一遍。过 5 秒钟再来一遍，然后每 5 秒钟一遍，一分钟 12 遍，每一天里的每一分钟都这样。在全世界范围内，5 岁以下的孩子就在以这个频率离我们而去。这是悲剧，也是我们这个世界最于心不忍的场景——每天死于很容易就能预防的死因的孩子，仍然太多太多。但如果我们了解一下 20 世纪 50 年代全世界的儿童死亡率，就会知道，那时候大概是每秒死 1 个孩子，速度是今天的 5 倍之多——这就是第一位骑士大开杀戒的阵仗。

新冠肺炎让我们暂时停下了前进的脚步，甚至可以说我们是在大幅倒退。尽管如此，不得不含泪送走黑发人的白发人，还是比历史上任何时候要少得多。我们应该为未成年人死亡数量的大幅下降而普天同庆，也应该将其作为人类最伟大的胜利果实而好好珍惜。

致谢

致　谢

下列诸位对本书提供了莫大帮助，我要致以诚挚的谢意：雷夫·萨加林在无数次对话中提出的大量建议，形成了本书的思路和结构；帕特里克·菲茨杰拉德和菲利克斯·所罗门提出了一些重新组织、找到焦点的建议；厄尔·埃利斯就土地使用模型提出了自己的见解；查尔斯·曼恩就本书前几章巨细靡遗地提出了颇有助益的评论和一些更正意见；保罗·奥菲特通读了全书文本，核查了医学错误；多萝西·波特、贾斯廷·库克、罗德里戈·苏亚雷斯和戴维·伍顿找出了很多错误，也在语气和表达方面提出了很多建议。本书如果仍有错漏之处逃过了他们的法眼，或因为他们审读的只是草稿而在后来有了新的错误，鄙人都将文责自负，并在此致以歉意。还要感谢本书的编辑里克·霍根，他的大量编辑建议和调整，都令本书大添光彩。

注释

注 释

引言

1. Jenny Liu et al., “Malaria Eradication: Is It Possible? Is It Worth It? Should We Do It?” *Lancet Global Health* 1, no. 1 (2013): e2–e3.
2. 见 David Wootton, *Bad Medicine: Doctors Doing Harm Since Hippocrates* (Oxford, UK: Oxford University Press, 2007); Shapin 的评论 “Possessed by the Idols” in the *London Review of Books* 28, no. 23 (2006), 以及伍顿下一期的回应。
3. 用当代标准评价古人实在是愚蠢透顶。古代的医生并非都是心肠歹毒的庸医，病人也肯定看到了他们的服务有其价值。从过去科学家的“错误”转变中，我们也可以学到很多——跟从“正确”的转变中学到的一样多。再强调一遍，发明了医学上有效的疗法或药物的人不一定就是道德高尚的人，他们得到解决方法的过程也许并非出于理性，也有可能受到了我们今天认为是不正确的理论启发。反观那些反对现代科学理论的人，有时候他们也是出于我们可能会深感敬佩的原因。也就是说，说降低过早死亡的比例在过去也很受重视，以及过去在降低这种死亡率方面人们往往认为医生没起到什么作用，我并不认为这些观点有多过分。同样，詹纳发明疫苗一事值得举杯相庆也并不是“历史的判断”，而是他同时代人的评价，其中还有两次投票颁奖给他的英国国会议员。

第一章 马尔萨斯的终极武器

1. Thomas Robert Malthus, *An Essay on the Principle of Population; or A View of Its Past and Present Effects on Human Happiness, an Inquiry Into Our Prospects Respecting the Future Removal or Mitigation of the Evils Which It Occasions*, edited with an introduction and notes by Geoffrey Gilbert (Oxford, UK: Oxford University Press, 2008), Chapter VII, p. 61.
2. 但最近有证据表明，在近东地区，定居的生活方式可能比农业还早 3 000 年出现，这就意味着农业增长和城市出现之间的关系相当复杂。Anna Belfer-Cohen and Ofer Bar-Yosef, “Early Sedentism in the Near East,” in I.

Kuijt (ed.), *Life in Neolithic Farming Communities: Fundamental Issues in Archaeology* (Boston: Springer, 2002).

3. Max Roser, "Child Mortality," 在线发表于 OurWorldInData.org, 2016。见 https://ourworldindata.org/child-mortality/。
4. Max Roser, "Fertility," 在线发表于 OurWorldInData.org, 2016. 见 https://ourworldindata.org/fertility/。
5. 数据来自 Maddison Project 网站，http://www.ggdc.net/maddison/maddison-project/home.htm, 2013 version。

第二章 文明与传染病的兴起

1. 分析同样表明，线粒体夏娃生活的年代是在《圣经》中的夏娃以前，生活的地方也有一定距离。17 世纪，爱尔兰教会的詹姆斯·厄谢尔大主教给《旧约》加上了年代和日期，并声称世界创造于公元前 4004 年 10 月 22 日，星期日晚上。以此为基准，亚当的妻子就应该是在大概 6 000 年前被上帝创造出来的。Ewen Callaway, "Genetic Adam and Eve Did Not Live Too Far Apart in Time," *Nature*, August 6, 2013, http://www.nature.com/news/genetic-adam-and-eve-did-not-live-too-far-apart-in-time-1.13478.
2. Mark Nathan Cohen, *Health and the Rise of Civilization* (New Haven: Yale University Press, 1989), p. 18.
3. Rosemary Drisdelle, *Parasites: Tales of Humanity's Most Unwelcome Guests* (Berkeley: University of California Press, 2010).
4. Cohen, *Health and the Rise of Civilization*, pp. 33-35, 并与以下来源核对：Nathan D. Wolfe, Claire Panosian Dunavan, and Jared Diamond, "Origins of Major Human Infectious Diseases," *Nature* 447, no. 7142 (2007): 279-283.
5. Cohen, *Health and the Rise of Civilization*, pp. 36-37.
6. Wolfe et al., "Origins of Major Human Infectious Diseases."
7. 现代仍处于石器时代的人群的婴儿死亡率大大低于 25%（往往相差很大）——比整个欧洲和美洲 19 世纪大多数时候的婴儿死亡率低得多。而且，这些人群的死亡率很可能比史前的更高，因为现代的狩猎—采集部落已经暴露在大部分人类文明带来的疾病中了。Cohen, *Health and the Rise of Civilization*, pp. 82-84, 100-101.
8. Cohen, *Health and the Rise of Civilization*, pp. 195-197.
9. Renee Pennington, "Hunter-Gatherer Demography," in Panter-Brick et al., *Hunter-Gatherers: An Interdisciplinary Perspective* (Cambridge, UK: Cambridge University Press, 2001), p. 170.

10. Cohen, *Health and the Rise of Civilization* , pp. 87-88.
11. Azar Gat, “Proving Communal Warfare Among Hunter-Gatherers: The Quasi-Rousseauan Error,” *Evolutionary Anthropology: Issues, News, and Reviews* 24, no. 3 (2015): 111-126.
12. Siniša Malešević, “How Old Is Human Brutality? On the Structural Origins of Violence,” *Common Knowledge* 22, no. 1 (2016): 81-104, for a discussion.
13. Vanina Guernier, Michael E. Hochberg, and Jean-François Guégan, “Ecology Drives the Worldwide Distribution of Human Diseases,” *PLoS Biol* 2, no. 6 (2004): e141.
14. Robert R. Dunn et al., “Global Drivers of Human Pathogen Richness and Prevalence,” *Proceedings of the Royal Society of London B: Biological Sciences* (April 2010).
15. William McNeill, *Plagues and Peoples* (New York: Anchor, 1996). 当然，19世纪生活在北美平原上的美洲原住民算得上是世界上个子最高的人——他们的健康至少表明，在人烟稀少的猎场，自然患病率很低。Richard H. Steckel and Joseph M. Prince, “Tallest in the World: Native Americans of the Great Plains in the Nineteenth Century,” *American Economic Review* 91, no. 1 (March 2001): 287.
16. McNeill, *Plagues and Peoples*.
17. Herbert S. Klein, “The First Americans: The Current Debate,” *Journal of Interdisciplinary History* 46, no. 4 (2016): 543–562. 该理论存在争议（见 L. Nagaoka, T. Rick, and S. Wolverton, “ The Overkill Model and Its Impact on Environmental Research,” *Ecology and Evolution* 8, no. 19 [2018]: 9683-9696），此外也有气候变化的因素（见 Anthony D. Barnosky and Emily L. Lindsey, “Timing of Quaternary Megafaunal Extinction in South America in Relation to Human Arrival and Climate Change,” *Quaternary International* 217, nos. 1–2 [2010]: 10–29）。
18. Exodus 9:14–15.
19. James C. Scott, *Against the Grain: A Deep History of the First Civilizations* (New Haven: Yale University Press, 2017).
20. 关于疟疾是否曾感染前文明时代的人类这个问题，还存在一些争论。肯定并非所有人类都曾被感染，但可能有部分人被感染过。见下列文献中的相关讨论：Dorothy Crawford, *Deadly Companions: How Microbes Shaped Our History* (Oxford, UK: Oxford University Press, 2007), pp. 37–46, 以及 Monica Green, “The Globalisations of Disease,” in N. Boivin, R. Crassard, and M. Petraglia (eds.), *Human Dispersal and Species Movement: From*

Prehistory to the Present (Cambridge, UK: Cambridge University Press, 2017), pp. 494–520。

21. Crawford, *Deadly Companions*, p. 68.
22. 同上，p. 60。
23. IRIN News, "Pig-Cull Induced Street Rubbish 'National Scandal,'" January 26, 2010. http://www.irinnews.org/report/87853/egypt-pig-cull-induced-street-rubbish-a-national-scandal.
24. Drisdelle, *Parasites*.
25. 同上。
26. Kelly Harkins and Anne Stone, "Ancient Pathogen Genomics: Insights into Timing and Adaptation," *Journal of Human Evolution* 79 (2015): 137–49.
27. Wolfe et al., "Origins of Major Human Infectious Diseases," and Harkins and Stone, "Ancient Pathogen Genomics."
28. J. O. Wertheim, M. D. Smith, D. M. Smith, K. Scheffler, and S. L. Kosakovsky Pond, "Evolutionary Origins of Human Herpes Simplex Viruses 1 and 2," *Molecular Biology and Evolution* 31, no. 9 (2014): 2356–2364. 乙肝及结核病的一种早期形式也可以作为这里的例子。Andrew P. Dobson and E. Robin Carper, "Infectious Diseases and Human Population History," *Bioscience* 46, no. 2 (1996): 115-126, Green, "Globalisations of Disease."
29. Scott, *Against the Grain*, p. 4.
30. Yuki Furuse, Akira Suzuki, and Hitoshi Oshitani, "Origin of Measles Virus: Divergence from Rinderpest Virus between the 11th and 12th Centuries," *Virology Journal* 7, no. 52 (2010).
31. Dobson and Carper, "Infectious Diseases."
32. Furuse, "Origin of Measles Virus."
33. Sarah Cobey, "Modeling Infectious Disease Dynamics," *Science*, April 24, 2020.
34. Marcus J. Hamilton, Robert S. Walker, and Dylan C. Kesler, "Crash and Rebound of Indigenous Populations in Lowland South America," *Scientific Reports* 4 (2014).
35. Deepa Naraya et al., *Voices of the Poor: Can Anyone Hear Us?* (New York: Oxford University Press, 2000).
36. Peter Katona and Judit Katona-Apte, "The Interaction Between Nutrition and Infection," *Clinical Infectious Diseases* 46, no. 10 (2008): 1582–1588. 围绕相关文章"麦基翁论文"的争议，可参阅下列文献中的概述：James Colgrove, "The McKeown Thesis: A Historical Controversy and Its Enduring

In Fluence," *American Journal of Public Health* 92, no. 5 (2002): 725–729.

37. Cohen, *Health and the Rise of Civilization*, pp. 58–64.

38. 同上，pp. 116–124。另见 Richard H. Steckel, *The Best of Times, the Worst of Times: Health and Nutrition in Pre-Columbian America*, Working Paper no.10299, National Bureau of Economic Research, 2004.

39. Simon Szreter, "The Importance of Social Intervention in Britain's Mortality Decline c. 1850–1914: A Re-interpretation of the Role of Public Health," *Social History of Medicine* 1, no. 1 (1988): 1–38, on Liverpool. 还有说来自盖普曼德基金会的数据表明，1850 年，塞拉利昂的人均预期寿命为 25.1 岁，而尼日利亚的为 30.4 岁 (from www.gapminder.org)。

40. 此外，英国军队新兵的平均身高从 19 世纪 20 年代到 50 年代也在持续下降，因为是从城市中征的兵。Bernard Harris, "Public Health, Nutrition, and the Decline of Mortality: The McKeown Thesis Revisited," *Social History of Medicine* 17, no. 3 (2004): 379-407.

41. 在《圣经》中，上帝在将夏娃赶出伊甸园时曾警告她说："我必多多加增你怀胎的苦楚，你生产儿女必多受苦楚。你必恋慕你丈夫，你丈夫必管辖你。"（《创世记》3:16）

42. 请注意，生育率上升导致人口增长，然后又导致传染病增加的这个因果顺序（跟其他因素导致人口增长然后又导致传染病增加，传染病的压力又推动了生育率上升的顺序是相反的）有些争议。Jean-Pierre Bocquet-Appel, "When the World's Population Took Off：The Springboard of the Neolithic Demographic Transition," *Science* 333, no. 6042 (2011): 560-561.

43. Scott, *Against the Grain*, p. 82. 其中指出经历了更高生育率的并非只有"驯化"了的人类，在老鼠和狐狸身上也发生了同样的事情。

44. *The Code of Hammurabi*, 译文见 L. W. King. http://avalon.law.yale.edu/ancient/hamframe.asp。

45. Ester Boserup, *The Conditions of Agricultural Growth: the Economics of Agrarian Change Under Population Pressure* (London: George Allen and Unwin, 1965), p. 4.

46. 同上，p.7。

47. 同上，p.30。

48. 见 Jed Kaplan et al., "Holocene Carbon Emissions as a Result of Anthropogenic Land Cover Change," *Holocene* 1 (2010): 17, and Kees Klein Goldewijk et al., "The HYDE 3.1 Spatially Explicit Database of Human-Induced Global Land-Use Change over the Past 12,000 Years," *Global Ecology and Biogeography* 20, no.1 (2011): 73–86。

49. Cormac Ó Gráda, *Famine: A Short History* (Princeton, NJ: Princeton University Press, 2009).
50. Walter Scheidel, "Emperors, Aristocrats, and the Grim Reaper: Towards a Demographic Profile of the Roman Elite," *Classical Quarterly* 49, no. 1 (1999): 254-281.
51. Scott, *Against the Grain*, p. 35.
52. 数据见 the Yale University SETO lab: http://urban.yale.edu/data。

第三章　贸易搅浑全球疫病池

1. James C. Scott, *Against the Grain: A Deep History of the First Civilizations* (New Haven: Yale University Press, 2017), p. 125.
2. Mark Nathan Cohen, *Health and the Rise of Civilization* (New Haven: Yale University Press, 1989), p. 23.
3. William Bernstein, *A Splendid Exchange: How Trade Shaped the World* (New York: Grove/Atlantic, Inc., 2009), pp. 44-45 and 49.
4. M. J. Papagrigorakis et al., "DNA Examination of Ancient Dental Pulp Incriminates Typhoid Fever as a Probable Cause of the Plague of Athens," *International Journal of Infectious Diseases* 10, no. 3 (2006): 206-214, 及 Powel Kazanjian, "Ebola in Antiquity?" *Clinical Infectious Diseases* 61, no. 6 (September 2015): 963-968.
5. Thucydides, *The History of the Peloponnesian War*, Richard Crawley 译 , Chapter VII. 原文见 http://classics.mit.edu/Thucydides/pelopwar.2.second.html。（译文采自修昔底德《伯罗奔尼撒战争史》，谢德风译，商务印书馆，1985 年，第二卷第五章。）
6. Arnold Toynbee, *A Study of History*, abridgement of Vols. I–VI by D. C. Somervell (Cambridge, UK: Oxford University Press, 1974), pp. 183-184.
7. 李维,《罗马史》卷三，Rev. Canon Roberts 译。http://mcadams.posc.mu.edu/txt/ah/Livy/Livy03.html。
8. Frederick Fox Cartwright and Michael Denis Biddiss, *Disease and History* (New York: Marboro Books, 1972), p. 10.
9. Scott, *Against the Grain*, p. 156.
10. 引自 Raoul McLaughlin, *Rome and the Distant East: Trade Routes to the Ancient Lands of Arabia, India and China* (London: Bloomsbury Publishing, 2010), p. 3。
11. McNeill, *Plagues and Peoples*.
12. William Rosen, *Justinian's Flea: Plague, Empire and the Birth of Europe* (New

York: Random House, 2010).

13. 鱼豢,《魏略·西戎传》，成书于 239 年至 265 年的中国著作，引自出版于 429 年的《三国志·传三十》，由 John E. Hill 译为英文。见 http://depts.washington.edu/silkroad/texts/weilue/weilue.html.（中文原文见《三国志·魏书·乌丸鲜卑东夷传第三十》裴松之注引鱼豢《魏略》。《后汉书·西域记》中也有类似描述，或为鱼豢所本。）
14. Kyle Harper, *The Fate of Rome: Climate, Disease, and the End of an Empire* (Princeton, NJ: Princeton University Press, 2017).
15. Cartwright and Biddiss, *Disease and History*, p. 13.
16. R. S. Bray, *Armies of Pestilence: The Impact of Disease on History* (Cambridge, UK: James Clarke & Co., 2004), pp. 12-13.
17. Kyle Harper, "Pandemics and Passages to Late Antiquity: Rethinking the Plague of c. 249–270 Described by Cyprian," *Journal of Roman Archaeology* 28 (2015): 223–260.
18. Robert Sallares, Abigail Bouwman, and Cecilia Anderung, "The Spread of Malaria to Southern Europe in Antiquity: New Approaches to Old Problems," *Medical History* 48, no. 3 (2004): 311–328.
19. Procopius of Caesarea, "The Secret History," Richard Atwater 译。Fordham University Medieval Sourcebook.见 http://www.fordham.edu/halsall/source/procop-anec1.asp。
20. 同上。
21. Nicolás Rascovan, Karl-Göran Sjögren, Kristian Kristiansen, Rasmus Nielsen, Eske Willerslev, Christelle Desnues, and Simon Rasmussen, "Emergence and Spread of Basal Lineages of Yersinia Pestis During the Neolithic Decline," *Cell* 176, nos. 1–2 (2019): 295–305.
22. Bernstein, *A Splendid Exchange*, p. 139.
23. Monica Green, "Taking 'Pandemic' Seriously: Making the Black Death Global," *Medieval Globe* 1, no. 1 (2016).
24. M. Harbeck et al., "*Yersinia pestis* DNA from Skeletal Remains from the 6th Century CE Reveals Insights into Justinianic Plague," *PLoS Pathogens* 9, no. 5 (2013).
25. 引自 Lester K. Little, "Life and Afterlife of the First Plague Pandemic," in Lester K. Little (ed.), *Plague and the End of Antiquity* (Cambridge, UK: Cambridge University Press, 2007), p. 7。
26. Procopius, *History of the Wars*, Books I and II. 见 http://www.gutenberg.org/files/16764/16764-h/16764-h.htm。

27. Bray, *Armies of Pestilence*, p. 42.
28. Procopius of Caesarea, "The Secret History."
29. Bray, *Armies of Pestilence*, p. 29, and Rosen, *Justinian's Flea*.
30. Bray, *Armies of Pestilence*, p. 116.
31. Bernstein, *A Splendid Exchange*, p. 137.
32. John Kelly, *The Great Mortality: An Intimate History of the Black Death, the Most Devastating Plague of All Time* (New York: HarperCollins, 2005), p. 44.
33. Little, "Life and Afterlife," 及 Rosen, *Justinian's Flea*.
34. 1350 年，英国和德国的森林覆盖率可能下降到了不到 10% 的水平。Jed O. Kaplan, Kristen M. Krumhardt, and Niklaus Zimmermann, "The Prehistoric and Preindustrial Deforestation of Europe," *Quaternary Science Reviews* 28, no. 27 (2009): 3016–3034.
35. Kelly, *The Great Mortality*.
36. Ronald Latham 在 *Marco Polo: The Travels* 的引言中引用了此处文字。New York: Penguin, 1958, p. 11.
37. Marco Polo, *The Travels*, Ronald Latham 译，pp. 57, 66, and 80。
38. 引自 Roger Crowley, *City of Fortune: How Venice Ruled the Seas* (New York: Random House, 2012)。
39. Polo, *The Travels*, pp. 150–151.
40. 同上，p. 98.
41. Mark Wheelis, "Biological Warfare at the 1346 Siege of Caffa," *Emerging Infectious Diseases* 8, no. 9 (2002): 971–975。
42. Kelly, *The Great Mortality*, Wheelis, "Biological Warfare" 为怀疑卡法城难民导致鼠疫扩散开来的人提供了理由。
43. 引自 Boccaccio, *The Decameron*, J. M. Rigg 译，1903. https://www.brown.edu/Departments/Italian_Studies/dweb/texts/。
44. "Letters on Familiar Matters," in John Aberth, *The Black Death: The Great Mortality of 1348–1350: A Brief History with Documents* (London: Palgrave Macmillan, 2005).
45. 引自 Kelly, *The Great Mortality*, p. 145.
46. José Gómez and Miguel Verdú, "Network Theory May Explain the Vulnerability of Medieval Human Settlements to the Black Death Pandemic," *Nature Scientific Reports* 7 (2017): 43467.
47. Petrarch, *Petrarca Ad Seipsum*, Volume I, Chapter 14, 爱丁堡大学 Jonathan Usher译，见 http://www.brown.edu/Departments/Italian_Studies/dweb/plague/perspectives/petrarca2.php。

48. 引自 Aberth, "Letters on Familiar Matters," p. 72。
49. Sheldon Watts, *Epidemics and History: Disease, Power and Imperialism* (New Haven: Yale University Press, 1999), p. 3.
50. Kelly, *The Great Mortality*, p. 248.
51. Cartwright and Biddis, *Disease and History*, p. 47.
52. Bray, *Armies of Pestilence*, p. 69.
53. Jo Nelson Hays, *The Burdens of Disease: Epidemics and Human Response in Western History* (New Brunswick, NJ: Rutgers University Press, 2009), p. 46.
54. UK Government, "Ordinance of Laborers," 1349, Fordham University Sourcebook.见 https://sourcebooks.fordham.edu/seth/ordinance-labourers.asp。
55. Kelly, *The Great Mortality*.
56. Norman F. Cantor, *In the Wake of the Plague: The Black Death and the World It Made* (New York: Simon & Schuster, 2001).
57. 此外，女性临时受雇工作的薪资在鼠疫之后确实增加了，这可能也是已婚妇女不去抚养孩子而去工作的动因之一。Jane Humphries and Jacob Weisdorf, "The Wages of Women in England, 1260–1850," *Journal of Economic History* 75, no. 2 (June 2015): 405–447.
58. Margaret Peters, "Labor Markets After the Black Death: Landlord Collusion and the Imposition of Serfdom in Eastern Europe and the Middle East," mimeo, prepared for the Stanford Comparative Politics Workshop, 2010.
59. 据 Gregory Clark, *A Farewell to Alms: A Brief Economic History of the World* (Princeton, NJ: Princeton University Press, 2007) 估计，14 世纪 10 年代到 15 世纪 50 年代，英国的人均收入增加了一倍以上。
60. G. D. Sussman, "Was the Black Death in India and China?" *Bulletin of the History of Medicine*, 2011, pp. 319–355.
61. Giovanna Morelli, Yajun Song, Camila J. Mazzoni, Mark Eppinger, Philippe Roumagnac, David M. Wagner, Mirjam Feldkamp et al., "Yersinia Pestis Genome Sequencing Identifies Patterns of Global Phylogenetic Diversity," *Nature Genetics* 42, no. 12 (2010): 1140–1143.
62. Christian E. Demeure, Olivier Dussurget, Guillem Mas Fiol, Anne-Sophie Le Guern, Cyril Savin, and Javier Pizarro-Cerdá, "Yersinia Pestis and Plague: An Updated View on Evolution, Virulence Determinants, Immune Subversion, Vaccination, and Diagnostics," *Genes & Immunity* 20, no. 5 (2019): 357–370.
63. Nico Voigtländer and Hans-Joachim Voth, "The Three Horsemen of Riches: Plague, War, and Urbanization in Early Modern Europe," *Review of Economic Studies* 80, no. 2 (2012): 774–811.

64. Cartwright and Biddis, *Disease and History*, p. 32.

第四章　所向披靡的瘟疫

1. Bastien Llamas, Lars Fehren-Schmitz, Guido Valverde, Julien Soubrier, Swapan Mallick, Nadin Rohland, Susanne Nordenfelt et al., "Ancient Mitochondrial DNA Provides High-Resolution Time Scale of the Peopling of the Americas," *Science Advances* 2, no. 4 (2016).
2. Anthony D. Barnosky and Emily L. Lindsey, "Timing of Quaternary Megafaunal Extinction in South America in Relation to Human Arrival and Climate Change," *Quaternary International* 217, nos. 1–2 (2010): 10–29 中讨论了气候对人类活动的影响；Zachary D. Nickell and Matthew D. Moran, "Disease Introduction by Aboriginal Humans in North America and the Pleistocene Extinction," *Journal of Ecological Anthropology* 19, no. 1 (2017): 2 则讨论了引入疾病的影响。
3. Dorothy Crawford, *Deadly Companions: How Microbes Shaped Our History* (Oxford, UK: Oxford University Press, 2007), pp. 112–113. 这里用"绝大部分"一词的原因是，最近有证据表明，人类结核病至少在哥伦布之前就已经在美洲出现了，可能是由海豹带到美洲的。(Kirsten I. Bos et al., "Pre-Columbian Mycobacterial Genomes Reveal Seals as a Source of New World Human Tuberculosis," *Nature* 514 [2014]: 494).
4. W. M. Denevan, "After 1492: Nature Rebounds," *Geographical Review* 106, no. 3 (2016): 381–398, Angus Maddison, *The World Economy, Volume 1: A Millennial Perspective and Volume 2: Historical Statistics* (Haryana, India: Academic Foundation, 2007).
5. Charles C. Mann, *1491: New Revelations of the Americas Before Columbus* (New York: Alfred A. Knopf, 2005).
6. 同上，p. 72。
7. 同上，p. 140。
8. Latham, *Marco Polo: The Travels* 引言。
9. William Bernstein, *A Splendid Exchange: How Trade Shaped the World* (New York: Grove/Atlantic, Inc., 2009), p. 166.
10. Christopher Columbus, *The Four Voyages of Christopher Columbus*, John Cohen 译 (London: Penguin UK, 1969), pp. 58–59.
11. 同上，p. 122。
12. Noble David Cook, *Born to Die: Disease and New World Conquest, 1492–*

1650 (Cambridge, UK: Cambridge University Press, 1998), pp. 57–58.

13. R. S. Bray, *Armies of Pestilence: The Impact of Disease on History* (Cambridge, UK: James Clarke & Co., 2004), pp. 125, Mark Harrison, *Disease and the Modern World: 1500 to the Present Day* (New York: John Wiley & Sons, 2013), p. 73.
14. Sheldon Watts, *Epidemics and History: Disease, Power and Imperialism* (New Haven: Yale University Press, 1999), p. 89.
15. 引 自 Hugh Thomas, *Conquest: Cortés, Montezuma, and the Fall of Old Mexico* (New York: Simon & Schuster, 2013)。
16. 引自 Watts, *Epidemics and History*, p. 89。
17. Las Casas, *A Short Account of the Destruction of the Indes*. http://nationalhumanitiescenter.org/pds/amerbegin/contact/text7/casas_destruction.pdf.
18. Mann, *1491: New Revelations of the Americas*, p. 61.
19. 同上。
20. 同上。
21. Watts, *Epidemics and History*, p. 93.
22. 同上，p. 233。
23. 引自同上，p. 235。
24. 相关讨论可参阅 Philip D. Curtin, *Death by Migration: Europe's Encounter with the Tropical World in the Nineteenth Century* (Cambridge, UK: Cambridge University Press, 1989)。
25. Elena Esposito, *Side Effects of Immunities: The African Slave Trade*, Working Paper no. MWP2015/09, European University Institute, 2015.
26. Robert A. McGuire and Philip Coelho, *Parasites, Pathogens, and Progress* (Cambridge, MA: MIT Press, 2011), Chapter 5.
27. Bray, *Armies of Pestilence*, p. 129.
28. 马尔萨斯的估算来自本杰明·富兰克林，后者就 18 世纪 50 年代的人口情况写过一篇文章。与查尔斯·曼恩的私下交流。
29. 从马尔萨斯对中美洲的讨论可以明显看出，他并不知道疾病在让美洲成为无人旷野上的作用。(Thomas Robert Malthus, *An Essay on the Principle of Population; or a View of Its Past and Present Effects on Human Happiness, an Inquiry Into Our Prospects Respecting the Future Removal Or Mitigation of the Evils which it Occasions*, Geoffrey Gilbert 编辑、撰写引言并加注。[Oxford, UK: Oxford University Press, 2008], Chapter VI, paragraph I.)
30. Louis Putterman, and David N. Weil, *Post-1500 Population Flows and the*

Long Run Determinants of Economic Growth and Inequality, no. w14448, National Bureau of Economic Research, 2008.

31. King Afonso I 写给 King John III of Portugal 的信，1526. https://mrcaseyhistory.files.wordpress.com/2014/05/king-afonso-i-letter-to-king-john-iii-of-portugal.pdf.
32. Maddison Project 网站上的人口估算，见 http://www.ggdc.net/maddison/oriindex.htm。
33. Philip Curtin et al., *African History from Earliest Times to Independence* (New York: Pearson, 1995).
34. Stanley L. Engerman and Kenneth L. Sokoloff, in *Factor Endowments, Inequality, and Paths of Development Among New World Economics*, no. w9259, National Bureau of Economic Research, 2002 指出，殖民者的死亡风险对殖民地人口组成的影响并没有那么大，影响更大的还是他们殖民的地方的自然属性。在热带，殖民地建立在剥削奴隶和当地人的模式上，会让他们在矿山和种植甘蔗和烟草等作物的大型种植园工作。而在热带以外的地方，长得好的作物在小农场和大型农场都会长得一样好，因此对奴隶劳动力的需求低一些，在那些地方安家落户也更合情合理。由于热带病肆虐的地区和大型种植园更划算的地区很大程度上是重叠的，这两个说法就相互印证了。
35. Nathan Nunn, "The Long-Term Effects of Africa's Slave Trades," *Quarterly Journal of Economics* 1, no. 23 (2008): 139–176,以及 Nathan Nunn and Leonard Wantchekon, "The Slave Trade and the Origins of Mistrust in Africa," *American Economic Review* 101 (2011): 3221–3252。
36. Stelios Michalopoulos and Elias Papaioannou, "Further Evidence on the Link Between Pre-Colonial Political Centralization and Comparative Economic Development in Africa," *Economics Letters* 126 (2015): 57–62.
37. Patrick Manson, "The Malaria Parasite," *Journal of the Royal African Society* 6, no. 23 (1907): 225–233.
38. 关于这种疾病在新大陆的情况，尚有一些争议（例如可参阅 Watts, *Epidemics and History* p. 130），但也有证据表明，在哥伦布抵达之前，这种疾病就已经在美洲出现了（参见 Bruce M. Rothschild et al., "First European Exposure to Syphilis: The Dominican Republic at the Time of Columbian Contact," *Clinical Infectious Diseases* 31, no. 4 [2000]: 936–941），以及跟这种疾病关系最密切的是在圭亚那发现的雅司病变种（Kristin N. Harper et al., "On the Origin of the Treponematoses: A Phylogenetic Approach," *PLoS Neglected Tropical Diseases* 2, no. 1 [2008]）。
39. Hans Zinsser, *Rats, Lice and History* (Piscataway, NJ: Transaction Publishers,

2007), p. 75.

40. Jo Nelson Hays, *The Burdens of Disease: Epidemics and Human Response in Western History* (New Brunswick, NJ: Rutgers University Press, 2009), p. 70, and Dorothy Crawford, Deadly Companions: How Microbes Shaped Our History (Oxford, UK: Oxford University Press, 2007), p. 125.
41. Frederick Fox Cartwright and Michael Denis Biddiss, *Disease and History* (New York: Marboro Books, 1972), p. 63.
42. A. B. Jannetta, *Epidemics and Mortality in Early Modern Japan* (Princeton, NJ: Princeton University Press, 2014).
43. A. Jannetta, "Jennerian Vaccination and the Creation of a National Public Health Agenda in Japan, 1850–1900," *Bulletin of the History of Medicine* 83, no. 1 (2009): 125–140.
44. Zinsser Rats, *Lice and History*, p. 152.
45. 同上，pp. 155-156。
46. 同上，p. 168。
47. Bray, *Armies of Pestilence*, p. 139.
48. Harrison, *Disease and the Modern World*, p. 84.
49. Michael B. A. Oldstone, *Viruses, Plagues, and History: Past, Present, and Future* (Oxford, UK: Oxford University Press. 2009), p. 107.
50. Joseph M. Conlon, *The Historical Impact of Epidemic Typhus*. http://phthiraptera.info/sites/phthiraptera.info/files/61235.pdf.
51. Jakob Walter, *Diary of a Napoleonic Foot Soldier* (New York: Doubleday, 2012), p. 43.
52. Stephan Talty, *The Illustrious Dead: The Terrifying Story of How Typhus Killed Napoleon's Greatest Army* (New York: Crown Publishers, 2009), p. 62.
53. Talty, *The Illustrious Dead*, p. 84.
54. 同上，p. 156。
55. Walter, *Diary of a Napoleonic Foot Soldier*, p. 57.
56. 同上，pp. 62-63。
57. 同上，p. 78。
58. Didier Raoult et al., "Evidence for Louse-Transmitted Diseases in Soldiers of Napoleon's Grand Army in Vilnius," *Journal of Infectious Diseases 193*, no. 1 (2006): 112–120.
59. Bray, *Armies of Pestilence,* p. 146.

第五章 敬而远之的防御本能

1. 关于这个问题的讨论，参阅 Matt Ridley, *The Red Queen: Sex and the Evolution of Human Nature* (London: Penguin UK, 1994)。
2. 有个例子是波利尼西亚人于 19 世纪初次接触麻疹时，死亡率高达 80%。如果不考虑他们遗传下来的抗性水平较低，就很难解释这个结果。Robert A. McGuire and Philip Coelho, *Parasites, Pathogens, and Progress* (Cambridge, MA: MIT Press, 2011). Elinor K. Karlsson, Dominic P. Kwiatkowski, and Pardis C. Sabeti, "Natural Selection and Infectious Disease in Human Populations," *Nature Reviews Genetics* 15, no. 6 (2014): 379.
3. Andrew Spielman and Michael d'Antonio, *Mosquito: The Story of Man's Deadliest Foe* (New York: Hyperion, 2002).
4. Frédéric B. Piel et al., "Global Distribution of the Sickle Cell Gene and Geographical Confirmation of the Malaria Hypothesis," *Nature Communications* 1 (2010): 104.
5. Karlsson et al., "Natural Selection and Infectious Disease." R. S. Bray, *Armies of Pestilence: The Impact of Disease on History* (Cambridge, UK: James Clarke & Co., 2004), p. 37. 书中指出，可能还有另一种方式抵御传染病，就是通过一种叫作免疫球蛋白 G 的抗体，可以将免疫力暂时借由胎盘由妈妈传给孩子。如果孩子在遗传到的免疫球蛋白被破坏之前就被感染了，这种抗体就可以帮助孩子从疾病中康复，并形成更长期的抵抗力。
6. Valerie Curtis et al., "Disgust as an Adaptive System for Disease Avoidance Behavior," *Philosophical Transactions of the Royal Society of London. Series B, Biological Sciences* 366, no. 1563 (2011): 389–401.
7. Hans Zinsser, *Rats, Lice and History* (Piscataway, NJ: Transaction Publishers, 2007), p. 138.
8. Benjamin L. Hart, "Behavioral Adaptations to Pathogens and Parasites: Five Strategies," *Neuroscience & Biobehavioral Reviews* 14, no. 3 (1990): 273–294.
9. Sarah Cobey, "Modeling Infectious Disease Dynamics," *Science*, April 24, 2020.
10. Kyla Epstein, "Just 14% of Americans Support Ending Social Distancing," *Business Insider*, April 22, 2020, https://www.businessinsider.com/poll-most-americans-support-coronavirus-social-distancing-measures-2020-4, Alexis Le Nestour, "Five Findings from a New Phone Survey in Senegal," Center for Global Development blog, April 24, 2020, https://www.cgdev.org/blog/five-findings-new-phone-survey-senegal.

11. Chad R. Mortensen et al., "Infection Breeds Reticence: The Effects of Disease Salience on Self-Perceptions of Personality and Behavioral Avoidance Tendencies," *Psychological Science* 21 (2010): 440–447.
12. Alan M. Kraut, "Foreign Bodies: The Perennial Negotiation over Health and Culture in a Nation of Immigrants," *Journal of American Ethnic History* (2004): 3–22.
13. James C. Scott, *Against the Grain: A Deep History of the First Civilizations* (New Haven: Yale University Press, 2017), p. 99.
14. Jeanette Farrell, *Invisible Enemies: Stories of Infectious Disease* (New York: Farrar Straus and Giroux, 1998), p. 62.
15. Leprosy Mission, "Diana Princess of Wales," 在线发表于 Leprosy Mission 网站，http://www.leprosymission.org.uk/about-us-and-leprosy/our-history/diana-princess-of-wales.aspx。
16. Liang Huigang, Xiang Xiaowei, Huang Cui, Ma Haixia, and Yuan Zhiming, "A Brief History of the Development of Infectious Disease Prevention, Control, and Biosafety Programs in China," *Journal of Biosafety and Biosecurity 2* , no. 2 (2020).
17. Dorothy Porter, *Health, Civilization and the State: A History of Public Health from Ancient to Modern Times* (Abingdon, UK: Routledge, 2005), p. 29.
18. Sheldon Watts, *Epidemics and History: Disease, Power and Imperialism* (New Haven: Yale University Press, 1999), p. 50, Porter, *Health, Civilization and the State*, p. 29.
19. Watts, *Epidemics and History*, p. 52.
20. 同上，p. 49。此外，在鼠疫过去之后的那些年，麻风病的确认病例可能变得没那么常见了。结核病的蔓延也许让大概十分之一本来很容易染上麻风病的人对麻风病免疫了。Porter, *Health, Civilization and the State*, p. 28.
21. Nico Voigtländer and Hans-Joachim Voth, "The Three Horsemen of Riches: Plague, War, and Urbanization in Early Modern Europe," *Review of Economic Studies* 80, no. 2 (2012): 774–811.
22. 同上。
23. Jo Nelson Hays, *The Burdens of Disease: Epidemics and Human Response in Western History* (New Brunswick, NJ: Rutgers University Press, 2009), pp. 54–55, and Watts, *Epidemics and History*, p. 22.
24. Porter, *Health, Civilization and the State*, p. 37.
25. Eugenia Tognotti, "Lessons from the History of Quarantine, from Plague to Influenza A," Emerging Infectious Diseases 19, no. 2 (2013): 254.

26. Boccaccio, *The Decameron*, J. M. Rigg 译 (1903)。https://www.brown.edu/Departments/Italian_Studies/dweb/texts/.
27. Mark Nathan Cohen, *Health and the Rise of Civilization* (New Haven: Yale University Press, 1989), p. 53.
28. Mark Harrison, *Disease and the Modern World: 1500 to the Present Day* (New York: John Wiley & Sons, 2013), p. 44.
29. John Kelly, *The Great Mortality: An Intimate History of the Black Death, the Most Devastating Plague of All Time* (New York: HarperCollins, 2005), Chapter 5.
30. Porter, *Health, Civilization and the State*, pp. 34–35.
31. Watts, *Epidemics and History*, p. 24.
32. David M. Morens, Gregory K. Folkers, and Anthony S. Fauci, "Emerging Infections: A Perpetual Challenge," *Lancet Infectious Diseases* 8, no. 11 (2008): 710–719.
33. Watts, *Epidemics and History*, p. 137.
34. Fahd Khan et al., "The Story of the Condom," *Indian Journal of Urology: Journal of the Urological Society of India* 29, no. 1 (2013): 12.
35. 同上。
36. Edward H. Beardsley, "Allied Against Sin: American and British Responses to Venereal Disease in World War I," *Medical History* 20, no. 2 (1976): 189–202.
37. Farrell, *Invisible Enemies*, pp. 183–184 中引用。
38. Porter, *Health, Civilization and the State*, p. 135.
39. Hays, *The Burdens of Disease*, p. 172.
40. Porter, *Health, Civilization and the State*, p. 137.
41. Howard Markel and Alexandra Minna Stern, "The Foreignness of Germs: The Persistent Association of Immigrants and Disease in American Society," *Milbank Quarterly* 80, no. 4 (2002): 757–788.
42. Hays, *The Burdens of Disease*, p. 185.
43. Kraut, *Foreign Bodies*.
44. Hays, *The Burdens of Disease*, p. 303.
45. Markel and Stern, "The Foreignness of Germs."
46. Adam Nossiter, "Fear of Ebola Breeds a Terror of Physicians," *New York Times*, July 27, 2014. http://www.nytimes.com/2014/07/28/world/africa/ebola-epidemic-west-africa-guinea.html.
47. Amy Brittan, "The Women Chanted to the Village's Men...," *Washington Post*, January 1, 2015, p. 1.

48. Jamelle Bouie, "America's Long History of Immigrant Scaremongering," *Slate*, July 18, 2014, http://www.slate.com/articles/news_and_politics/politics/2014/07/immigrant_scaremongering_and_hate_conservatives_stoke_fears_of_diseased.html.
49. 同上。
50. Mark Schaller and Damian Murray, "Infectious Disease and the Creation of Culture," *Advances in Culture and Psychology* 1 (2011): 99–151. Florian van Leeuwen et al., "Regional Variation in Pathogen Prevalence Predicts Endorsement of Group-Focused Moral Concerns," *Evolution and Human Behavior 33* (2012). Elizabeth Cashdan and Matthew Steele, "Pathogen Prevalence, Group Bias, and Collectivism in the Standard Cross-Cultural Sample," *Human Nature* 24, no. 1 (2013): 59–75.
51. Cullen S. Hendrix and Kristian Skrede Gleditsch, "Civil War: Is It All About Disease and Xenophobia? A Comment on Letendre, Fincher & Thornhill," *Biological Reviews* 87, no. 1 (2012): 163–167.
52. 到目前为止，研究寄生虫压力的研究人员还无法足以让人心服口服地证明，在生活质量和传染病水平之间的关系中，起主导作用的因素是人类对传染性疾病的行为反应。他们目前的最好结果是，指出可以上溯到 20 世纪 30 年代的寄生虫压力量化结果跟今天的暴力水平和仇外心理等有关。但是，在 20 世纪 30 年代更健康、更富裕，也更和平的国家，到今天也仍然更健康、更富裕，也更和平。因此，现代发展结果与长达 70 年的寄生虫压力之间的相关性并不能完全证明究竟谁是因，谁是果。即使寄生虫对暴力和不信任的水平确实有影响，可能也是通过疾病等更直接的方式或其他机制，而非对陌生人更加不信任。例如，Matteo Cervellati et al., *Malaria Risk and Civil Violence*, Munich Discussion Paper 2017–8, University of Munich 认为，疟疾暴发跟国家内乱有关，因为疫情通过让人丧失工作能力、为医疗支付费用就直接造成了相当可观的经济损失，而无须借由任何态度改变来造成影响。

第六章 卫生革命

1. Paul W. Sherman and Jennifer Billing, "Darwinian Gastronomy: Why We Use Spices," *BioScience* 49, no. 6 (1999): 453–463.
2. Mark Schaller and Damian Murray, "Infectious Disease and the Creation of Culture," *Advances in Culture and Psychology* 1 (2011).
3. W. Hodding Carter, *Flushed: How the Plumber Saved Civilization* (New York:

Simon & Schuster, 2006), pp. 25–26.

4. Marco Polo, *The Travels*, Ronald Latham 译 (New York: Penguin, 1958), pp. 213–222。
5. 同上，p.130，p. 136。
6. Lord Amulree, "Hygienic Conditions in Ancient Rome and Modern London," *Medical History* 17.3 (1973): 244–255.
7. Frederick Fox Cartwright and Michael Denis Biddiss, *Disease and History* (New York: Marboro Books, 1972), p. 23.
8. St. Jerome, *Letters*, No. 107: To Laeta. New Advent, http://www.newadvent.org/fathers/3001107.htm.
9. John Kelly, *The Great Mortality: An Intimate History of the Black Death, the Most Devastating Plague of All Time* (New York: HarperCollins, 2005).
10. Nico Voigtländer and Hans-Joachim Voth, "The Three Horsemen of Riches: Plague, War, and Urbanization in Early Modern Europe," *Review of Economic Studies* 80, no. 2 (2013): 774–811.
11. 引自 D. Evans, "A Good Riddance of Bad Rubbish? Scatological Musings on Rubbish Disposal and the Handling of 'Filth' in Medieval and Early Post-Medieval Towns," in Koen De Groote, Dries Tys, and Marnix Pieters (eds.), *Exchanging Medieval Material Culture: Studies on Archaeology and History Presented to Frans Verhaeghe* (Brussels, 2010): 267–278。
12. Amulree, *Hygienic Conditions*.
13. Evans, "A Good Riddance of Bad Rubbish?"
14. Sheldon Watts, *Epidemics and History: Disease, Power and Imperialism* (New Haven: Yale University Press, 1999), p. 16.
15. Dorothy Porter, *Health, Civilization and the State: A History of Public Health from Ancient to Modern Times* (Abingdon, UK: Routledge, 2005), p. 41.
16. Mark Harrison, *Disease and the Modern World: 1500 to the Present Day* (New York: John Wiley & Sons, 2013), p. 45.
17. Jo Nelson Hays, *The Burdens of Disease: Epidemics and Human Response in Western History* (New Brunswick, NJ: Rutgers University Press, 2009), p. 110.
18. 同上，p. 165。
19. Simon Szreter, "The Importance of Social Intervention in Britain's Mortality Decline c. 1850–1914: A Re-interpretation of the Role of Public Health," *Social History of Medicine* 1, no. 1 (1988): 1–38.
20. 环境对疾病的影响有多重要，在以下事实中有所体现：20 世纪 30 年代中期，仍有多达三分之一的美国大学生的结核病检测为阳性，尽管死于该疾病的人数只相当于50年前的很小一部分。Hays, *The Burdens of Disease*, p. 173.

21. 同上，pp. 159–162。
22. R. S. Bray, *Armies of Pestilence: The Impact of Disease on History* (Cambridge, UK: James Clarke & Co., 2004), p. 155.
23. Hastings 引自 Watts, *Epidemics and History*, p. 185, Hays, *The Burdens of Disease*, p. 141。
24. Watts, *Epidemics and History*, p. 167.
25. Bray, *Armies of Pestilence*, p. 162.
26. Hays, *The Burdens of Disease*, p. 135.
27. Porter, *Health, Civilization and the State*, p. 88.
28. 同上，p. 72。
29. 引自 Samuel Edward Finer, *The Life and Times of Sir Edwin Chadwick* (Abingdon, UK: Routledge, 2016)。
30. Hays, *The Burdens of Disease*, p. 145.
31. Stephen Halliday, "Death and Miasma in Victorian London: An Obstinate Belief," B*ritish Medical Journal 323*, no. 7327 (2001): 1469.
32. Porter, Health, *Civilization and the State*, p. 118.
33. Joseph William Bazalgette, *On the Main Drainage of London: and the Interception of the Sewage from the River Thames* (London: W. Clowes and Sons, 1865).
34. Halliday, *Death and Miasma in Victorian London*.
35. 同上。
36. Bazalgette, *On the Main Drainage of London*.
37. 同上，p 14。
38. Gregory Clark, *A Farewell to Alms: A Brief Economic History of the World* (Princeton, NJ: Princeton University Press, 2007), p. 107.
39. Katherine Ashenburg, *The Dirt on Clean* (New York: North Point Press, 2007), p. 102.
40. 同上，pp. 175 and 233。
41. Szreter, "The Importance of Social Intervention."
42. Fabiana Santana, "The World's Most Expensive Restaurants." http://www.foxnews.com/leisure/2014/12/05/world-most-expensive-restaurants/.
43. http://www.thomaskeller.com/sites/default/files/media/4.27.2016_dinner_tasting.pdf.
44. Rande Iaboni, "Posh NYC Restaurant Roasted by Health Inspectors," CNN,

March 4, 2014. 见 http://www.cnn.com/2014/03/04/us/new-york-restaurant-health-inspection/。

45. The Council of the City of New York, *Hearing on the Fiscal Year 2014 Executive Budget for the Department of Sanitation*, May 30, 2013. https://council.nyc.gov/budget/wp-content/uploads/sites/54/2013/06/fy2014-deptofsanitation.pdf.

46. New York City, *New York City's Wastewater Treatment System*. https://www.researchgate.net/profile/Rafik_Karaman/post/How_does_government_control_WWTP_effluent/attachment/59d6340879197b8077991b44/AS%3A377579619012609%401467033404974/download/WWTP+NY+USA.pdf.

47. Bureau of Labor Statistics, May 2015, "National Industry-Specific Occupational Employment and Wage Estimates, NAICS 325600—Soap, Cleaning Compound, and Toilet Preparation Manufacturing." 见 https://www.bls.gov/oes/2016/may/naics4_325600.html。

48. Stephan Talty, *The Illustrious Dead: The Terrifying Story of How Typhus Killed Napoleon's Greatest Army* (New York: Crown Publishers, 2009), p. 272.

49. 同上，p. 273。

50. M. M. Manring et al., "Treatment of War Wounds: A Historical Review," *Clinical Orthopaedics and Related Research* 467, no. 8 (2009): 2168–2191.

51. 直到 1900 年，美国的死亡人数中仍有 40% 由 11 种主要传染病造成，其中最重要的有结核病、肺炎、白喉和伤寒。到 1973 年，这些死因造成的死亡人数就只占 6% 了。但是到 1948 年引入抗生素氯霉素来抗击伤寒之前，伤寒的死亡率已经从 1900 年的万分之三以上下降到微不足道的水平。1900 年，美国每一万人中约有两人死于结核病。到 20 世纪 50 年代异烟肼被用于治疗结核病时，这种疾病的死亡率已经下降了四分之三以上。到抗生素磺胺作为肺炎的治疗方法被引入时，肺炎死亡率也已经是世纪之交的三分之一。见 John B. McKinlay and Sonja M. McKinlay, "The Questionable Contribution of Medical Measures to the Decline of Mortality in the United States in the Twentieth Century," *Milbank Memorial Fund Quarterly: Health and Society* (1977): 405–428, and Hays, The Burdens of Disease, p. 257. 但并不是说疫苗对美国和欧洲的公共卫生没有起到特别重要的作用——1924 年到 2013 年，最准确的估计是，疫苗让美国的脊髓灰质炎、麻疹、风疹、腮腺炎、甲肝、白喉和百日咳病例总计减少了 1.03 亿起。van Willem G. Panhuis et al., "Contagious Diseases in the United States from 1888 to the Present," *New England Journal of Medicine* 369, no. 22 (2023): 2152.

52. Hans-Joachim Voth, "Living Standards and the Urban Environment," in *The Cambridge Economic History of Modern Britain* 1: 1700–1860 (2004).
53. Suchit Arora, "Health, Human Productivity and Long-Term Economic Growth," *Journal of Economic History* 61, no. 3 (2001): 699–749.
54. Edward Anthony Wrigley, *Poverty, Progress, and Population* (Cambridge, UK: Cambridge University Press, 2004).
55. Marcella Alsan and Claudia Goldin, *Watersheds in Infant Mortality: The Role of Effective Water and Sewerage Infrastructure*, 1880 to 1915, no. w21263, National Bureau of Economic Research, 2015.
56. 还有其他公共基础设施，比如公共交通降低了住房密度，从而对提高国民健康水平起到了很大作用。Hays, *The Burdens of Disease*, p.165. 但也需留意，安德森等人提出的一些证据表明，美国 1900—1940 年的污水处理措施和牛奶的细菌学标准对国民健康的影响其实较为有限。他们认为，更好的家庭生活条件、更好的营养，是健康状况改善的更重要原因。(Mark Anderson, Kerwin Kofi Charles, and Daniel Rees, *Public Health Efforts and the Decline in Urban Mortality*, IZA Discussion Paper No. 1773, 2018).
57. Clark, *A Farewell to Alms*, pp. 195 and 283.
58. Myron Echenberg, "Pestis Redux: The Initial Years of the Third Bubonic Plague Pandemic, 1894–1901," *Journal of World History* 13, no. 2 (2002): 429–449.
59. Blaine Harden, "Dr. Matthew's Passion," *New York Times*, February 18, 2001, p. 1.

第七章　救命的疫苗

1. Philip C. Grammaticos and Aristidis Diamantis, "Useful Known and Unknown Views of the Father of Modern Medicine, Hippocrates and His Teacher Democritus," *Hellenic Journal of Nuclear Medicine* 11, no. 1 (2008): 2–4.
2. 同上。
3. Procopius, *History of the Wars, Books I and II*. 见 http://www.gutenberg.org/files/16764/16764-h/16764-h.htm。
4. John Aberth, *The Black Death: The Great Mortality of 1348–1350: A Brief History with Documents* (London: Palgrave Macmillan, 2005), p. 73.
5. Aberth, *The Black Death*, p. 65.
6. Mark Wheelis, "Biological Warfare at the 1346 Siege of Caffa," *Emerging Infectious Diseases* 8, no. 9 (2002): 973.

7. Angela Ki Che Leung, "Organized Medicine in Ming-Qing China: State and Private Medical Institutions in the Lower Yangzi Region," *Late Imperial China* 8, no. 1 (1987): 134–166.
8. Descartes, *Discourse on the Method.* 见 the Project Gutenberg eBook, http://www.gutenberg.org/files/59/59-h/59-h.htm。
9. Monica Rimmer, "How Smallpox Claimed Its Final Victim," BBC News, August 10, 2018, https://www.bbc.com/news/uk-england-birmingham-45101091.
10. Ana T. Duggan, Maria F. Perdomo, Dario Piombino-Mascali, Stephanie Marciniak, Debi Poinar, Matthew V. Emery, Jan P. Buchmann et al., "17th Century Variola Virus Reveals the Recent History of Smallpox," *Current Biology* 26, no. 24 (2016): 3407–3412.
11. Donald R. Hopkins, *The Greatest Killer: Smallpox in History* (Chicago: University of Chicago Press, 2002).
12. Arthur Boylston, "The Origins of Inoculation," *Journal of the Royal Society of Medicine* 105, no. 7 (2012): 309–313.
13. Jeanette Farrell, *Invisible Enemies: Stories of Infectious Disease* (New York: Farrar Straus and Giroux, 1998), p. 17.
14. Paul A. David, S. Ryan Johansson, and Andrea Pozzi, *The Demography of an Early Mortality Transition: Life Expectancy, Survival and Mortality Rates for Britain's Royals, 1500–1799*, University of Oxford Discussion Papers in Economic and Social History no. 83, August 2010.
15. Robert Boddice, *Edward Jenner* (Cheltenham, UK: History Press, 2015).
16. Dorothy Crawford, *Deadly Companions: How Microbes Shaped Our History* (Oxford, UK: Oxford University Press, 2007), p. 175.
17. Francesc Asensi-Botet, "Fighting Against Smallpox Around the World: The Vaccination Expedition of Xavier de Balmis (1803–1806) and Josep Salvany (1803–1810)," *Contributions to Science* 8, no. 1(2012): 99–105.
18. 同上。
19. A. B. Jannetta, *Epidemics and Mortality in Early Modern Japan* (Princeton, NJ: Princeton University Press, 2014).
20. Dorothy Crawford, *Deadly Companions: How Microbes Shaped Our History* (Oxford, UK, Oxford University Press, 2007), p. 175.
21. Jessica Martucci, "Medicinal Leeches and Where to Find Them," Science History Institute blog, March 24, 2020, https://www.sciencehistory.org/distillations/medicinal-leeches-and-where-to-find-them.

22. Farrell, *Invisible Enemies*.
23. Jo Nelson Hays, *The Burdens of Disease: Epidemics and Human Response in Western History* (New Brunswick, NJ: Rutgers University Press, 2009), p. 132.
24. 同上，p. 141。
25. 同上，pp.236-237。
26. Sheryl Persson, *Smallpox, Syphilis and Salvation: Medical Breakthroughs That Changed the World* (Dunedin, NZ: Exisle Publishing, 2010).
27. 同上。
28. Paul A. Offit, *Vaccinated: One Man's Quest to Defeat the World's Deadliest Diseases* (Washington, DC: Smithsonian Books, 2007).
29. 同上，pp. 102-103。
30. Ernest Drucker, Phillip G. Alcabes, and Preston A. Marx, "The Injection Century: Massive Unsterile Injections and the Emergence of Human Pathogens," *Lancet* 358, no. 9297 (2001): 1989–1992.
31. Hays, *The Burdens of Disease*, p. 262.
32. Arthur Allen, *The Fantastic Laboratory of Dr. Weigl: How Two Brave Scientists Battled Typhus and Sabotaged the Nazis* (New York: W. W. Norton & Company, 2009).
33. Drucker et al., "The Injection Century"（均已折算为 1998 年的美元价值）。
34. 同上。
35. Jacques Pepin et al., "Evolution of the Global Burden of Viral Infections from Unsafe Medical Injections, 2000–2010," PloS One 9, no. 6 (2014).
36. Crawford, *Deadly Companions*, p. 176.
37. Donald R. Hopkins, *The Greatest Killer: Smallpox in History* (Chicago: University of Chicago Press, 2002), p. 305.
38. Donald Henderson, "Eradication: Lessons from the Past," MMWR, December 31, 1999, 48:16–22. http://www.cdc.gov/MMWR/preview/mmwrhtml/su48a6.htm.
39. Crawford, *Deadly Companions*, p. 222.
40. Polio Global Eradication Initiative, "Remembering Ali Maalin," http://polioeradication.org/news-post/remembering-ali-maalin/.
41. 来源：the World Health Organization database. http://www.who.int/gho/database/en/。
42. 数据来自 the Polio Global Eradication Initiative: http://www.polioeradication.org/dataandmonitoring/poliothisweek.aspx。
43. 疾控中心疫苗名单，https://www.cdc.gov/vaccines/vpd/vaccines-list.html。

44. James C. Riley, *Rising Life Expectancy: A Global History* (Cambridge, UK: Cambridge University Press, 2001).

45. World Health Organization, "Miracle Cure for an Old Scourge: An Interview with Dr. Dilip Mahalanabis," http://www.who.int/bulletin/volumes/87/2/09-060209/en/, Sumati Yengkhom, "Global Glory, but State Apathy for ORS Creator," *Times of India* May 13, 2013, http://timesofindia.indiatimes.com/city/kolkata/Global-glory-but-state-apathy-for-ORS-creator/articleshow/20022013.cms.

46. Olivier Fontaine and Charlotte Newton, "A Revolution in the Management of Diarrhoea," *Bulletin of the World Health Organization* 79, no. 5 (2001): 471–472.

47. Val Curtis and Sandy Cairncross, "Effect of Washing Hands with Soap on Diarrhoea Risk in the Community: A Systematic Review," *Lancet Infectious Diseases*, no. 3 (2003): 275–281.

48. Rosemary Drisdelle, *Parasites: Tales of Humanity's Most Unwelcome Guests* (Berkeley: University of of California Press, 2010).

49. Aaron Carroll, "Lessons from the Low-Tech Defeat of Guinea Worm," *New York Times*, August 12, 2014 http://www.nytimes.com/2014/08/12/upshot/lessons-from-the-low-tech-defeat-of-the-guinea-worm-.html.

50. Pinar Mine Güneş, "The Role of Maternal Education in Child Health: Evidence from a Compulsory Schooling Law," *Economics of Education Review* 47 (2015): 1–16.

51. 来源：世界银行数据，https://data.worldbank.org/indicator/SH.STA.BASS.ZS?end=2015&start=2000。

52. Sonia Bhalotra et al., *Urban Water Disinfection and Mortality Decline in Developing Countries*, University of Essex Institute for Social and Economic Research Working Paper 2017-04.

53. Peter Katona and Judit Katona-Apte, "The Interaction Between Nutrition and Infection," *Clinical Infectious Diseases* 46, no. 10 (2008): 1582–1588, 及 Our World in Data https://ourworldindata.org/food-per-person.

54. Cecilia Tacoli, Gordon McGranahan, and David Satterthwaite, "Urbanization, Poverty and Inequity: Is Rural-Urban Migration a Poverty Problem or Part of the Solution," *The New Global Frontier: Urbanization, Poverty and Environment in the 21st Century* (2008): 37–53, 并经如下更新：Goufrane Mansour et al., "Situation Analysis of the Urban Sanitation Sector in Kenya," 2017, https://www.wsup.com/content/uploads/2017/09/Situation-analysis-of-

the-urban-sanitation-sector-in-Kenya.pdf.

55. Charles Kenny, *Getting Better: Why Global Development Is Succeeding—and How We Can Improve the World Even More* (New York: Basic Books, 2012). Maryaline Catillon, David Cutler, and Thomas Getzen, *Two Hundred Years of Health and Medical Care: The Importance of Medical Care for Life Expectancy Gains*, no. w25330, National Bureau of Economic Research, 2018, 记录称 1850 年，医生在美国劳动人口中占 0.8%，到 1950 年，只占 0.3%——在这个比例大幅下降的同时，美国国民健康水平也大幅提高了。（当然，医疗执业者的标准也大为提高了。）

56. Rodrigo R. Soares, “On the Determinants of Mortality Reductions in the Developing World,” *Population and Development Review* 33, no. 2 (2007): 247–287.

57. 因为传染病的杀戮对象往往是年轻人，在潜在寿命的损失中，传染病占的比例也很高，但即使按照这个标准来衡量，在 20 世纪末，我们也还是达到了一个转折点，非传染性疾病带来的疾病负担超过了传染病。2000 年，世界卫生组织估计，潜在寿命的损失有 43% 是传染病造成的，到 2012 年，这个比例进一步下降到三分之一左右。世卫组织的估算数据见 http://www.who.int/healthinfo/global_burden_disease/estimates/en/index2.html。

58. John B. McKinlay and Sonja M. McKinlay, “The Questionable Contribution of Medical Measures to the Decline of Mortality in the United States in the Twentieth Century,” *Milbank Memorial Fund Quarterly: Health and Society* (1977): 405–428.

59. Alberto Palloni and Randy Wyrick, “Mortality Decline in Latin America: Changes in the Structure of Causes of Deaths, 1950–1975,” *Social Biology* 28, nos. 3–4 (1981): 187–216.

60. Rafael Lozano et al., “Global and Regional Mortality from 235 Causes of Death for 20 Age Groups in 1990 and 2010: A Systematic Analysis for the Global Burden of Disease Study 2010,” *Lancet* 380, no. 9859 (2013): 2095–2128. 我的计算方法是，用传染性、孕产妇、新生儿和营养性死亡数据（第一组）减去所有孕产妇、新生儿和营养性死亡数据（不包括可归因于脓毒症的死亡）。

61. 5 岁以下死亡率数据来自盖普曼德基金会网站 www.gapminder.org。

62. Yvonne Lefèber and Henk W. A. Voorhoeve, *Indigenous Customs in Childbirth and Child Care* (Assen, Netherlands: Uitgeverij Van Gorcum, 1998).

63. Peter N. Stearns, *Childhood in World History* (Abingdon, UK: Routledge,

2010).

64. Bill Gates, "Why Naming a Child Is a Revolutionary Act," *Impatient Optimists* blog http://www.impatientoptimists.org/Posts/2013/02/Why-Is-Naming-a-Child-a-Revolutionary-Act.

65. Max Roser, *Life Expectancy* (OurWorldInData.org, 2016).见 http://ourworldindata.org/data/population-growth-vital-statistics/life-expectancy/。

66. 2016 年国内生产总值人均购买力平价、贫困和预期寿命的数据来自世界银行的世界发展指标（https://data.worldbank.org/）及 PovcalNet（http://iresearch.worldbank.org/PovcalNet/povOnDemand.aspx），英格兰和威尔士的预期寿命数据来自英国国家统计局（https://www.ons.gov.uk/peoplepopulationandcommunity/birthsdeathsandmarriages/lifeexpectancies/articles/howhaslifeexpectancychangedovertime/2015-09-09），英国国内生产总值人均购买力平价数据来自 the MaddisonProject 网站（https://www.rug.nl/ggdc/historicaldevelopment/maddison/releases/maddison-project-database-2018）。

67. Shiyon Wang, P. Marquez, and John Langenbrunner, "Toward a Healthy and Harmonious Life in China: Stemming the Rising Tide of Non-Communicable Diseases," mimeo, the World Bank, 2011.

68. Elizabeth Frankenberg, Jessica Y. Ho, and Duncan Thomas, *Biological Health Risks and Economic Development*, no. w21277, National Bureau of Economic Research, 2015.

69. 成年人肥胖数据来自哈佛大学公共卫生学院，http://www.hsph.harvard.edu/obesity-prevention-source/obesity-trends/obesity-rates-worldwide/。

70. 世界粮食计划署关于饥饿的统计数据：http://www.wfp.org/hunger/stats。关于非传染性疾病威胁日益增长的进一步讨论，可参阅 Thomas J. Bollyky, *Plagues and the Paradox of Progress: Why the World Is Getting Healthier in Worrisome Ways* (Cambridge, MA: MIT Press, 2018)。

第八章　全球化、城市化与传染病

1. Sheldon Watts, *Epidemics and History: Disease, Power and Imperialism* (New Haven: Yale University Press, 1999), p. 262.

2. Nathan Nunn and Nancy Qian, "The Columbian Exchange: A History of Disease, Food, and Ideas," *Journal of Economic Perspectives* 24, no. 2 (2010): 163–188.

3. Jeanette Farrell, *Invisible Enemies: Stories of Infectious Disease* (New York:

Farrar Straus and Giroux, 1998), pp. 154–158.

4. Watts, *Epidemics and History*, p. 258.
5. Michael B. A. Oldstone, *Viruses, Plagues, and History: Past, Present, and Future* (Oxford, UK: Oxford University Press. 2009), p. 123.
6. Frederick Fox Cartwright and Michael Denis Biddiss, *Disease and History* (New York: Marboro Books, 1972), p. 164.
7. Watts, *Epidemics and History*, p. 258.
8. Jo Nelson Hays, *The Burdens of Disease: Epidemics and Human Response in Western History* (New Brunswick, NJ: Rutgers University Press, 2009), pp. 206–210.
9. Andrew Spielman and Michael d'Antonio, *Mosquito: The Story of Man's Deadliest Foe* (New York: Hyperion, 2002), p. 126.
10. Marcella Alsan, "The Effect of the Tsetse Fly on African Development," *American Economic Review* 105, no. 1 (2015): 382–410.
11. Rosemary Drisdelle, *Parasites: Tales of Humanity's Most Unwelcome Guests* (Berkeley: University of California Press, 2010), p. 18.
12. Watts, *Epidemics and History*, p. 266.
13. Mark Harrison, *Disease and the Modern World: 1500 to the Present Day* (New York: John Wiley & Sons, 2013).
14. Abhijit V. Banerjee and Esther Duflo, "The Economic Lives of the Poor," *Journal of Economic Perspectives* 21, no. 1 (2007): 141.
15. 数据由下列单位汇编而来：Yale University SETO lab, http://urban.yale.edu/data, the UN Department of Economic and Social Affairs, https://esa.un.org/unpd/wup/CD-ROM/。
16. Edward Glaeser and David Maré, "Cities and Skills," *Journal of Labor Economics* 19, no. 2 (2001): 316–342.
17. R. Dobbs et al., *Urban World: Mapping the Economic Power of Cities* (McKinsey Global Institute, 2011).
18. Charles Kenny, "Cheer Up Liberals," *Businessweek*, November 3, 2014, http://www.businessweek.com/articles/2014-11-03/cheer-up-liberals-city-dwellers-will-soon-rule-the-world.
19. Alice Evans and Liam Swiss, "Why Do Cities Tend to Disrupt Gender Ideologies and Inequalities?" mimeo, Cambridge University, 2017.
20. Stephen W. Hargarten and S. P. Baker, "Fatalities in the Peace Corps, A Retrospective Study: 1962 Through 1983," *Journal of the American Medical Association* 254 (1985): 1326–1329. Prakash Bhatta, P. Simkhada, E. Van

Teijlingen, and S. Maybin, "A Questionnaire Study of Voluntary Service Overseas (VSO) Volunteers: Health Risk and Problems Encountered," *Journal of Travel Medicine* 16, no. 5 (2009): 332–337.

21. Julie Y. Huang, Alexandra Sedlovskaya, Joshua M. Ackerman, and John A. Bargh, "Immunizing Against Prejudice: Effects of Disease Protection on Attitudes Toward Out-Groups," *Psychological Science* 22, no. 12 (2011): 1550–1556.
22. B. Dupont, A. Gandhi, and T. J. Weiss, *The American Invasion of Europe: The Long Term Rise in Overseas Travel*, 1820–2000, no. w13977, National Bureau of Economic Research, 2008.
23. 数据来源：World Bank Databank, https://databank.worldbank.org/home.aspx。
24. New America Economy Research Fund, "Immigrant Healthcare Workers Are Critical in the Fight Against Covid-19," https://research.newamericaneconomy.org/report/covid-19-immigrant-healthcare-workers/.
25. 数据来自 Starbucks (http://www.starbucks.com/business/international-stores) 及 OECD statistics (https://data.oecd.org/fdi/fdi-stocks.htm)。
26. Angus Maddison, "The West and the Rest in the World Economy: 1000–2030," *World Economics* 9, no. 4 (2008): 75–99.
27. Charles Kenny, *The Upside of Down: Why the Rise of the Rest Is Good for the West* (New York: Basic Books, 2014).
28. Chad Bown, "COVID-19: Trump's Curbs on Exports of Medical Gear Put Americans and Others at Risk," Peterson Institute for International Economics blog, https://www.piie.com/blogs/trade-and-investment-policy-watch/covid-19-trumps-curbs-exports-medical-gear-put-americans-and.
29. US Geological Survey, "Cobalt Statistics and Information," http://minerals.usgs.gov/minerals/pubs/commodity/cobalt/mcs-2016-cobal.pdf.
30. World Health Organization, *The World Medicines Situation* (Geneva: World Health Organization, 2004).
31. Helen Branswell, "Against All Odds," STAT, January 7, 2020, https://www.statnews.com/2020/01/07/inside-story-scientists-produced-world-first-ebola-vaccine/.
32. Charles I. Jones and Paul M. Romer, "The New Kaldor Facts: Ideas, Institutions, Population, and Human Capital," *American Economic Journal: Macroeconomics* 2, no. 1 (2010): 224–245.
33. Luis Angeles, "Demographic Transitions: Analyzing the Effects of Mortality on Fertility," *Journal of Population Economics* 23, no. 1 (2010): 99–120.

34. David Roodman, "The Impact of Life Saving Interventions on Fertility," *David Roodman* blog, April 16, 2014, http://davidroodman.com/blog/2014/04/16/the-mortality-fertility-link/.
35. David E. Bloom and David Canning, *Global Demographic Change: Dimensions and Economic Significance*, no. w10817, National Bureau of Economic Research, 2004.
36. Stefania Albanesi and Claudia Olivetti, *Gender Roles and Medical Progress*, no. w14873, National Bureau of Economic Research, 2009.
37. Mark Schaller and Damian Murray, "Infectious Disease and the Creation of Culture," *Advances in Culture and Psychology* 1 (2011).
38. Charles Kenny and Dev Patel, *Norms and Reform: Legalizing Homosexuality Improves Attitudes*, CGD Working Paper 465, Center for Global Development, Washington, DC, 2017.
39. Daniel Cohen and Laura Leker, *Health and Education: Another Look with the Proper Data*, no. 9940, CEPR Discussion Papers, 2014; Casper Worm Hansen, *The Effect of Life Expectancy on Schooling: Evidence from the International Health Transition*, Discussion Papers of Business and Economics, University of Southern Denmark, 2012.
40. Sebnem Kalemli-Ozcan, "AIDS Reversal of the Demographic Transition and Economic Development: Evidence from Africa," *Journal of Population Economics* 25, no. 3 (2012): 871–897.
41. Emily Oster, "HIV and Sexual Behavior Change: Why Not Africa?" *Journal of Health Economics* 31, no. 1 (2012): 35–49.
42. Steven Pinker, *Enlightenment Now: The Case for Reason, Science, Humanism, and Progress* (New York: Viking, 2018), pp. 159–161. 特拉维夫大学国家安全教授阿扎尔·加特研究了战争减少与现代化进程之间的关系，并指出这个关系还涉及很多相互作用的因素，包括从马尔萨斯陷阱中逃离、经济发展、商业上互相依赖、越来越讨厌风险、都市主义、自由主义态度（包括对性解放的态度）、人口老龄化以及女性角色的变化。我们已经看到，所有这些因素一环扣一环，都跟传染病发病率下降有关。(Azar Gat, *The Causes of War and the Spread of Peace: But Will War Rebound?* [Oxford, UK: Oxford University Press, 2017], Chapter 6.)
43. Dean T. Jamison et al., "Global Health 2035: A World Converging Within a Generation," *Lancet* 382, no. 9908 (2013): 1898–1955, Jeffrey Sachs and Pia Malaney, "The Economic and Social Burden of Malaria," *Nature* 415, no. 6872 (2002): 680–685.

44. William Easterly and Ross Levine, "Tropics, Germs, and Crops: How Endowments Influence Economic Development," *Journal of Monetary Economics* 50, no. 1 (2003): 3–39, on the relative contribution.
45. Philippe Aghion, Peter Howitt, and Fabrice Murtin, The Relationship Between Health and Growth: When Lucas Meets Nelson-Phelps, no. w15813, National Bureau of Economic Research, 2010; Suchit Arora, "Health, Human Productivity, and Long-Term Economic Growth," Journal of Economic History 61, no. 3 (2001): 699–749.
46. 数据来自 Maddison Project 网站，https://www.rug.nl/ggdc/historicaldevelopment/maddison/releases/maddison-project-database-2018。
47. 数据来自 Angus Maddison 原始数据库，https://www.rug.nl/ggdc/historicaldevelopment/maddison/?lang=en。

第九章　传染病的复仇?

1. Lisa Benton-Short, M. D. Price, and S. Friedman, "Globalization from Below: The Ranking of Global Immigrant Cities," *International Journal of Urban and Regional Research* 29, no. 4 (2005): 945–959.
2. 伯内特指出了突发疾病的风险，但预测称"在这些疾病面前我们应该能安然无虞"。Macfarlane Burnet and David White, *Natural History of Infectious Disease* (Cambridge, UK: Cambridge University Press, 1972), p. 263.
3. CDC MMWR, June 5, 1981 / 30(21): 1–3, http://www.cdc.gov/mmwr/preview/mmwrhtml/june_5.htm.
4. Faria et al., "The Early Spread and Epidemic Ignition of HIV-1 in Human Populations," *Science* 346, no. 6205 (2014): 56–61.
5. David Serwadda et al., "Slim Disease: A New Disease in Uganda and Its Association with HTLV-III Infection," *Lancet* 326, no. 8460 (1985): 849–852.
6. J. Steinberg, "AIDS Prevention Is Thicker Than Blood. Zimbabwe," *Links* 9, no. 2 (1992): 3–3.
7. Emily Oster, "Routes of Infection: Exports and HIV Incidence in Sub-Saharan Africa," *Journal of the European Economic Association* 10, no. 5 (2012): 1025–1058.
8. Jim Todd et al., "Editorial: Measuring HIV-Related Mortality in the First Decade of Anti-Retroviral Therapy in Sub-Saharan Africa," *Global Health Action* 7 (May 2014).
9. 世界卫生组织死因为艾滋病病毒的死亡数据，http://www.who.int/gho/hiv/

epidemic_status/deaths_text/en/。

10. Katherine F. Smith et al., "Global Rise in Infectious Disease Outbreaks," *Journal of the Royal Society Interface* 6, no. 11 (2014).
11. David M. Morens, Gregory K. Folkers, and Anthony S. Fauci, "Emerging Infections: A Perpetual Challenge," *Lancet Infectious Diseases* 8, no. 11 (2008): 710–719.
12. David M. Morens, Gregory K. Folkers, and Anthony S. Fauci, "The Challenge of Emerging and Re-emerging Infectious Diseases," *Nature* 430, no. 6996 (2004): 242–249, 及 CDC information on Nipa, http://www.cdc.gov/vhf/nipah/symptoms/index.html.
13. Dorothy Crawford, *The Invisible Enemy: A Natural History of Viruses* (Oxford, UK: Oxford University Press, 2000), p. 34.
14. Benjamin L. Hart, "Behavioral Adaptations to Pathogens and Parasites: Five Strategies," *Neuroscience & Biobehavioral Reviews* 14, no. 3 (1990): 273–294.
15. 另见 Robert De Vries et al., "Three Mutations Switch H7N9 Influenza to Human-Type Receptor Specificity," *PLoS Pathogens* 13, no. 6 (2017). 最后一种新的传染性挑战是，人们认识到以前认为是非传染性疾病的旧有疾病有时候有传染性疾病作为病因，例如由乙肝引发的肝癌、由幽门螺杆菌引发的溃疡，以及由人乳头瘤病毒引发的宫颈癌等。
16. CDC MMWR Weekly, April 24, 2009, 58/15, "Swine Influenza A (H1N1) Infection in Two Children—Southern California, March–April 2009." 见 http://www.cdc.gov/mmwr/preview/mmwrhtml/mm5815a5.htm.
17. CDC MMWR Weekly, May 8, 2009, 58/17, "Update: Novel Influenza A (H1N1) Virus Infections—Worldwide, May 6, 2009." 见 http://www.cdc.gov/mmwr/preview/mmwrhtml/mm5817a1.htm。
18. Sundar S. Shrestha et al., "Estimating the Burden of 2009 Pandemic Influenza A (H1N1) in the United States (April 2009–April 2010)," *Clinical Infectious Diseases* 52, suppl. 1 (2011): S75–S82.
19. FAOStat data from http://www.fao.org/faostat/en/#data/QL.
20. Kimberly Elliott, *Feeding the Future or Favoring American Farmers* (Washington, DC: Brookings, 2016).
21. David Tilman et al., "Agricultural Sustainability and Intensive Production Practices," *Nature* 418, no. 6898 (2002): 671–677.
22. Michaeleen Doucleff and Jane Greenhalgh, "A Taste for Pork Helped a Deadly Virus Jump to Humans," *Goats and Soda*, NPR, February 25, 2017, https://www.npr.org/sections/goatsandsoda/2017/02/25/515258818/a-taste-for-pork-

helped-a-deadly-virus-jump-to-humans.

23. FAOStat data from http://www.fao.org/faostat/en/#data/QL.
24. Joyce Dargay, Dermot Gately, and Martin Sommer, "Vehicle Ownership and Income Growth, Worldwide: 1960–2030," *Energy Journal* (2007): 143–170.
25. Andrew J. Tatem, David J. Rogers, and S. I. Hay, "Global Transport Networks and Infectious Disease Spread," *Advances in Parasitology* 62 (2006): 293–343.
26. Dorothy Crawford, *Deadly Companions: How Microbes Shaped Our History* (Oxford, UK: Oxford University Press, 2007), pp. 5–6.
27. Tatem et al., "Global Transport Networks."
28. Our World in Data, Coronavius, https://ourworldindata.org/coronavirus.
29. Ronald Barrett et al., "Emerging and Re-emerging Infectious Diseases: The Third Epidemiologic Transition," *Annual Review of Anthropology* (1998): 247–271.
30. Gillian K. SteelFisher, Robert J. Blendon, and Narayani Lasala-Blanco, "Ebola in the United States—Public Reactions and Implications," *New England Journal of Medicine* 373, no. 9 (2015): 789–791.
31. Casey B. Mulligan, *Economic Activity and the Value of Medical Innovation During a Pandemic*, University of Chicago, Becker Friedman Institute for Economics Working Paper 2020-48, 2020.
32. Paolo Bajardi et al., "Human Mobility Networks, Travel Restrictions, and the Global Spread of 2009 H1N1 Pandemic," *PLoS ONE* 6, no. 1 (2011).
33. Council on Foreign Relations (2020), *Tracking Coronavirus in Countries With and Without Travel Bans*, https://www.thinkglobalhealth.org/article/tracking-coronavirus-countries-and-without-travel-bans.
34. Alex Nowrasteh and Andrew Forrester, *How US Travel Restrictions on China Affected the Spread of Covid-19 in the United States*, Cato Working Paper no. 58, 2020.
35. Principles for Responsible Investment, "CES Convention May Have Spread Coronavirus Throughout the US—and World," April 24, 2020, https://www.pri.org/stories/2020-04-24/ces-convention-may-have-spread-coronavirus-throughout-us-and-world.
36. "2 Californians Died of Coronavirus Weeks Before Previously Known 1st US Death," CNN, April 22, 2020, https://www.cnn.com/2020/04/22/us/california-deaths-earliest-in-us/index.html.
37. Steve Eder et al., "430,000 People Have Traveled from China to U.S. Since Coronavirus Surfaced," *New York Times*, April 4, 2020, https://www.nytimes.

com/2020/04/04/us/coronavirus-china-travel-restrictions.html.

38. David Bier, "US Airports Had 10.7 Million Entries from Countries with Covid-19 Cases," *Cato* blog, https://www.cato.org/blog/us-airports-had-107-million-entries-nations-covid-19.
39. Doug Saunders, "Why Travel Bans Fail to Stop Pandemics," *Foreign Affairs*, May 15, 2020, https://www.foreignaffairs.com/articles/canada/2020-05-15/why-travel-bans-fail-stop-pandemics.
40. 来自 Council on Foreign Relations 全球旅行禁令列表：https://www.think-globalhealth.org/article/travel-restrictions-china-due-covid-19。
41. Julia Hollingsworth, "How New Zealand 'Eliminated' Covid-19," CNN, April 28, 2020, https://www.cnn.com/2020/04/28/asia/new-zealand-coronavirus-outbreak-elimination-intl-hnk/index.html.
42. Joseph Amon and Katherine Todrys, "Fear of Foreigners: HIV-Related Restrictions on Entry, Stay, and Residence," *Journal of the International AIDS Society* 11, no. 1 (2008): 8.
43. Tatem et al., "Global Transport Networks."
44. Commission on a Global Health Risk Framework for the Future, National Academy of Medicine, Secretariat, *The Neglected Dimension of Global Security: A Framework to Counter Infectious Disease Crises*, (National Academy of Medicine, 2015) http://www.nap.edu/catalog/21891/the-neglected-dimension-of-global-security-a-framework-to-counter.
45. Davide Furceri, Prakash Loungani, Jonathan D. Ostry, and Pietro Pizzuto, "Will Covid-19 Affect Inequality? Evidence from Past Pandemics," *Covid Economics* 12 (2020): 138–157.
46. CDC map of US plague locations, http://www.cdc.gov/plague/maps/.

第十章　滥用抗生素

1. McNeil et al., "How a Medical Mystery in Brazil Led Doctors to Zika," *New York Times*, February 7, 2016, http://www.nytimes.com/2016/02/07/health/zika-virus-brazil-how-it-spread-explained.html.
2. Julia Belluz, "Zero: The Number of New Zika Cases from the Rio Olympics," *Vox*, September 3, 2016, http://www.vox.com/2016/9/3/12774610/numer-zika-cases-olympics.
3. Jon Cohen, "Zika Has All But Disappeared in the Americas. Why?" *Science*, August 16, 2017, http://www.sciencemag.org/news/2017/08/zika-has-all-

disappeared-americas-why.

4. R. Lourenço-de-Oliveira et al., "*Aedes aegypti* in Brazil: Genetically Differentiated Populations with High Susceptibility to Dengue and Yellow Fever Viruses," *Transactions of the Royal Society of Tropical Medicine and Hygiene* 98, no. 1 (2004): 43–54.
5. Maria de Lourdes G. Macoris et al., "Resistance of *Aedes aegypti* from the State of São Paulo, Brazil, to Organophosphates Insecticides," *Memórias do Instituto Oswaldo Cruz* 98, no. 5 (2003): 703–708.
6. 全球疾病负担数据来自 http://www.healthmetricsandevaluation.org/gbd/visualizations/gbd-cause-patterns。较低的数据是将艾滋病、结核病、腹泻、下呼吸道感染、其他传染病、被忽视的热带病及疟疾的数据加总得出，再加上"其他传染性疾病"这一分类。较高的数字还加上了新生儿疾病和营养不良。
7. 世界卫生组织数据，http://www.who.int/healthinfo/global_burden_disease/estimates/en/index1.html。我的计算方法是，用传染性、孕产妇、新生儿和营养性死亡数据（第一组）减去所有孕产妇、新生儿和营养性死亡数据（不包括可归因于脓毒症的死亡）。
8. 世界卫生组织全球免疫数据，http://www.who.int/immunization/monitoring_surveillance/global_immunization_data.pdf。
9. 数据来自 WHO/UNICEF Joint Monitoring Report on Drinking Water and Sanitation, http://www.unwater.org/publications/jmp/en/。
10. 这跟改变行为习惯有关，而行为习惯可能根深蒂固，也可能是由文化决定的。Michael Geruso and Dean Spears, *Sanitation and Health Externalities: Resolving the Muslim Mortality Paradox*, University of Texas at Austin Working Paper, 2014.
11. Dorothy Porter and Roy Porter, "The Politics of Prevention: Anti-Vaccinationism and Public Health in Nineteenth-Century England," *Medical History* 32, no. 3 (1988): 244.
12. D. Trambaiolo, "Vaccination and the Politics of Medical Knowledge in Nineteenth-Century Japan," *Bulletin of the History of Medicine* 88, no. 3 (2014): 431–456.
13. Mahatma Gandhi, *A Guide to Health* (Aukland, NZ: The Floating Press, 2014).
14. Mark Harrison, *Disease and the Modern World: 1500 to the Present Day* (New York: John Wiley & Sons, 2013).
15. BBC News, "Swansea Measles Epidemic: Worries over MMR Uptake After Outbreak," June 10, 2013, http://www.bbc.co.uk/news/uk-wales-

politics-23244628.

16. Paul A. Offit, *Vaccinated: One Man's Quest to Defeat the World's Deadliest Diseases* (Washington, DC: Smithsonian Books, 2007), pp. 159–168.
17. Olga Khazan, "Wealthy LA Schools' Vaccination Rates Are as Low as South Sudan's," *The Atlantic*, September 16, 2004, http://www.theatlantic.com/health/archive/2014/09/wealthy-la-schools-vaccination-rates-are-as-low-as-south-sudans/380252/.
18. Varun Phadke et al., "Association Between Vaccine Refusal and Vaccine-Preventable Diseases in the United States: A Review of Measles and Pertussis," *JAMA 315*, no. 11 (2016): 1149–1158.
19. Seth Mnookin, "The Return of Measles," *Boston Globe*, September 28, 2013, http://www.bostonglobe.com/magazine/2013/09/28/true-cost-not-vaccinating-the-return-measles/4PBenymtmf0CE9WOT1FUWI/story.html.
20. 引 自 Peter Lipson, "Anti-Vaccine Doctors Should Lose Their Licences," *Forbes*, January 30, 2015.
21. H. J. Larson et al., "The State of Vaccine Confidence 2016: Global Insights Through a 67-Country Survey," *EBioMedicine* 12 (2016): 295–301.
22. Alex Kemper, Matthew Davis, and Gary Freed, "Expected Adverse Events in a Mass Smallpox Vaccination Campaign," *Effective Clinical Practice* 5 (2002): 84–90.
23. BBC News, "Kano Shuns Nigeria Polio Campaign," December 12, 2003, http://news.bbc.co.uk/2/hi/africa/3313419.stm.
24. BBC News, "White House: CIA Has Ended Use of Vaccine Programmes," May 20, 2014, http://www.bbc.com/news/world-us-canada-27489045.
25. "Pakistan Polio Vaccinator's Murder by Militants Raises Health Workers' Fears," *Guardian*, March 25, 2014, http://www.theguardian.com/society/2014/mar/25/pakistan-polo-vaccinators-murder-militants-salma-farooqi.
26. Edgar Chavez et al., *Eradicating Polio in Afghanistan and Pakistan*, mimeo, Center for Strategic and International Studies, 2012.
27. Susan V. Lynch et al., "Effects of Early-Life Exposure to Allergens and Bacteria on Recurrent Wheeze and Atopy in Urban Children," *Journal of Allergy and Clinical Immunology* 134, no. 3 (2014): 593–601.
28. E. M. Rees Clayton, M. Todd, J. B. Dowd, and A. Aiello, "The Impact of Bisphenol A and Triclosan on Immune Parameters in the U.S. Population, NHANES 2003–2006," *Environmental Health Perspectives* 119, no. 3 (2011): 390–396.

29. Katri Korpela et al., "Intestinal Microbiome Is Related to Lifetime Antibiotic Use in Finnish Pre-School Children," *Nature Communications* 7 (2016).
30. Eisenhower's State of the Union Address. http://www.pbs.org/wgbh/americanexperience/features/primary-resources/eisenhower-state58/.
31. Andrew Spielman and Michael d'Antonio, *Mosquito: The Story of Man's Deadliest Foe* (New York: Hyperion, 2002).
32. Rosemary Drisdelle, *Parasites: Tales of Humanity's Most Unwelcome Guests* (Berkeley: University of California Press, 2010).
33. Richard G. A. Feachem et al., "Shrinking the Malaria Map: Progress and Prospects," *Lancet* 376, no. 9752 (2010): 1566–1578.
34. Shallo Daba Hamusse, Taye T. Balcha, and Tefera Belachew, "The Impact of Indoor Residual Spraying on Malaria Incidence in East Shoa Zone, Ethiopia," *Global Health Action* 5 (2012).
35. 还有与此相关的药物质量低劣的问题。世界上大概 30% 的公共卫生部门没有药品监管能力，或药品监管能力几乎从来没起过作用。Gaurvika M. L. Nayyar et al., "Poor-Quality Antimalarial Drugs in Southeast Asia and Sub-Saharan Africa," *Lancet Infectious Diseases* 12, no. 6 (2012): 488–496.
36. World Health Organization, *Antimicrobial Resistance: Global Report on Surveillance*, (Geneva: WHO, 2014) http://www.who.int/drugresistance/documents/surveillancereport/en/.
37. Dean T. Jamison et al. (eds.), *Disease Control Priorities in Developing Countries* (Washington, DC: World Bank, 2006).
38. Rachel Nugent, Emma Back, and Alexandra Beith, *The Race Against Drug Resistance* (Washington, DC: Center for Global Development, 2010).
39. 弗莱明的诺贝尔奖致辞，见 https://www.nobelprize.org/uploads/2018/06/fleming-lecture.pdf。
40. CDC 伤寒问答，见 http://www.cdc.gov/ncidod/dbmd/diseaseinfo/files/typhoid_fever_FAQ.pdf。
41. E. S. Anderson, "The Problem and Implications of Chloramphenicol Resistance in the Typhoid Bacillus," *Journal of Hygiene* 74, no. 2 (1975): 289–299.
42. Michael L. Barnett and Jeffrey A. Linder, "Antibiotic Prescribing to Adults with Sore Throat in the United States, 1997–2010," *JAMA Internal Medicine* 174, no. 1 (2014): 138–140.
43. The O'Niell Review, *Safe, Secure and Controlled: Managing the Supply Chain of Antimicrobials. The Review on Antimicrobial Resistance Chaired by Jim*

O'Niell, November 2015, https://amr-review.org/Publications.html.

44. Christina Larson, "How China Tackled the Risky Over-Prescription of Antibiotics," *Businessweek*, December 6, 2013, http://www.businessweek.com/articles/2013-12-06/how-china-tackled-the-risky-overprescription-of-antibiotics.
45. Ganchimeg Togoobaatar et al., "Survey of Non-Prescribed Use of Antibiotics for Children in an Urban Community in Mongolia," *Bulletin of the World Health Organization* 88, no. 12 (2010): 930–936.
46. 斯图尔特·利维 2010 年国会听证会证词，见 http://www.tufts.edu/med/apua/policy/7.14.10.pdf。
47. FDA, *Annual Summary Report on Antimicrobials Sold or Distributed in 2013 for Use in Food-Producing Animals*, 2013. 见 https://www.fda.gov/animal-veterinary/news-events/cvm-updates。
48. FDA National Antimicrobial Resistance Monitoring System, 2011 Report. 见 http://www.fda.gov/downloads/AnimalVeterinary/SafetyHealth/AntimicrobialResistance/NationalAntimicrobialResistanceMonitoringSystem/UCM334834.pdf.
49. FDA 新闻稿，"FDA Releases 2012 and 2013 NARMS Integrated Annual Report." https://www.fda.gov/animal-veterinary/news-events/cvm-updates.
50. James Gallagher, "Antibiotic Resistance: World on Cusp of 'Post-Antibiotic Era,'" BBC News, November 19, 2015, http://www.bbc.com/news/health-34857015.
51. Victoria Fan and Rifaiyat Mahbub, "US Move on Livestock Antibiotics Includes Possibly Fatal Loophole," CGD blog, https://www.cgdev.org/blog/us-move-livestock-antibiotics-includes-possibly-fatal-loophole.
52. World Health Organization, *Antimicrobial Resistance: Global Report on Surveillance* (Geneva: World Health Organization, 2014).
53. Ryan McNeill, Deborah Nelson, and Yasmeen Abutaleb, "Suberbug Scourge Spreads as US Fails to Track Rising Human Toll," Reuters.com, September 7, 2016.
54. Beth Mole, "MRSA: Farming Up Trouble," *Nature*, July 24, 2013, http://www.nature.com/news/mrsa-farming-up-trouble-1.13427.
55. The Review on Antimicrobial Resistance, *Antimicrobial Resistance: Tackling a Crisis* (2014). 见 https://amr-review.org/Publications.html.
56. 同上。
57. CDC 新闻简报文字稿，September 16, 2016, http://www.cdc.gov/media/

releases/2013/t0916_health-threats.html。

58. Sara Cosgrove and Yehuda Carmeli, "The Impact of Antimicrobial Resistance on Health and Economic Outcomes," *Antimicrobial Resistance* 36 (2003): 1433.
59. The Review on Antimicrobial Resistance, *Antimicrobial Resistance*.
60. 疾病负担数据见 http://www.healthmetricsandevaluation.org/gbd/visualizations/gbd-cause-patterns 及 WHO, *Quantitative Risk Assessment of the Effects of Climate Change on Selected Causes of Death, 2030s and 2050s* (Geneva: World Health Organization, 2014), http://apps.who.int/iris/bitstream/10665/134014/1/9789241507691_eng.pdf。
61. The Global Terrorism Index 2014. http://www.visionofhumanity.org/sites/default/files/Global%20Terrorism%20Index%20Report%202014_0.pdf.
62. CDC, *Antibiotic Threats in the United States, 2013*, http://www.cdc.gov/drugresistance/threat-report-2013/pdf/ar-threats-2013-508.pdf.
63. Plutarch, *Lives of the Noble Greeks and Romans: Artaxerxes*, http://www.bostonleadershipbuilders.com/plutarch/artaxerxes.htm.
64. Debora Mackenzie, "Renaissance Rulers Plotted Biowar with Hats," *New Scientist*, November 25, 2015, https://www.newscientist.com/article/mg22830494-400-17th-century-plot-to-use-plague-hats-as-bioweapons-revealed/.
65. Michael B. A. Oldstone, *Viruses, Plagues, and History: Past, Present, and Future* (Oxford, UK: Oxford University Press, 2009), p. 64.
66. Judith Miller, "When Germ Warfare Happened," *City Journal*, Spring 2010, http://www.city-journal.org/2010/20_2_germ-warfare.html.
67. John Kelly, *The Great Mortality: An Intimate History of the Black Death, the Most Devastating Plague of All Time* (New York: HarperCollins, 2005), p. 36.
68. Drisdelle, *Parasites*.
69. N. Myhrvold, *Strategic Terrorism: A Call to Action*, Lawfare Research Paper Series 2, 2013.
70. 科林·鲍威尔联合国演讲文字记录，2003 年 2 月 5 日，见 https://www.cnn.com/2003/US/02/05/sprj.irq.powell.transcript/。
71. Myhrvold, *Strategic Terrorism*.
72. Steven Pinker, *Enlightenment Now: The Case for Reason, Science, Humanism, and Progress* (New York: Viking, 2018), p. 307.
73. John Mueller and Mark G. Stewart, *Terror, Security, and Money: Balancing the Risks, Benefits, and Costs of Homeland Security* (Oxford, UK: Oxford University Press, 2011).

第十一章　放缓瘟疫周期

1. Roy Porter, *Disease, Medicine and Society in England, 1550–1860*, vol. 3 (Cambridge, UK: Cambridge University Press, 1995), p. 56.
2. Dorothy Porter, *Health, Civilization and the State: A History of Public Health from Ancient to Modern Times* (Abingdon, UK: Routledge, 2005), p. 122.
3. UNAIDS新闻稿，"UNAIDS Report Shows that 19 Million of the 35 Million People Living with HIV Today Do Not Know That They Have the Virus," July 2014, http://www.unaids.org/en/resources/presscentre/pressreleaseandstatement archive/2014/july/20140716prgapreport/。
4. Dean T. Jamison et al. (eds.), *Disease Control Priorities in Developing Countries* (Washington, DC: World Bank Publications, 2006).
5. Dean T. Jamison et al., "Global Health 2035: A World Converging Within a Generation," *Lancet* 382, no. 9908 (2013): 1898–1955.
6. 见 World Bank Service Delivery Indicators, http://databank.worldbank.org/data/reports.aspx?source=service-delivery-indicators。
7. Randall M. Packard, *A History of Global Health: Interventions into the Lives of Other Peoples* (Baltimore: JHU Press, 2016).
8. Guy Hutton and M. Varughese, *The Costs of Meeting the 2030 Sustainable Development Goal Targets on Drinking Water, Sanitation, and Hygiene*, World Bank Water and Sanitation Department Technical Paper, 2016.
9. 盖茨基金会网站，"Gates Foundation Reinvent the Toilet Challenge Strategy Overview," https://www.gatesfoundation.org/What-We-Do/Global-Development/Reinvent-the-Toilet-Challenge。
10. Paul Gertler et al., *How Does Health Promotion Work? Evidence from the Dirty Business of Eliminating Open Defecation*, no. w20997, National Bureau of Economic Research, 2015, 及 Dean Spears and Sneha Lamba, "Effects of Early-Life Exposure to Sanitation on Childhood Cognitive Skills: Evidence from India's Total Sanitation Campaign," *Journal of Human Resources* 51, no. 2 (2015).
11. Jenifer Ehreth, "The Global Value of Vaccination," *Vaccine* 21, no. 7 (2003): 596–600.
12. Ann Nelson, "The Cost of Disease Eradication: Smallpox and Bovine Tuberculosis," *Annals of the New York Academy of Sciences* 894, no. 1 (1999): 83–91.
13. Donald Henderson, "Eradication: Lessons from the Past," MMWR, December

31, 1999, 48: 16–22, http://www.cdc.gov/mmwr/preview/mmwrhtml/su48a6.htm.

14. Kimberly Elliott, *Feeding the Future or Favoring American Farmers* (Washington, DC: Brookings, 2016).
15. Eric Chatelain and Jean-Robert Ioset, "Drug Discovery and Development for Neglected Diseases: the DNDi Model," *Drug Design, Development and Therapy 5* (2011): 175.
16. Michael B. A. Oldstone, *Viruses, Plagues, and History: Past, Present, and Future* (Oxford, UK: Oxford University Press. 2009), p. 89.
17. Gavi 新闻稿，"GAVI Partners Fulfill Promise to Fight Pneumococcal Disease," June 12, 2009, https://www.gavi.org/news/media-room/gavi-partners-fulfill-promise-fight-pneumococcal-disease。
18. Michael Specter, "Mosquitoes and NIMBYism," *New Yorker,* July 11, 2012. 见 https://www.newyorker.com/news/news-desk/mosquitoes-and-nimbyism.
19. CDC 新闻稿，"Ebola Outbreak Is Nearing Possible End in Nigeria and Senegal," September 30, 2014, from http://www.cdc.gov/media/releases/2014/p0930-nigeria-ebola.html。
20. Miles Ott, Shelly F. Shaw, Richard N. Danila, and Ruth Lynfield, "Lessons Learned from the 1918–1919 Influenza Pandemic in Minneapolis and St. Paul, Minnesota," *Public Health Reports* 122, no. 6 (2007): 803–810.
21. Derek Thompson, "What's Behind South Korea's COVID-19 Exceptionalism?" *Atlantic*, May 6, 2020, https://www.theatlantic.com/ideas/archive/2020/05/whats-south-koreas-secret/611215/.
22. Robert Barro, *Non-Pharmaceutical Interventions and Mortality in U.S. Cities During the Great Influenza Pandemic*, 1918–1919, no. w27049, National Bureau of Economic Research, 2020.
23. 同上。
24. Sheldon J. Watts, *Epidemics and History: Disease, Power and Imperialism* (New Haven: Yale University Press, 1999), p. 200.
25. Jo Nelson Hays, *The Burdens of Disease: Epidemics and Human Response in Western History* (New Brunswick, NJ: Rutgers University Press, 2009), p. 200.
26. 世界贸易组织《卫生和植物检疫措施协定》允许各缔约国采取超出国际标准的措施，只要有科学证据支持。
27. Associated Press, "Cheng Satter Emails: UN Health Agency Resisted Declaring Ebola Emergency," AP Newswire, March 20, 2015. 见 http://time.com/3752822/who-ebola-outbreak-emergency/.

28. 世界卫生组织在《国际卫生条例》2014 年西非埃博拉疫情紧急委员会第一次会议上的声明，http://who.int/mediacentre/news/statements/2014/ebola-20140808/en/。
29. Rachel Glennerster, "How Bad Data Fed the Ebola Epidemic," *New York Times*, January 31, 2015, http://www.nytimes.com/2015/01/31/opinion/how-bad-data-fed-the-ebola-epidemic.html.
30. Charles Kenny, "The WHO Isn't Perfect, but It Needs More Money and Power, Not Less," *Technology Review*, April 15, 2020, https://www.technologyreview.com/2020/04/15/999085/who-trump-funding-cut-bad/.
31. Daniel Bressler and Chris Bakerlee, "Designer Bugs," *Vox*, December 6, 2018, https://www.vox.com/future-perfect/2018/12/6/18127430/superbugs-biotech-pathogens-biorisk-pandemic.
32. Patrick Wintour, "US Stays Away as World Leaders Agree Action on Covid-19 Vaccine," *Guardian*, April 24, 2020, https://www.theguardian.com/world/2020/apr/24/us-stays-away-as-world-leaders-agree-action-on-covid-19-vaccine.

第十二章　结语：人类最伟大的胜利

1. David Adam, "Special Report: The Simulations Driving the World's Response to COVID-19," *Nature*, February 20, 2020, https://www.nature.com/articles/d41586-020-01003-6.
2. Victoria Hansen, Eyal Oren, Leslie K. Dennis, and Heidi E. Brown, "Infectious Disease Mortality Trends in the United States, 1980–2014," *JAMA* 316, no. 20 (2016): 2149–2151.

参考书目

参考书目

Aberth, John. *The Black Death: The Great Mortality of 1348–1350: A Brief History with Documents*. London: Palgrave Macmillan, 2005.

Adler, Michael W. "The Terrible Peril: A Historical Perspective on the Venereal Diseases," *British Medical Journal* 281, no. 6234 (1980): 206–211.

Aghion, Philippe, Peter Howitt, and Fabrice Murtin. *The Relationship Between Health and Growth: When Lucas Meets Nelson-Phelps*. No. w15813, National Bureau of Economic Research, 2010.

Albanesi, Stefania, and Claudia Olivetti. *Gender Roles and Medical Progress*. No. w14873, National Bureau of Economic Research, 2009.

Allen, Arthur. *The Fantastic Laboratory of Dr. Weigl: How Two Brave Scientists Battled Typhus and Sabotaged the Nazis*. New York: WW Norton & Company, 2009.

Alsan, Marcella. "The Effect of the Tsetse Fly on African Development." *American Economic Review* 105, no. 1 (2015): 382–410.

Alsan, Marcella, and Claudia Goldin. *Watersheds in Infant Mortality: The Role of Effective Water and Sewerage Infrastructure, 1880 to 1915*. No. w21263, National Bureau of Economic Research, 2015.

Amon, Joseph J., and Katherine W. Todrys. "Fear of Foreigners: HIV-Related Restrictions on Entry, Stay, and Residence." *Journal of the International AIDS Society* 11, no. 1 (2008): 8.

Amouzou, Agbessi, et al. "Reduction in Child Mortality in Niger: A Countdown to 2015 Country Case Study." *Lancet* 380, no. 9848 (2012): 1169–1178.

Amulree, Lord. "Hygienic Conditions in Ancient Rome and Modern London," *Medical History* 17, no. 3 (1973): 244–255.

Andersen, Thomas Barnebeck, Peter S. Jensen, and Christian Volmar Skovsgaard. *The Heavy Plough and the Agricultural Revolution in Medieval Europe*. Discussion Papers on Business and Economics, University of Southern Denmark 6, 2013.

Anderson, E. S. "The Problem and Implications of Chloramphenicol Resistance in the Typhoid Bacillus." *Journal of Hygiene* 74, no. 2 (1975): 289–299.

Anderson, Mark, Kerwin Kofi Charles, and Daniel Rees, *Public Health Efforts and *the Decline in Urban Mortality*, IZA Discussion Paper No. 11773, 2018.

Angeles, Luis. "Demographic Transitions: Analyzing the Effects of Mortality on Fertility." *Journal of Population Economics* 23, no. 1 (2010): 99–120.

Archibugi, Daniele, and Kim Bizzarri. "The Global Governance of Communicable Diseases: The Case for Vaccine R&D." *Law & Policy* 27, no. 1 (2005): 33–51.

Armstrong, Gregory L., Laura A. Conn, and Robert W. Pinner. "Trends in Infectious Disease Mortality in the United States During the 20th Century." *JAMA* 281, no. 1 (1999): 61–66.

Arora, Suchit. "Health, Human Productivity, and Long-Term Economic Growth." *Journal of Economic History* 61, no. 3 (2001): 699–749.

Asensi-Botet, Francesc. "Fighting Against Smallpox Around the World: The Vaccination Expedition of Xavier de Balmis (1803–1806) and Josep Salvany (1803–1810)." *Contributions to Science* 8, no. 1 (2012): 99–105.

Ashenburg, Katherine. *The Dirt on Clean.* New York: North Point Press, 2007.

Baird, Sarah, et al. *Worms at Work: Long-Run Impacts of Child Health Gains.* Mimeo, University of California at Berkeley, 2011.

Bajardi, Paolo, et al. "Human Mobility Networks, Travel Restrictions, and the Global Spread of 2009 H1N1 Pandemic." *PLoS ONE* 6, no. 1 (2011): e16591.

Banerjee, Abhijit V., and Esther Duflo. "The Economic Lives of the Poor." *Journal of Economic Perspectives* 21, no.1 (2007): 141.

Barnett, Michael L., and Jeffrey A. Linder. "Antibiotic Prescribing to Adults with Sore Throat in the United States, 1997–2010." *JAMA Internal Medicine* 174, no. 1 (2014): 138–140.

Barnosky, Anthony D., and Emily L. Lindsey. "Timing of Quaternary Megafaunal Extinction in South America in Relation to Human Arrival and Climate Change." *Quaternary International* 217, no. 1-2 (2010): 10–29.

Barofsky, Jeremy, et al. *The Economic Effects of Malaria Eradication: Evidence from an Intervention in Uganda.* Program on the Global Demography of Aging Working Paper 70, 2011.

Barreca, Alan I. "The Long-Term Economic Impact of In Utero and Postnatal Exposure to Malaria." *Journal of Human Resources* 45, no. 4 (2010): 865–892.

Barrett, Ronald, et al. "Emerging and Re-Emerging Infectious Diseases: The Third Epidemiologic Transition." *Annual Review of Anthropology* (1988): 247–271.

Barro, Robert. *Non-Pharmaceutical Interventions and Mortality in U.S. Cities During the Great Influenza Pandemic, 1918–1919*. No. w27049, National Bureau of Economic Research, 2020.

Barro, Robert and Jong-Wha Lee. "A New Data Set of Educational Attainment in the World, 1950–2010." *Journal of Development Economics* 104 (2010): 184–198.

Battutah, Ibn, and Tim Mackintosh-Smith. *The Travels of Ibn Battutah*. Pan Macmillan, 2003.

Bazalgette, Joseph William. *On the Main Drainage of London, and the Interception of the Sewage from the River Thames*. London: W. Clowes and Sons, 1865.

Beardsley, Edward H. "Allied Against Sin: American and British Responses to Venereal Disease in World War I." *Medical History* 20, no. 2 (1976): 189–202.

Belfer-Cohen Anna, and Ofer Bar-Yosef. "Early Sedentism in the Near East." In Kuijt, I. (ed.). *Life in Neolithic Farming Communities. Fundamental Issues in Archaeology*. Boston: Springer, 2002.

Benton-Short, Lisa, M. D. Price, and S. Friedman. "Globalization from Below: The Ranking of Global Immigrant Cities." *International Journal of Urban and Regional Research* 29, no. 4 (2005): 945–959.

Bernstein, William. *A Splendid Exchange: How Trade Shaped the World*. New York: Grove/Atlantic, Inc., 2009.

Bhalotra, Sonia et. al. *Urban Water Disinfection and Mortality Decline in Developing Countries*. University of Essex Institute for Social and Economic Research Working Paper 2017-04.

Bhatta, Prakash, P. Simkhada, E. Van Teijlingen, and S. Maybin. "A Questionnaire Study of Voluntary Service Overseas (VSO) Volunteers: Health Risk and Problems Encountered." *Journal of Travel Medicine* 16, no. 5 (2009): 332–337.

Birchenall, Javier. *Disease and Diversity in Africa's Long-Term Economic Development*. Working paper, University of California at Santa Barbara.

Bleakley, Hoyt. "Disease and Development: Evidence from Hookworm Eradication in the American South." *Quarterly Journal of Economics* 122, no. 1 (2007): 73.

Bleakley, Hoyt. "Malaria Eradication in the Americas: A Retrospective Analysis of Childhood Exposure." *American Economic Journal. Applied Economics* 2, no. 2 (2010): 1–45.

Bleakley, Hoyt, and Fabian Lange. "Chronic Disease Burden and the Interaction of Education, Fertility, and Growth." *Review of Economics and Statistics* 91, no. 1(2009): 52–65.

Bloom, David E., and David Canning. *Global Demographic Change: Dimensions and Economic Significance*. No. w10817. National Bureau of Economic Research, 2004.

Bocquet-Appel, Jean-Pierre. "When the World's Population Took Off: The

Springboard of the Neolithic Demographic Transition." *Science* 333, no. 6042 (2011): 560–561.

Boddice, Robert. *Edward Jenner.* Cheltenham, UK: History Press, 2015.

Bollyky, Thomas J. *Plagues and The Paradox of Progress: Why the World Is Getting Healthier in Worrisome Ways*. Cambridge, MA: MIT Press, 2018.

Bos, Kirsten I., et al. "Pre-Columbian Mycobacterial Genomes Reveal Seals as a Source of New World Human Tuberculosis." *Nature* 514 (2014): 494.

Boserup, Ester. *The Conditions of Agricultural Growth: The Economics of Agrarian Change Under Population Pressure*. London: George Allen and Unwin 1965.

Boylston, Arthur. "The Origins of Inoculation." *Journal of the Royal Society of Medicine* 105, no. 7 (2012): 309–313.

Brandt, Allan M. "AIDS in Historical Perspective: Four Lessons from the History of Sexually Transmitted Diseases." *American Journal of Public Health* 78, no. 4(1988): 367–371.

Bray, R. S. *Armies of Pestilence: The Impact of Disease on History*. Cambridge, UK: James Clarke & Co., 2004.

Burnet, Macfarlane, and David White. *Natural History of Infectious Disease*. 4th ed. Cambridge University Press, 1972.

Burns, Andrew, Dominique Van der Mensbrugghe, and Hans Timmer. *Evaluating the Economic Consequences of Avian Influenza*. Mimeo, World Bank, 2006.

Cantor, Norman F. *In the Wake of the Plague: The Black Death and the World It Made*. New York: Simon & Schuster, 2001.

Carter, W. Hodding. *Flushed: How the Plumber Saved Civilization*. New York: Simon & Schuster, 2007.

Cartwright, Frederick Fox, and Michael Denis Biddiss. *Disease and History*. New York: Marboro Books, 1972.

Cashdan, Elizabeth, and Matthew Steele. "Pathogen Prevalence, Group Bias, and Collectivism in the Standard Cross-Cultural Sample." *Human Nature* 24, no. 1 (2013): 59–75.

Catillon, Maryaline, David Cutler, and Thomas Getzen. *Two Hundred Years of Health and Medical Care: The Importance of Medical Care for Life Expectancy Gains.* No.w25330. National Bureau of Economic Research, 2018.

Cattaneo, Matias D., et al. "Housing, Health, and Happiness." *American Economic Journal: Economic Policy* (2009): 75–105.

Cervellati, Matteo et al. *Malaria Risk and Civil Violence.* Munich Discussion Paper 2017-8. University of Munich, 2017.

Chamberlain, Geoffrey. "British Maternal Mortality in the 19th and Early 20th Centuries." *Journal of the Royal Society of Medicine* 99, no. 11 (2006): 559–563.

Chan, Kam Wing. "The Chinese Hukou System at 50." *Eurasian Geography and Economics* 50, no. 2 (2009): 197–221.

Chang, Ha-Joon. *Economics: The User's Guide*. New York: Bloomsbury Publishing, 2014.

Chatelain, Eric, and Jean-Robert Ioset. "Drug Discovery and Development for Neglected Diseases: The DNDi Model." *Drug Design, Development and Therapy* 5 (2011): 175.

Chavez, Edgar, et al. *Eradicating Polio in Afghanistan and Pakistan*. Mimeo, Center for Strategic and International Studies, 2012.

Clark, Gregory. *A Farewell to Alms: A Brief Economic History of the World*. Princeton, NJ: Princeton University, 2007.

Clement, Charles R., et al. "The Domestication of Amazonia Before European Conquest." *Proceedings of the Royal Society B* 282, no. 1812 (2015).

Cobey, Sarah. "Modeling Infectious Disease Dynamics." *Science* (April 24, 2020).

Cohen, Daniel, and Laura Leker. *Health and Education: Another Look with the Proper Data*. No. 9940. CEPR Discussion Papers.

Cohen, Mark Nathan. *Health and the Rise of Civilization*. New Haven: Yale University Press, 1989.

Colgrove, James. "The McKeown Thesis: A Historical Controversy and Its Enduring Influence." *American Journal of Public Health* 92, no. 5 (2002): 725–729.

Columbus, Christopher. *The Four Voyages of Christopher Columbus*, translated by John Cohen, vol. 217. London: Penguin UK, 1969.

Comas, Iñaki, Mireia Coscolla, Tao Luo, Sonia Borrell, Kathryn E. Holt, Midori Kato-Maeda, Julian Parkhill et al. "Out-of-Africa Migration and Neolithic Coexpansion of Mycobacterium Tuberculosis with Modern Humans." *Nature Genetics* 45, no. 10 (2013): 1176.

Cook, C. Justin. *Long Run Health Effects of the Neolithic Revolution: The Natural Selection of Infectious Disease Resistance*. Mimeo, Yale School of Public Health, 2013.

Cook, Noble David. *Born to Die: Disease and New World Conquest, 1492–1650*, vol. 1. Cambridge, UK: Cambridge University Press, 1998.

Cortes, Hernán. *Letters from Mexico*, translated by Don Pascual de Gayangos. New York: Barnes and Noble, 2012.

Cosgrove, Sara, and Yehuda Carmeli. "The Impact of Antimicrobial Resistance on

Health and Economic Outcomes." *Antimicrobial Resistance* 36 (2003): 1433.

Crawford, Dorothy. *Deadly Companions: How Microbes Shaped Our History*. Oxford, UK: Oxford University Press, 2007.

Crawford, Dorothy. *The Invisible Enemy: A Natural History of Viruses*. Oxford University Press, 2000.

Crowley, Roger. *City of Fortune: How Venice Ruled the Seas*. New York: Random House, 2012.

Curtin, Philip, et al. *African History from Earliest Times to Independence*. Pearson, 1995.

Curtin, Philip D. *Death by Migration: Europe's Encounter with the Tropical World in the Nineteenth Century*. Cambridge, UK: Cambridge University Press, 1989.

Curtis, Valerie, et al. "Disgust as an Adaptive System for Disease Avoidance Behavior." *Philosophical Transactions of the Royal Society of London. Series B, Biological Sciences* 366, no. 1563 (2011): 389–401.

Curtis, Valerie, and Sandy Cairncross. "Effect of Washing Hands with Soap on Diarrhoea Risk in the Community: A Systematic Review." *Lancet Infectious Diseases*, no. 3 (2003): 275–281.

Damme, Catherine. "Infanticide: The Worth of an Infant Under Law." *Medical History* 22, no. 1 (1978): 1.

Dargay, Joyce, Dermot Gately, and Martin Sommer. "Vehicle Ownership and Income Growth, Worldwide: 1960–2030." *Energy Journal* (2007): 143–170.

David, Paul A., S. Ryan Johansson, and Andrea Pozzi. *The Demography of an Early Mortality Transition: Life Expectancy, Survival and Mortality Rates for Britain's Royals, 1500–1799*. University of Oxford Discussion Papers in Economic and Social History, no. 83, August 2010.

de Las Cases, Emmanuel. *Mémorial de Sainte-Hélène*. Lecointe, 1828.

Demeure, Christian E., Olivier Dussurget, Guillem Mas Fiol, Anne-Sophie Le Guern, Cyril Savin, and Javier Pizarro-Cerdá. "*Yersinia pestis* and Plague: An Updated View on Evolution, Virulence Determinants, Immune Subversion, Vaccination, and Diagnostics." *Genes & Immunity* 20, no. 5 (2019): 357–370.

Denevan, W. M. "After 1492: Nature Rebounds." *Geographical Review* 106, no. 3 (2016): 381–398.

De Onis, Mercedes, Monika Blossner, and Elaine Borghi. "Global Prevalence and Trends of Overweight and Obesity Among Preschool Children." *American Journal of Clinical Nutrition* 92, no. 5 (2010): 1257–1264.

De Vries, Robert, et al. "Three Mutations Switch H7N9 Influenza to Human-Type

Receptor Specificity." *PLoS Pathogens* 13, no. 6 (2017): e1006390.

Dobbs, R., et al. *Urban World: Mapping the Economic Power of Cities*. McKinsey Global Institute, 2011.

Dobson, Andrew P., and E. Robin Carper. "Infectious Diseases and Human Population History." *Bioscience* 46, no. 2 (1996): 115–126.

Drisdelle, Rosemary. *Parasites: Tales of Humanity's Most Unwelcome Guests*. Berkeley: University of California Press, 2010.

Drucker, Ernest, Phillip G. Alcabes, and Preston A. Marx. "The Injection Century: Massive Unsterile Injections and the Emergence of Human Pathogens." *Lancet* 358, no. 9297 (2001): 1989–1992.

Duggan, Ana T., Maria F. Perdomo, Dario Piombino-Mascali, Stephanie Marciniak, Debi Poinar, Matthew V. Emery, Jan P. Buchmann et al. "17th Century Variola Virus Reveals the Recent History of Smallpox." *Current Biology* 26, no. 24 (2016): 3407–3412.

Dunn, Robert R., et al. "Global Drivers of Human Pathogen Richness and Prevalence." *Proceedings of the Royal Society of London B: Biological Sciences* (2010): rspb20100340.

Dupont, B., A. Gandhi, and T. J. Weiss. *The American Invasion of Europe: The Long Term Rise in Overseas Travel, 1820–2000.* No. w13977. National Bureau of Economic Research, 2008.

Easterly, William, and Ross Levine. "Tropics, Germs, and Crops: How Endowments Influence Economic Development." *Journal of Monetary Economics* 50, no. 1(2003): 3–39.

Echenberg, Myron. "Pestis Redux: The Initial Years of the Third Bubonic Plague Pandemic, 1894–1901." *Journal of World History* 13, no. 2 (2002): 429–449.

Ehreth, Jenifer. "The Global Value of Vaccination." *Vaccine* 21, no. 7 (2003): 596–600.

Elliott, Kimberly. *Feeding the Future or Favoring American Farmers*. Brookings, 2016.

Engerman, Stanley L., and Kenneth L. Sokoloff. *Factor Endowments, Inequality, and Paths of Development Among New World Economics.* No. w9259. National Bureau of Economic Research, 2002.

Esposito, Elena. *Side Effects of Immunities: the African Slave Trade.* Working Paper No. MWP2015/09. European University Institute, 2015.

Evans, Alice, and Liam Swiss. *Why Do Cities Tend to Disrupt Gender Ideologies and Inequalities?* Mimeo, Cambridge University, 2017.

Evans, D. “A Good Riddance of Bad Rubbish? Scatological Musings on Rubbish Disposal and the Handling of ‘Filth’ in Medieval and Early Post-Medieval Towns.” In De Groote, Koen, Dries Tys, and Marnix Pieters (eds.). *Exchanging Medieval Material Culture: Studies on Archaeology and History Presented to Frans Verhaeghe* (2010): 267–278.

Fajgelbaum, P. D., and A. K. Khandelwal. *Measuring the Unequal Gains from Trade.* No.w20331. National Bureau of Economic Research, 2014.

Faria, Nuno R., et al. “The Early Spread and Epidemic Ignition of HIV-1 in Human Populations.” *Science* 346, no. 6205 (2014): 56–61.

Farrell, Jeanette. *Invisible Enemies: Stories of Infectious Disease*. New York: Farrar Straus and Giroux, 1998.

Fazal, Tanisha M. “Dead Wrong?: Battle Deaths, Military Medicine, and Exaggerated Reports of War’s Demise.” *International Security* 39, no. 1 (2014): 95–125.

Feachem, Richard G. A., et al. “Shrinking the Malaria Map: Progress and Prospects.” *Lancet* 376, no. 9752 (2010): 1566–1578.

Fenwick, A. “The Global Burden of Neglected Tropical Diseases.” *Public Health* 126, no. 3 (2012): 233–236.

Finer, Samuel Edward. *The Life and Times of Sir Edwin Chadwick*. Abingdon-on-Thames: Routledge, 2016.

Fischhoff, B., P. Slovic, S. Lichtenstein, S. Read, and B. Combs. “How Safe Is Safe Enough? A Psychometric Study of Attitudes Towards Technological Risks and Benefits.” *Policy Sciences* 9, no. 2 (1978): 127–152.

Fogli, Alessandra, and Laura Veldkamp. *Germs, Social Networks and Growth*. No.w18470. National Bureau of Economic Research, 2012.

Fontaine, Olivier, and Charlotte Newton. “A Revolution in the Management of Diarrhoea.” *Bulletin of the World Health Organization* 79, no. 5 (2001): 471–472.

Frankenberg, Elizabeth, Jessica Y. Ho, and Duncan Thomas. *Biological Health Risks and Economic Development.* No. w21277. National Bureau of Economic Research, 2015.

Furceri, Davide, Prakash Loungani, Jonathan D. Ostry, and Pietro Pizzuto. “Will Covid-19 Affect Inequality? Evidence from Past Pandemics.” *Covid Economics* 12 (2020): 138–157.

Furuse, Yuki, Akira Suzuki, and Hitoshi Oshitani. “Origin of Measles Virus: Divergence from Rinderpest Virus Between the 11th and 12th Centuries.” *Virology Journal* 7 (2010): 52.

Galor, Oded. “The Demographic Transition and the Emergence of Sustained Economic Growth.” *Journal of the European Economic Association* 3, no. 2-3 (2005): 494–504.

Galor, Oded, and Omer Moav. *The Neolithic Revolution and Contemporary Variations in Life Expectancy.* No. 2007-14. Working Paper, Brown University, Department of Economics, 2007.

Gandhi, Mahatma. *A Guide to Health*. Aukland, NZ: The Floating Press, 2014.

Gat, Azar. *The Causes of War and the Spread of Peace: But Will War Rebound?* Oxford, UK: Oxford University Press, 2017.

Gat, Azar. “Proving Communal Warfare Among Hunter-Gatherers: The Quasi-Rousseauan Error.” *Evolutionary Anthropology: Issues, News, and Reviews* 24, no.3 (2015): 111–126.

Gertler, Paul, et al. *How Does Health Promotion Work? Evidence from the Dirty Business of Eliminating Open Defecation*. No. w20997. National Bureau of Economic Research, 2015.

Geruso, Michael, and Dean Spears. *Sanitation and Health Externalities: Resolving the Muslim Mortality Paradox.* University of Texas at Austin Working Paper, 2014.

Ghodke, Yogita, et al. “HLA and Disease.” *European Journal of Epidemiology* 20, no. 6(2005): 475–488.

Glaeser, Edward, and David Mar. “Cities and Skills,” *Journal of Labor Economics* 19, no. 2 (2001): 316–342.

Gomez, Jose, and Miguel Verdú. “Network Theory May Explain the Vulnerability of Medieval Human Settlements to the Black Death Pandemic.” *Nature Scientific Reports* 7 (2017): 43467.

Grada, Cormac Ó. *Famine: A Short History*. Princeton, NJ: Princeton University Press, 2009.

Grammaticos, Philip C., and Aristidis Diamantis. “Useful Known and Unknown Views of the Father of Modern Medicine, Hippocrates and His Teacher Democritus.” *Hellenic Journal of Nuclear Medicine* 11, no. 1 (2008): 2–4.

Grau, L. W., and W. A. Jorgensen. “Medical Support in a Counter-Guerrilla War: Epidemiologic Lessons Learned in the Soviet-Afghan War.” *Eye* 2 (1995):4–58.

Green, Monica. “The Globalisations of Disease.” In N. Boivin, R. Crassard, and M. Petraglia (eds.). *Human Dispersal and Species Movement: From Prehistory to the Present.* Cambridge: Cambridge University Press, 2017, pp. 494–520.

Green, Monica. “Taking ‘Pandemic’ Seriously: Making the Black Death Global.”

Medieval Globe 1, no. 1 (2016).

Guegan, Jean-Francois, et al. "Disease Diversity and Human Fertility." *Evolution* 55, no. 7 (2001): 1308–1314.

Guernier, Vanina, Michael E. Hochberg, and Jean-Francois Guégan. "Ecology Drives the Worldwide Distribution of Human Diseases." *PLoS Biology* 2, no. 6 (2004): e141.

Guinnane, Timothy W. "The Historical Fertility Transition: A Guide for Economists." *Journal of Economic Literature* 49, no. 3 (2011): 589–614.

Guneş, Pınar Mine. "The Role of Maternal Education in Child Health: Evidence from a Compulsory Schooling Law." *Economics of Education Review* 47 (2015): 1–16.

Halliday, Stephen. "Death and Miasma in Victorian London: An Obstinate Belief." *British Medical Journal* 323, no. 7327 (2001): 1469.

Hamilton, Marcus J., Robert S. Walker, and Dylan C. Kesler. "Crash and Rebound of Indigenous Populations in Lowland South America." *Scientific Reports* 4 (2014).

Hamusse, Shallo Daba, Taye T. Balcha, and Tefera Belachew. "The Impact of Indoor Residual Spraying on Malaria Incidence in East Shoa Zone, Ethiopia." *Global Health Action* 5 (2012).

Hansen, Casper Worm. *The Effect of Life Expectancy on Schooling: Evidence from the International Health Transition.* Discussion Papers of Business and Economics, University of Southern Denmark, 2012.

Hansen, Victoria, Eyal Oren, Leslie K. Dennis, and Heidi E. Brown. "Infectious Disease Mortality Trends in the United States, 1980–2014." *JAMA* 316, no. 20 (2016): 2149–2151.

Harbeck, M., et al. "*Yersinia pestis* DNA from Skeletal Remains from the 6th Century CE Reveals Insights into Justinianic Plague." *PLoS Pathogens* 9, no. 5 (2013).

Hargarten, Stephen W., and S. P. Baker. "Fatalities in the Peace Corps. A Retrospective Study: 1962 Through 1983." *JAMA* 254 (1985): 1326–1329.

Harkins, Kelly M., and Anne C. Stone. "Ancient Pathogen Genomics: Insights into Timing and Adaptation." *Journal of Human Evolution* 79 (2015): 137–149.

Harper, Kristin N., et al. "On the Origin of the Treponematoses: A Phylogenetic Approach." *PLoS Neglected Tropical Diseases* 2, no. 1 (2008): e148.

Harper, Kyle. *The Fate of Rome: Climate, Disease, and the End of an Empire.* Princeton, NJ: Princeton University Press, 2017.

Harper, Kyle. "Pandemics and Passages to Late Antiquity: Rethinking the Plague of c. 249–270 Described by Cyprian." *Journal of Roman Archaeology* 28 (2015): 223–260.

Harris, Bernard. "Public Health, Nutrition, and the Decline of Mortality: The McKeown Thesis Revisited." *Social History of Medicine* 17, no. 3 (2004): 379–407.

Harrison, Mark. *Disease and the Modern World: 1500 to the Present Day*. New York: John Wiley & Sons, 2013.

Harrison, Mark. "A Global Perspective: Reframing the History of Health, Medicine, and Disease." *Bulletin of the History of Medicine* 89, no. 4 (2015): 639–689.

Benjamin L. "Behavioral Adaptations to Pathogens and Parasites: Five Strategies." *Neuroscience & Biobehavioral Reviews* 14, no. 3 (1990): 273–294.

Hays, Jo Nelson. *The Burdens of Disease: Epidemics and Human Response in Western History*. New Brunswick, NJ: Rutgers University Press, 2009.

Hendrix, Cullen S., and Kristian Skrede Gleditsch. "Civil War: Is It All About Disease and Xenophobia? A Comment on Letendre, Fincher & Thornhill." *Biological Reviews* 87, no. 1 (2012): 163–167.

Herodotus. *The Histories of Herodotus*. New York: Penguin Books, 1954.

Hilton, Rodney. "The English Rising of 1381." *Marxism Today*, June 17-19, 1981.

Hong, Sok Chul. "The Burden of Early Exposure to Malaria in the United States, 1850–1860: Malnutrition and Immune Disorders." *Journal of Economic History* 67, no. 4 (2007): 1001–1035.

Hopkins, Donald R. *The Greatest Killer: Smallpox in History*. Chicago: University of Chicago Press, 2002.

Huang, Julie Y., Alexandra Sedlovskaya, Joshua M. Ackerman, and John A. Bargh. "Immunizing Against Prejudice: Effects of Disease Protection on Attitudes Toward Out-Groups." *Psychological Science* 22, no. 12 (2011): 1550–1556.

Huigang, Liang, Xiang Xiaowei, Huang Cui, Ma Haixia, and Yuan Zhiming. "A Brief History of the Development of Infectious Disease Prevention, Control, and Biosafety Programs in China." *Journal of Biosafety and Biosecurity* 2, no. 2 (2020).

Human Security Report Project. *Human Security Report* 2009 / 2010*: The Causes of Peace and the Shrinking Costs of War*. Human Security Report Project, Simon Fraser University, Canada; Oxford University Press, 2011.

Humphries, Jane, and Jacob Weisdorf. "The Wages of Women in England, 1260–1850." *Journal of Economic History* 75, no. 2 (2015): 405–447.

Huskinson, Janet. *Roman Children's Sarcophagi: Their Decoration and Its Social Significance*. Oxford, UK: Oxford University Press, 1996.

Hutton, Guy, and M. Varughese. *The Costs of Meeting the 2030 Sustainable*

Development Goal Targets on Drinking Water, Sanitation, and Hygiene. World Bank Water and Sanitation Department Technical Paper, 2016.

Jamison, Dean T., et al. (eds.) *Disease Control Priorities in Developing Countries.* Washington, DC: World Bank Publications, 2006.

Jamison, Dean T., et al. "Global Health 2035: A World Converging Within a Generation." *Lancet* 382, no. 9908 (2013): 1898–1955.

Jannetta, A. B. *Epidemics and Mortality in Early Modern Japan.* Princeton, NJ: Princeton University Press, 2014.

Jannetta, A. "Jennerian Vaccination and the Creation of a National Public Health Agenda in Japan, 1850–1900." *Bulletin of the History of Medicine* (2009): 125–140.

Jayachandran, Seema. *Fertility Decline and Missing Women.* No. w20272. National Bureau of Economic Research, 2014.

Jones, Charles I., and Paul M. Romer "The New Kaldor Facts: Ideas, Institutions, Population, and Human Capital." *American Economic Journal: Macroeconomics* 2, no. 1 (2010): 224–245.

Jones, David S., Scott H. Podolsky, and Jeremy A. Greene. "The Burden of Disease and the Changing Task of Medicine." *New England Journal of Medicine* 366, no. 25 (2012): 2333–2338.

Kalemli-Ozcan, Sebnem. "AIDS Reversal of the Demographic Transition and Economic Development: Evidence from Africa." *Journal of Population Economics* 25, no. 3 (2012): 871–897.

Kaplan, Jed O., et al. "Holocene Carbon Emissions as a Result of Anthropogenic Land Cover Change." *Holocene* 1 (2010): 17.

Kaplan, Jed O., Kristen M. Krumhardt, and Niklaus Zimmermann. "The Prehistoric and Preindustrial Deforestation of Europe." *Quaternary Science Reviews* 28, no. 27 (2009): 3016–3034.

Karlsson, Elinor K., Dominic P. Kwiatkowski, and Pardis C. Sabeti. "Natural Selection and Infectious Disease in Human Populations." *Nature Reviews Genetics* 15, no. 6 (2014): 379.

Karwowski, Maciej, Marta Kowal, Agata Groyecka, Michał Białek, Izabela Lebuda, Agnieszka Sorokowska, and Piotr Sorokowski. *When in Danger, Turn Right: Covid-19 Threat Promotes Social Conservatism and Right-Wing Presidential Candidates.* Mimeo, University of Wrocław, 2020.

Katona, Peter, and Judit Katona-Apte. "The Interaction Between Nutrition and Infection." *Clinical Infectious Diseases* 46, no.10 (2008): 1582–1588.

Kazanjian, Powel. "Ebola in Antiquity?" *Clinical Infectious Diseases* 61, no. 6 (2015): 963–968.

Kelly, John. *The Great Mortality: An Intimate History of the Black Death, the Most Devastating Plague of All Time*. New York: HarperCollins Publishers, 2005.

Kemper, Alex, Matthew Davis, and Gary Freed. "Expected Adverse Events in a Mass Smallpox Vaccination Campaign." *Effective Clinical Practice* 5 (2002): 84–90.

Kenny, Charles. *Getting Better: Why Global Development Is Succeeding—and How We Can Improve the World Even More*. New York: Basic Books, 2012.

Kenny, Charles. *The Upside of Down: Why the Rise of the Rest Is Good for the West*. New York: Basic Books, 2014.

Kenny, Charles, and Dev Patel. *Norms and Reform: Legalizing Homosexuality Improves Attitudes*. CGD Working Paper 465. Washington, DC: Center for Global Development, 2017.

Kerwin, Jason T. *The Effect of HIV Infection Risk Beliefs on Risky Sexual Behavior: Scared Straight or Scared to Death?* Job Market Paper, University of Michigan, 2014.

Khan, Fahd, et al. "The Story of the Condom." *Indian Journal of Urology, IJU: Journal of the Urological Society of India* 29, no. 1 (2013): 12.

Klein, Herbert S. "The First Americans: The Current Debate." *Journal of Interdisciplinary History* 46, no. 4 (2016): 543–562.

Klein Goldewijk, Kees, et al. "The HYDE 3.1 Spatially Explicit Database of Human-Induced Global Land-Use Change over the Past 12,000 Years." *Global Ecology and Biogeography* 20, no. 1 (2011): 73–86.

Koch, A., C. Brierley, M. M. Maslin, and S. L. Lewis. "Earth System Impacts of the European Arrival and Great Dying in the Americas After 1492." *Quaternary Science Reviews* 207 (2019): 13–36.

Korpela, Katri, et al. "Intestinal Microbiome Is Related to Lifetime Antibiotic Use in Finnish Pre-School Children." *Nature Communications* 7 (2016).

Kraut, Alan M. "Foreign Bodies: The Perennial Negotiation over Health and Culture in a Nation of Immigrants." *Journal of American Ethnic History* (2004): 3–22.

La Porta, Rafael, Florencio Lopez-de-Silanes, and Andrei Shleifer. "The Economic Consequences of Legal Origins." *Journal of Economic Literature* 46, no. 2 (2008):285–332.

Larson, H. J., et al. "The State of Vaccine Confidence 2016: Global Insights Through a 67-Country Survey." *EBioMedicine* 12 (2016): 295–301.

Latham, Ronald. Introduction to *Marco Polo: The Travels*. New York: Penguin, 1958.

Lawson, Nicholas, and Dean Spears. *What Doesn't Kill You Makes You Poorer: Adult Wages and the Early-Life Disease Environment in India*. World Bank Policy Research Working Paper 7121, 2014.

Lefèber, Yvonne, and Henk W. A. Voorhoeve. *Indigenous Customs in Childbirth and Child Care*. Assen, Netherlands: Uitgeverij Van Gorcum, 1998.

Letendre, Kenneth, Corey L. Fincher, and Randy Thornhill. "Does Infectious Disease Cause Global Variation in the Frequency of Intrastate Armed Conflict and Civil War?" *Biological Reviews* 85, no. 3 (2010): 669–683.

Leung, Angela Ki Che. "Organized Medicine in Ming-Qing China: State and Private Medical Institutions in the Lower Yangzi Region." *Late Imperial China* 8, no. 1 (1987): 134–166.

Lewis, Simon L., and Mark A. Maslin. "Defining the Anthropocene." *Nature* 519, no. 7542 (2015): 171–180.

Little, Lester K. "Life and Afterlife of the First Plague Pandemic." In Little, Lesster K.(ed.). *Plague and the End of Antiquity* (2007): 1.

Liu, Jenny, et al. "Malaria Eradication: Is It Possible? Is It Worth It? Should We Do It?" *Lancet Global Health* 1, no. 1 (2013): e2–e3.

Livi-Bacci, Massimo. *A Concise History of World Population*. New York: John Wiley and Sons, 2012.

Llamas, Bastien, Lars Fehren-Schmitz, Guido Valverde, Julien Soubrier, Swapan Mallick, Nadin Rohland, Susanne Nordenfelt, et al. "Ancient Mitochondrial DNA Provides High-Resolution Time Scale of the Peopling of the Americas." *Science Advances* 2, no. 4 (2016).

Lourenco-de-Oliveira, R., et al. "*Aedes aegypti* in Brazil: Genetically Differentiated Populations with High Susceptibility to Dengue and Yellow Fever Viruses." *Transactions of the Royal Society of Tropical Medicine and Hygiene* 98, no. 1 (2004): 43–54.

Lozano, Rafael, et al. "Global and Regional Mortality from 235 Causes of Death for 20 Age Groups in 1990 and 2010: A Systematic Analysis for the Global Burden of Disease Study 2010." *Lancet* 380, no. 9859 (2013): 2095–2128.

Lynch, Susan V., et al. "Effects of Early-Life Exposure to Allergens and Bacteria on Recurrent Wheeze and Atopy in Urban Children." *Journal of Allergy and Clinical Immunology* 134, no. 3 (2014): 593–601.

Macoris, Maria de Lourdes G., et al. "Resistance of *Aedes aegypti* from the State of Sao Paulo, Brazil, to Organophosphates Insecticides." *Memorias do Instituto Oswaldo Cruz* 98, no. 5 (2003): 703–708.

Maddison, Angus. "The West and the Rest in the World Economy: 1000-2030." *World Economics* 9, no. 4 (2008): 75–99.

Maddison, Angus. *The World Economy Volume 1: A Millennial Perspective, Volume 2: Historical Statistics*. Haryana, India: Academic Foundation, 2007.

Malešević, Siniša. "How Old Is Human Brutality? On the Structural Origins of Violence." *Common Knowledge* 22, no. 1 (2016): 81–104.

Malthus, Thomas Robert. *An Essay on the Principle of Population; or a View of Its Past and Present Effects on Human Happiness, an Inquiry into Our Prospects Respecting the Future Removal or Mitigation of the Evils Which It Occasions*. Edited with an introduction and notes by Geoffrey Gilbert. Oxford, UK: Oxford University Press, 2008.

Mann, Charles C. *1491: New Revelations of the Americas Before Columbus*. New York: Alfred A. Knopf, 2005.

Manring, M. M., et al. "Treatment of War Wounds: A Historical Review." *Clinical Orthopaedics and Related Research* 467, no. 8 (2009): 2168–2191.

Manson, Patrick. "The Malaria Parasite." *Journal of the Royal African Society* 6, no. 23 (1907): 225–233.

Markel, Howard, and Alexandra Minna Stern. "The Foreignness of Germs: The Persistent Association of Immigrants and Disease in American Society." *Milbank Quarterly* 80, no. 4 (2002): 757–788.

McGuire, Robert A., and Philip Coelho. *Parasites, Pathogens, and Progress*. Cambridge, MA: MIT Press, 2011.

McKinlay, John B., and Sonja M. McKinlay. "The Questionable Contribution of Medical Measures to the Decline of Mortality in the United States in the Twentieth Century." *Milbank Memorial Fund Quarterly: Health and Society* (1977): 405–428.

McLaughlin, Raoul. *Rome and the Distant East: Trade Routes to the Ancient Lands of Arabia, India and China*. London: Bloomsbury Publishing, 2010.

McNeill, William. *Plagues and Peoples*. New York: Anchor, 1996.

Michalopoulos, Stelios, and Elias Papaioannou. "Further Evidence on the Link Between Pre-Colonial Political Centralization and Comparative Economic Development in Africa." *Economics Letters* 126 (2015): 57–62.

Montag, Josef. *Legal Origins and Labor Market Outcomes of Men and Women*. SSRN Working Paper Series, 2011.

Morelli, Giovanna, Yajun Song, Camila J. Mazzoni, Mark Eppinger, Philippe Roumagnac, David M. Wagner, Mirjam Feldkamp, et al. "*Yersinia pestis* Genome

Sequencing Identifies Patterns of Global Phylogenetic Diversity." *Nature Genetics* 42, no. 12 (2010): 1140–1143.

Morens, David M., Gregory K. Folkers, and Anthony S. Fauci. "The Challenge of Emerging and Re-Emerging Infectious Diseases." *Nature* 430, no. 6996 (2004): 242–249.

Morens, David M., Gregory K. Folkers, and Anthony S. Fauci. "Emerging Infections: A Perpetual Challenge." *Lancet Infectious Diseases* 8, no. 11 (2008): 710–719.

Mortensen, Chad R., et al. "Infection Breeds Reticence: The Effects of Disease Salience on Self-Perceptions of Personality and Behavioral Avoidance Tendencies." *Psychological Science* 21 (2010): 440–447.

Mueller, John, and Mark G. Stewart. *Terror, Security, and Money: Balancing the Risks, Benefits, and Costs of Homeland Security*. Oxford, UK: Oxford University Press, 2011.

Müller, Miriam. "Conflict and Revolt: The Bishop of Ely and His Peasants at the Manor of Brandon in Suffolk c. 1300–81." *Rural History* 23, no. 1 (2012): 1–19.

Mulligan, Casey B. *Economic Activity and the Value of Medical Innovation During a Pandemic.* University of Chicago Becker Friedman Institute for Economics Working Paper 2020-48.

Murray, Damian R., Russell Trudeau, and Mark Schaller. "On the Origins of Cultural Differences in Conformity: Four Tests of the Pathogen Prevalence Hypothesis." *Personality and Social Psychology Bulletin* 37, no. 3 (2011): 318–329.

Myhrvold N. *Strategic Terrorism : A Call to Action*. The Lawfare Research Paper Series 2, 2013.

Nagaoka, L., T. Rick, and S. Wolverton. "The Overkill Model and Its Impact on Environmental Research." *Ecology and Evolution* 8, no. 19 (2018): 9683–9696.

Naraya, D., et al. *Voices of the Poor: Can Anyone Hear Us?* (English). New York: Oxford University Press, 2000.

Nayyar, Gaurvika M. L., et al. "Poor-Quality Antimalarial Drugs in Southeast Asia and Sub-Saharan Africa." *Lancet Infectious Diseases* 12, no. 6 (2012): 488–496.

Nelson, Ann. "The Cost of Disease Eradication: Smallpox and Bovine Tuberculosis." *Annals of the New York Academy of Sciences* 894, no. 1 (1999): 83–91.

Nickell, Zachary D., and Matthew D. Moran. "Disease Introduction by Aboriginal Humans in North America and the Pleistocene Extinction." *Journal of Ecological Anthropology* 19, no.1 (2017): 2.

Nowrasteh, Alex, and Andrew Forrester. *How US Travel Restrictions on China Affected the Spread of Covid-19 in the United States.* Cato Working Paper no. 58,

2020.

Nugent, Rachel, Emma Back, and Alexandra Beith. *The Race Against Drug Resistance*. Washington, DC: Center for Global Development, 2010.

Nunn, Nathan. "The Long-Term Effects of Africa's Slave Trades." *Quarterly Journal of Economics* 1, no. 23 (2008): 139–176.

Nunn, Nathan, and Leonard Wantchekon. "The Slave Trade and the Origins of Mistrust in Africa." *American Economic Review* 101 (2011): 3221–3252.

Nunn, Nathan, and Nancy Qian. "The Columbian Exchange: A History of Disease, Food, and Ideas." *Journal of Economic Perspectives* 24, no. 2 (2010): 63–188.

Nutton, Vivian. "The Seeds of Disease: An Explanation of Contagion and Infection from the Greeks to the Renaissance." *Medical History* 27, no. 1 (1983): 1–34.

Obikili, Nonso. *The Trans-Atlantic Slave Trade and Local Political Fragmentation in Africa*. Economic Research South Africa Working Paper 406, 2014.

Offit, Paul A. *Vaccinated: One Man's Quest to Defeat the World's Deadliest Diseases*. Washington, DC: Smithsonian Books, 2007.

Oldstone, Michael B. A. *Viruses, Plagues, and History: Past, Present and Future*. Oxford, UK: Oxford University Press, 1998.

Oster, Emily. "HIV and Sexual Behavior Change: Why Not Africa?" *Journal of Health Economics* 31, no. 1 (2012): 35–49.

Oster, Emily. "Routes of Infection: Exports and HIV Incidence in Sub-Saharan Africa." *Journal of the European Economic Association* 10, no. 5 (2012): 1025–1058.

Oster, Emily, Ira Shoulson, and E. Dorsey. "Limited Life Expectancy, Human Capital and Health Investments." *American Economic Review* 103, no. 5 (2013): 1977–2002.

Ott, Miles, Shelly F. Shaw, Richard N. Danila, and Ruth Lynfield. "Lessons Learned from the 1918–1919 Influenza Pandemic in Minneapolis and St. Paul, Minnesota." *Public Health Reports* 122, no. 6 (2007): 803–810.

Packard, Randall M. *A History of Global Health: Interventions into the Lives of Other Peoples*. Baltimore: JHU Press, 2016.

Palloni, Alberto, and Randy Wyrick. "Mortality Decline in Latin America: Changes in the Structure of Causes of Deaths, 1950–1975." *Social Biology* 28, no. 3-4 (1981): 187–216.

Pamuk, Şevket. "The Black Death and the Origins of the 'Great Divergence' Across Europe, 1300–1600." *European Review of Economic History* 11, no. 3 (2007): 289–317.

Papagrigorakis, M. J., et al. "DNA Examination of Ancient Dental Pulp Incriminates Typhoid Fever as a Probable Cause of the Plague of Athens." *International Journal of Infectious Diseases* 10, no. 3 (2006): 206–214.

Pennington, R. "Hunter-Gatherer Demography." In Panter-Brick, C., R. H. Layton, and P. Rowley-Conwy (eds.). *Hunter-Gatherers: An Interdisciplinary Perspective* (Cambridge: Cambridge University Press, 2001).

Pepin, Jacques, et al. "Evolution of the Global Burden of Viral Infections from Unsafe Medical Injections, 2000–2010." *PloS One* 9, no. 6 (2014).

Percoco, Marco. *The Fight Against Geography: Malaria and Economic Development in Italian Regions*. FEEM Working Paper 07, 2011.

Persson, Sheryl. *Smallpox, Syphilis and Salvation: Medical Breakthroughs That Changed the World*. Dunedin, NZ: Exisle Publishing, 2010.

Peters, Margaret. *Labor Markets After the Black Death: Landlord Collusion and the Imposition of Serfdom in Eastern Europe and the Middle East*. Mimeo, prepared for the Stanford Comparative Politics Workshop, 2010.

Phadke, Varun, et al. "Association Between Vaccine Refusal and Vaccine-Preventable Diseases in the United States: A Review of Measles and Pertussis." *JAMA* 315, no. 11 (2016): 1149–1158.

Piel, Frederic B., et al. "Global Distribution of the Sickle Cell Gene and Geographical Confirmation of the Malaria Hypothesis." *Nature Communications* 1 (2010): 104.

Pinker, Steven. *The Better Angels of Our Nature: Why Violence Has Declined*. New York: Penguin Books, 2012.

Pinker, Steven. *Enlightenment Now: The Case for Reason, Science, Humanism, and Progress*. New York: Viking, 2018.

Polo, Marco. *The Travels*, translated by Ronald Latham. New York: Penguin, 1958.

Porter, Dorothy. *Health, Civilization and the State: A History of Public Health from Ancient to Modern Times*. Abingdon, UK: Routledge, 1999.

Porter, Dorothy, and Roy Porter. "The Politics of Prevention: Anti-Vaccinationism and Public Health in Nineteenth-Century England." *Medical History* 32, no. 3 (1988): 231–252.

Porter, Roy. *Disease, Medicine and Society in England, 1550–1860*, vol. 3. Cambridge University Press, 1995.

President's Council of Advisors on Science and Technology (PCAST). *Combating Antibiotic Resistance*. Washington, DC: The White House, 2014.

Putterman, Louis, and David N. Weil. *Post-1500 Population Flows and the Long Run*

Determinants of Economic Growth and Inequality. No. w14448. National Bureau of Economic Research, 2008.

Raoult, Didier, et al. "Evidence for Louse-Transmitted Diseases in Soldiers of Napoleon's Grand Army in Vilnius." *Journal of Infectious Diseases* 193, no. 1 (2006): 112–120.

Rascovan, Nicolas, Karl-Goran Sjogren, Kristian Kristiansen, Rasmus Nielsen, Eske Willerslev, Christelle Desnues, and Simon Rasmussen. "Emergence and Spread of Basal Lineages of Yersinia Pestis During the Neolithic Decline." *Cell* 176, no. 1-2 (2019): 295–305.

Rassy, Dunia, and Richard D. Smith. "The Economic Impact of H1N1 on Mexico's Tourist and Pork Sectors." *Health Economics* 22, no. 7 (2013): 824–834.

Rees Clayton, E. M., M. Todd, J. B. Dowd, and A. E. Aiello. "The Impact of Bisphenol A and Triclosan on Immune Parameters in the U.S. Population, NHANES 2003–2006." *Environmental Health Perspectives* 119, no. 3 (2011): 390–396.

Ridley, Matt. *The Red Queen: Sex and the Evolution of Human Nature*. London: Penguin UK, 1994.

Riley, James C. *Rising Life Expectancy: A Global History*. Cambridge, UK: Cambridge University Press, 2001.

Rosen, William. *Justinian's Flea: Plague, Empire and the Birth of Europe*. New York: Random House, 2010.

Rothschild, Bruce M., et al. "First European Exposure to Syphilis: The Dominican Republic at the Time of Columbian Contact." *Clinical Infectious Diseases* 31, no. 4 (2000): 936–941.

Ruddiman, William F. "How Did Humans First Alter Global Climate?" *Scientific American* 292, no. 3 (2005): 46–53.

Sachs, Jeffrey, and Pia Malaney. "The Economic and Social Burden of Malaria." *Nature* 415, no. 6872 (2002): 680–685.

Saito, Osamu. "Forest History and the Great Divergence." *Journal of Global History* 4, no. 3 (2009): 379–404.

Sallares, Robert, Abigail Bouwman, and Cecilia Anderung. "The Spread of Malaria to Southern Europe in Antiquity: New Approaches to Old Problems." *Medical History* 48, no. 3 (2004): 311–328.

Sanche, S., Y. T. Lin, C. Xu, E. Romero-Severson, N. Hengartner, and R. Ke. "High Contagiousness and Rapid Spread of Respiratory Syndrome Coronavirus 2." *Emerging Infectious Diseases* 26, no. 7 (2020).

Schaller, Mark, and Damian Murray. “Infectious Disease and the Creation of Culture.” *Advances in Culture and Psychology* 1 (2011): 99–151.

Scheidel, Walter. “Emperors, Aristocrats, and the Grim Reaper: Towards a Demographic Profile of the Roman Elite.” *Classical Quarterly* 49, no. 1 (1999): 254–281.

Scott, James C. *Against the Grain: A Deep History of the First Civilizations*. New Haven: Yale University Press, 2017.

Serwadda, David, et al. “Slim Disease: A New Disease in Uganda and Its Association with HTLV-III Infection.” *Lancet* 326, no. 8460 (1985): 849–852.

Sherman, Paul W., and Jennifer Billing. “Darwinian Gastronomy: Why We Use Spices.” *BioScience* 49, no. 6 (1999): 453–463.

Shrestha, Sundar S., et al. “Estimating the Burden of 2009 Pandemic Influenza A (H1N1) in the United States (April 2009–April 2010).” *Clinical Infectious Diseases* 52, suppl. 1 (2011): S75–S82.

Silverman, Sarah Kelly. *The 1363 English Sumptuary Law: A Comparison with Fabric Prices of the Late Fourteenth-Century.* Thesis Presented in Partial Fulfillment of the Requirements for the Degree Master of Science in the Graduate School of the Ohio State University by Graduate Program in Human Ecology. The Ohio State University, 2011.

Smith, Katherine F., et al. “Global Rise in Infectious Disease Outbreaks.” *Journal of the Royal Society Interface* 11 (2014): 20140950.

Soares, Rodrigo R. “On the Determinants of Mortality Reductions in the Developing World.” *Population and Development Review* 33, no. 2 (2007): 247–287.

Spears, Dean, and Sneha Lamba. “Effects of Early-Life Exposure to Sanitation on Childhood Cognitive Skills: Evidence from India’s Total Sanitation Campaign.” *Journal of Human Resources* 51, no. 2 (2015).

Spielman, Andrew, and Michael d’Antonio. *Mosquito: The Story of Man’s Deadliest Foe*. New York: Hyperion, 2002.

Stearns, Peter N. *Childhood in World History*. Abingdon-on-Thames, UK: Routledge, 2005.

Steckel, Richard H. *The Best of Times, the Worst of Times: Health and Nutrition in Pre-Columbian America.* No. w10299. National Bureau of Economic Research, 2004.

Steckel, Richard H., and Joseph M. Prince. “Tallest in the World: Native Americans of the Great Plains in the Nineteenth Century.” *American Economic Review* 91, no. 1 (2001): 287.

SteelFisher, Gillian K., Robert J. Blendon, and Narayani Lasala-Blanco. "Ebola in the United States—Public Reactions and Implications." *New England Journal of Medicine* 373, no. 9 (2015): 789–791.

Steinberg, J. "AIDS Prevention Is Thicker Than Blood. Zimbabwe." *Links* 9, no. 2 (1991): 3.

Sussman, G. D. "Was the Black Death in India and China?" *Bulletin of the History of Medicine* (2011): 319–355.

Suzuki, Akihito. "Smallpox and the Epidemiological Heritage of Modern Japan: Towards a Total History." *Medical History* 55, no. 3 (2011): 313–318.

Szreter, Simon. "The Importance of Social Intervention in Britain's Mortality Decline c. 1850–1914: A Re-interpretation of the Role of Public Health." *Social History of Medicine* 1, no. 1 (1988): 1–38.

Tacoli, Cecilia, Gordon McGranahan, and David Satterthwaite. "Urbanization, Poverty and Inequity: Is Rural-Urban Migration a Poverty Problem or Part of the Solution." *New Global Frontier: Urbanization, Poverty and Environment in the 21st Century* (2008): 37–53.

Talty, Stephan. *The Illustrious Dead: The Terrifying Story of How Typhus Killed Napoleon's Greatest Army*. New York: Crown Publishers, 2009.

Tasca, Cecilia, et al. "Women and Hysteria in the History of Mental Health." *Clinical Practice & Epidemiology in Mental Health* 8, no. 1 (2012).

Tatem, Andrew J., David J. Rogers, and S. I. Hay. "Global Transport Networks and Infectious Disease Spread." *Advances in Parasitology* 62 (2006): 293–343.

Teso, Edoardo. *The Long-Term Effect of Demographic Shocks on the Evolution of Gender Roles: Evidence from the Trans-Atlantic Slave Trade*. Mimeo, Harvard University, 2016.

Thibaudeau, Antoine-Claire. *Bonaparte and the Consulate*. New York: The Macmillan Company, 1908.

Thomas, Hugh. *Conquest: Montezuma, Cortes and the Fall of Old Mexico*. New York: Simon & Schuster, 1994.

Thucydides. *The History of the Peloponnesian War*, translated by David Grene. Chicago: University of Chicago Press, 1989, pp. 115–118.

Tilman, David, et al. "Agricultural Sustainability and Intensive Production Practices." *Nature* 418, no. 6898 (2002): 671–677.

Todd, Jim, et al. "Editorial: Measuring HIV-Related Mortality in the First Decade of Anti-Retroviral Therapy in Sub-Saharan Africa." *Global Health Action* 7 (May 2014).

Tognotti, Eugenia. "Lessons from the History of Quarantine, from Plague to Influenza A." *Emerging Infectious Diseases* 19, no. 2 (2013): 254.

Togoobaatar, Ganchimeg, et al. "Survey of Non-Prescribed Use of Antibiotics for Children in an Urban Community in Mongolia." *Bulletin of the World Health Organization* 88, no. 12 (2010): 930–936.

Tomes, Nancy. "The Making of a Germ Panic, Then and Now." *American Journal of Public Health* 90, no. 2 (2000): 191.

Toynbee, Arnold. *A Study of History.* Abridgement of vols. I–VI by D. C. Somervell. New York: Oxford University Press, 1974.

Trambaiolo, D. "Vaccination and the Politics of Medical Knowledge in Nineteenth-Century Japan." *Bulletin of the History of Medicine* 88, no. 3 (2014): 431-456.

Trape, Jean-Francois, et al. "Malaria Morbidity and Pyrethroid Resistance After the Introduction of Insecticide-Treated Bednets and Artemisinin-Based Combination Therapies: A Longitudinal Study." *Lancet Infectious Diseases* 11, no. 12 (2011): 925–932.

Tybur, Joshua M., et al. "Extending the Behavioral Immune System to Political Psychology: Are Political Conservatism and Disgust Sensitivity Really Related?" *Evolutionary Psychology* 8, no. 4 (2010): 147470491000800406.

Valdiserri, Ron O. "*Cum hastis sic clypeatis:* The Turbulent History of the Condom." *Bulletin of the New York Academy of Medicine* 64, no. 3 (1988): 237.

van Leeuwen, Florian, et al. "Regional Variation in Pathogen Prevalence Predicts Endorsement of Group-Focused Moral Concerns." *Evolution and Human Behavior* 33, no. 5 (2012): 429–437.

van Panhuis, Willem G., et al. "Contagious Diseases in the United States from 1888 to the Present." *New England Journal of Medicine* 369, no. 22 (2013): 2152.

Voigtlander, Nico, and Hans-Joachim Voth. *How the West "Invented" Fertility Restriction.* No. w17314. National Bureau of Economic Research, 2011.

Voigtlander, Nico, and Hans-Joachim Voth. "Persecution Perpetuated: The Medieval Origins of Anti-Semitic Violence in Nazi Germany." *Quarterly Journal of Economics* 127, no. 3 (2012a): 1339–1392.

Voigtlander, Nico, and Hans-Joachim Voth. "The Three Horsemen of Riches: Plague, War, and Urbanization in Early Modern Europe." *Review of Economic Studies* (2012b): rds034.

Voth, Hans-Joachim. "Living Standards and the Urban Environment." *Cambridge Economic History of Modern Britain* 1 (2004): 1700–1860.

Walter, Jakob. *Diary of a Napoleonic Foot Soldier*. New York: Doubleday, 2012.

Wang, Shiyon, P. Marquez, and John Langenbrunner. "Toward a Healthy and Harmonious Life in China: Stemming the Rising Tide of Non-Communicable Diseases." Mimeo. The World Bank, 2011.

Watts, Sheldon J. *Epidemics And History: Disease, Power and Imperialism*. New Haven: Yale University Press, 1999.

Wertheim, J. O., M. D. Smith, D. M. Smith, K. Scheffler, and S. L. Kosakovsky Pond."Evolutionary Origins of Human Herpes Simplex Viruses 1 and 2." *Molecular Biology and Evolution* 31, no. 9 (2014): 2356–2364.

Wheelis, Mark. "Biological Warfare at the 1346 Siege of Caffa." *Emerging Infectious Diseases* 8, no. 9 (2002): 971–975.

Wilkins, Ernest H. "Petrarch's Coronation Oration." *Publications of the Modern Language Association of America* (1953): 1241–1250.

Witt, Ronald. "Francesco Petrarca and the Parameters of Historical Research." *Religions* 3, no. 3 (2012): 699–709.

Wolfe, Nathan D., Claire Panosian Dunavan, and Jared Diamond. "Origins of Major Human Infectious Diseases." *Nature* 447, no. 7142 (2007): 279–283.

Woods, Robert. "Mortality in Eighteenth-Century London: A New Look at the Bills." *Local Population Studies* 77 (2006): 12.

Wootton, David. *Bad Medicine: Doctors Doing Harm Since Hippocrates*. Oxford, UK: Oxford University Press, 2007.

World Health Organization. *The World Medicines Situation*. World Health Organization, 2004.

World Health Organization. *World Health Statistics 2012*. World Health Organization, 2012.

Wrigley, Edward. *People, Cities and Wealth: The Transformation of Traditional Society*. Oxford, UK: Oxford University Press, 1987.

Wrigley, Edward Anthony. *Poverty, Progress, and Population*. Cambridge, UK: Cambridge University Press, 2004.

Yap, Mui Teng. "Fertility and Population Policy: The Singapore Experience." *Journal of Population and Social Security (Population)* 1 (2003): 643–658.

Younger, Stephen D. *Cross-Country Determinants of Declines in Infant Mortality: A Growth Regression Approach*. Cornell Food and Nutrition Policy Program Working Paper 130, 2001.

Zinsser, Hans. *Rats, Lice and History*. Piscataway, NJ: Transaction Publishers, 2007.